U0915626

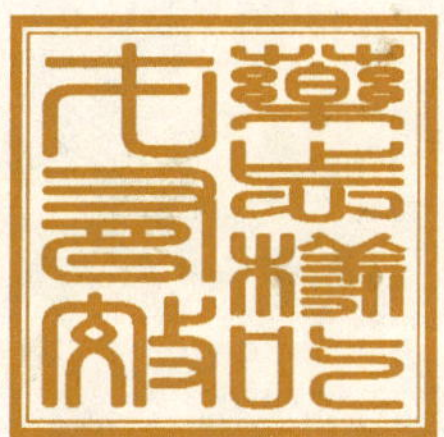

汪 昂　清代寿至八旬的大养生家

汪昂，字讱庵，初名恒，安徽休宁县城人，曾中秀才，因家境贫寒，于是放弃举子业，立志学医。他苦攻古代医著，结合自己的行医经验，在三十余年间著有《素问灵枢类纂约注》、《医方集解》、《本草备要》、《汤头歌诀》等四部传世医著，其中《汤头歌诀》更为后世行医者的必读之书。

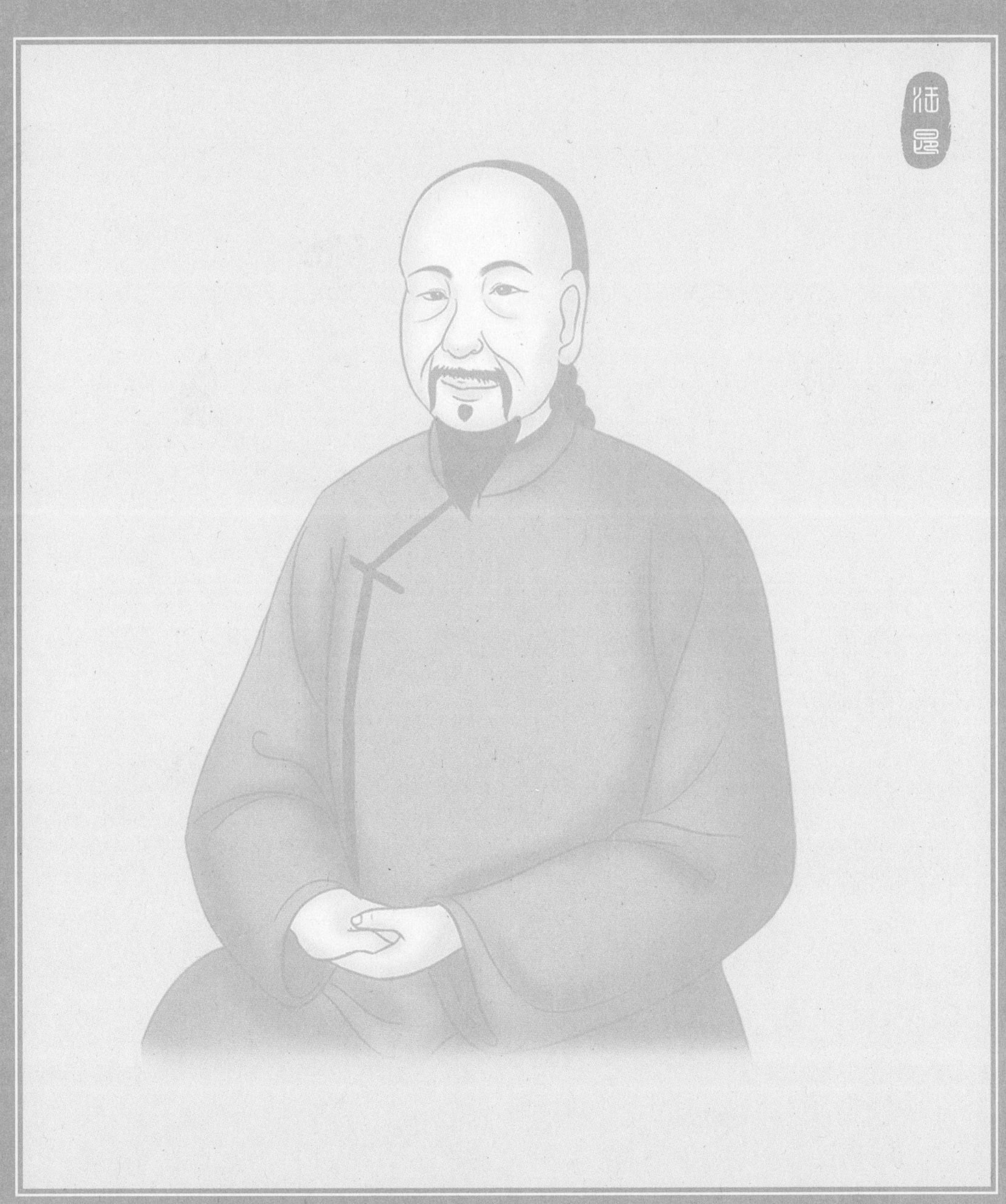

出版说明

对疾病和健康的中医理解，如果我们还需要一些系统的知识，需要全面领受中医的纯正和高妙，仅读今人的应市之作是肯定不够的，甚至还可能贻害无穷。人体的结构是那么复杂，五脏机能的运作是那么精细，其有质无形的生克变化又是那么难于把握，不倾其一生详加研习和体悟，绝对难以析其规律，明其博大，更谈不上著书立说了。何况当下，人心浮躁，医风可疑，基本没有大医现世的德性背景和静悟条件，又哪来很多中医大家呢？

少有中医大家，并不等于中医已被西医取代，在起居饮食间，中医的观念和知识无处不在，只是大多数人被伪中医所害而未能深究其理罢了。

要了解中医，深明其对人身护养的道理，掌握其施治的窍妙，重读中医养生的古代经典是唯一的上上之选。那些流传千年、造就了历代名家的经典著作，其知识的可靠、方法的有效、内容的精广不容置疑。或微言大义，或切于日用，或释或道，都没有不把生命视作至贵之体而无妄言胡为的。他们一生行医，都是当世大家，毕其一生研究医养之学，遗世文字大都仅有几万言。或在药，或在按摩，或在脾胃，或在望诊，却无一没有达到学问的极致。

“解读国医养生经典书丛”正是由这类古籍构成。

考虑到中医词汇的古奥难懂，也考虑到今人更习惯白话阅读，该书丛对所辑古籍都进行了严格的注释和今译；对其中常人必须搞懂的重要医理，还进行了适于今天的解读，以使读者能让精深的医理感于日常，或者应身而觉。医养之道与医养之用，两者结合，才能让人既知道医养之法如何施用，又知道为什么要这样施用。知其然，更知其所以然，是医养必须遵从的大原则。方法的对错，观念的正误，效果的好坏，也只有这样才能真正识别。

对国医养生经典，进行适用于今世的解读，也许还可以纠正人们习以为常的医养谬误，也许还可以减少人们对中医的不正确理解，也许还可以让人们学会做自己的医生。学会做自己的医生，对持久的健康和长寿而言，比一切方法都可靠，因为身体的任何变化，只有自己最清楚，也只有自己最为经意。

该书丛在准确还原中医本来面目的同时，让中医古籍变得人人都能读懂了。源于古籍经典，其解读便不会虚言拟义，这是此书丛敢于面对众多读者的信心所在。而且，该书丛所辑，均为既重方法，又重医理的传世佳作。其中，既有浅近易行的诊治之方、养生之法，更有贯穿中医医学的中国人特有的世界观。研习中医之理，领悟到了中医之道，让日常生活进入中医之境，本身便已胜过服用医养大药，这也许正是古代中医大家均为当世寿星的原因所在。

未尽天年者，不足以言医养。在医养类读物泛滥的今天，此言太耐人寻味了。

重庆出版社
“解读国医养生经典书丛”编辑组
2010年5月8日

寿至杖朝的清代大医家教你用药之道

药怎样吃才有效

中医名家告诉你如何对症开方

从中医四大基典《汤头歌诀》解读中医的

用药方法与智慧

王蕊　解读

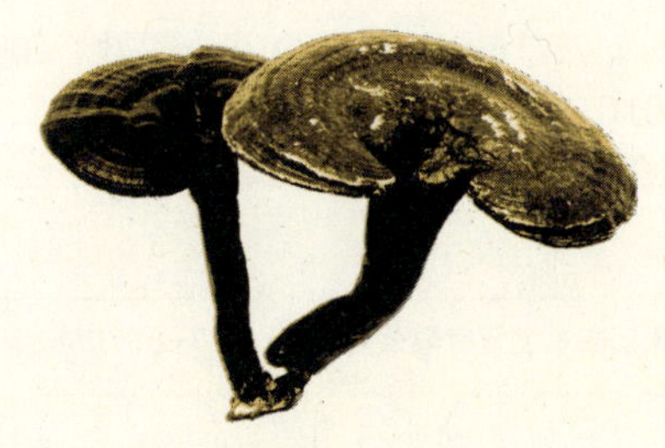

重庆出版集团　重庆出版社

图书在版编目（CIP）数据

药怎样吃才有效 / 王 蕊 解读. —重庆：
重庆出版社，2010.7
ISBN 978-7-229-02109-2

Ⅰ.药… Ⅱ.王… Ⅲ.方歌—注释—中国—清代
Ⅳ. R289.4

中国版本图书馆 CIP 数据核字（2010）第 079552 号

药怎样吃才有效

YAOZENYANGCHICAIYOUXIAO

王 蕊 解读

出 版 人：罗小卫
策 划：刘太亨 刘 嘉
责任编辑：陈 慧
责任校对：何建云
技术设计：日日新

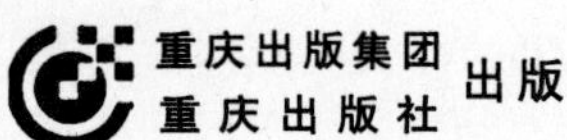

出版

重庆长江二路 205 号 邮编：400016 http://www.cqph.com
重庆市白合印刷厂印刷
（重庆市九龙坡区白桃路 10 号 邮编：400039）
重庆出版集团图书发行有限公司发行
E-MAIL: fxchu@cqph.com 邮购电话：023-68809452
全国新华书店经销

开本：787mm × 1092mm 1/16 印张：20.75 字数：266 千
2010 年 7 月第 1 版 2010 年 7 月第 1 次印刷
ISBN 978-7-229-02109-2
定价：38.00 元

如有印装质量问题，请向本集团图书发行有限公司调换：023-68706683

序

《药怎样吃才有效》是对汪昂《汤头歌诀》的现代解读。

汪昂（1615—1694年），字讱庵，初名恒，安徽休宁县城西门人，是清代著名的大医家。他曾经中过秀才，但是因为家中清贫，于是就放弃了科举考试，并立志学医。汪昂苦攻古代医著，潜心研究，结合自己的行医经验，在三十余年间，编著了《素问灵枢类纂约注》、《医方集解》、《本草备要》和《汤头歌诀》等。他从小坚持练功，非常注重养生之道，年过八旬依然身体健壮，精力充沛。

《汤头歌诀》是汪昂整理汇编古方而成，全书选有两百余个常用的方剂，分为二十类，采用七言诗体编成歌诀，而且将每个汤剂的名称、配伍、适应症，以及随证加减都写入歌诀中，内容简明扼要，音韵工整，朗朗上口，一时成为医学界的美谈。此书也是学习中医的入门书籍，对后世影响很大，至今仍为初学者乐用。本书正是按照现代人的阅读习惯，重新编译了这本《汤头歌诀》。

《药怎样吃才有效》分为以下几个板块：歌诀、正方、对症解方、随证加减等。其中，正方又包括组成、用法、功效、主治这四个部分。对症解方就是对方中各种药材的解读。很多朋友都有过这样的体会，在你喝下一碗浓浓的汤药的时候，心里也曾有过疑惑，这个汤药能不能治好我的病，这一大堆的药都是些什么？对症解方正是为了解除这样的疑惑，让您能够清楚地了解每一味药材的性味、功用，以及配合使用产生的效果，真正做到明明白白、放放心心地治病。本书还有一大特色，就是方剂的组成我们都配成了图，每一味药材都形象地展现在眼前，并且还表明了各种药在组方中所起的作用，即君、臣、佐、使的关系。君、臣、佐、使是方剂中的术语，君药是治疗病证起关键作用的药物，是组方中不可或缺的药材。臣药是辅助君药治疗疾病的，主要是加强疗效，另外臣药也能够治疗主病之外兼有的病证。佐药是佐助药，有三个用处：一是协助君药和臣药加强疗效或是治疗兼证；二是用来消除或减缓君药、臣药的毒性或烈性；三是根据病情需要作为反佐药，即佐助药的药性与君药相反，但是却可以在治疗时起到相成的作用。使药是引经药，负责引方中诸药直达病所；有的时候也作为调和药，即调和诸药、合力祛邪。还有一个板块是随证加减，即根据每个病人自身的不同情况，在基本方的基础上，添加或是减少某一味或是几味药材，真正做到对症下药。本书将随证加减的方剂都清清楚楚地罗列出来，您可以根据自身的具体情况，选用不同的汤剂来祛病强身。

本书遵循原书的体例，总共分为二十卷，分别是补益之剂、发表之剂、攻里之剂、涌吐之剂、和解之剂、表里之剂、消补之剂、理气之剂、理血之剂、祛风之剂、祛寒之剂、祛暑之剂、利湿之剂、润燥之剂、泻火之剂、除痰之剂、收涩之剂、杀虫之剂、痈疡之剂、经产之剂。

一、补益之剂、消补之剂

本类方剂主要适用于两方面：一是用于病邪已祛，主要是增强体质，更快地恢复健康；二是用于邪盛正衰，正气不能抵抗邪气的病证，这种情况常与祛邪药同用，以达到扶正祛邪的目的。如果兼有食积痞块的，则常与消导药同用，消除食积痞块的同时，又能补益脾胃、扶助正气，从而更好地治愈疾病。

二、发表之剂、攻里之剂、表里之剂

在中医里面，表与里是相对的两个概念。一般而言，身体的皮毛、肌腠、经络相对为外，脏腑、骨髓相对为内。外有病属表，病较轻浅；内有病属里，病较深重。

任何疾病的辨证，都要分辨病位在表、在里，或是在表里之间，这对于外感病来说，其意义尤为重要。因为外感病往往由表入里，由轻而重，由浅而深。所以，表里辨证可以说明病情的轻重浅深，以及病机变化的趋势，进而掌握疾病的演变规律，取得治疗的主动权。

三、涌吐之剂

当人饮食过量或食后消化不良，食物停滞胃内，导致脘腹胀痛、食欲不振、嗳腐等症状；或是毒物停留在胃，都适用涌吐之剂，使宿食或毒物排出体外。

四、和解之剂

和解即调和与疏解，本类方剂常用来治肝脾不和或是寒热交错的病证。

五、收涩之剂、理气之剂、理血之剂

中医认为，精、气、血是构成和维持人生命活动的基本物质。精，泛指人体内一切有用的精微物质；气，是指人体内运行不息的极细微物质；血，则是红色液态的营养物质。一旦人的精、气、血出现问题，势必会影响到人的健康，而收涩之剂、理气之剂、理血之剂正是分别治疗精、气、血这三方面的疾病，来保持人正常的生命活动。

六、祛风之剂、祛寒之剂、祛暑之剂、利湿之剂、润燥之剂、泻火之剂

中医认为，人生病是六淫造成的，六淫就是风、寒、暑、湿、燥、火这六种致病的因素。在正常情况下，风、寒、暑、湿、燥、火称为“六气”，是自然界的六种气候变化。我们通常所说的气候反常，即是指六气太过或是不及。如果自身的抵抗力下降，这异常的六气就会成为致病因素。其中，风为六淫之首，即是主要的致病因素。风是阳邪，其性开泄，容易使人皮肤腠理疏松而导致津液外泄，进而使得人的抵抗力下降，外邪也就趁虚而入了。所以说寒、湿、燥、热、火多是依附风邪侵袭人体。六淫既可以单独致病，也可能是两三种邪气共同侵袭人体，而且它们之间还可以相互转

化，如风寒不解，入内而化热。这六类方剂正是针对六种病因，有寒祛寒，有火泻火，对症下药。

七、除痰之剂

中医里面有一句话，便是“百病从痰生”。由于某些致病因素，使人体负责水液代谢的脏腑（主要指肺、脾、肾）功能受损，导致水津停滞聚集在体内，质稀的为“饮”，质稠的为“痰”。也就是说，痰饮是脏腑功能失调的产物，可以说痰饮在哪里，哪里就会生病。而且痰会随气而行，还能与其他致病因素如风、寒、热、火、淤血等互结，引发新的疾病。所以，对痰饮类疾病千万不可小视。本类方剂正是治疗由痰饮引起的疾病。

八、杀虫之剂

本类方剂主要用于祛杀体内的各种寄生虫，如蛔虫、钩虫等。

九、痈疡之剂

本类方剂主要用来治疗痈、疽、丹毒、瘤等之类的病证。

十、经产之剂

本类方剂主要用来治疗女子经、带、胎、产方面的病证。

《药怎样吃才有效》根据实用的原则对《汤头歌诀》一书进行了全面的解读。我们在解读原著时，不仅很好地保存了原书的精髓，还力求内容通俗易懂、朴实清晰，真正使本书成为读者朋友养生的得力助手。当然，本书并非十全十美，尚存在有待改进之处，真诚期待您的批评和指正。

林钰轩于清乐阁

2010年5月

目录

卷一 补益之剂

补益即裨补助益，当人的气、血、阴、阳有所虚损时，便要使用补益之剂来培补身体的正气。

卷二 发表之剂

发表即疏解肌表、促使发汗，当人在感受外邪后出现怕冷、发热、身痛的症状时，便要使用发表之剂。

卷三 攻里之剂

攻里即泻下，当人被外邪侵入结于肠胃而导致便秘时，便要使用攻里之剂。

卷四 涌吐之剂

涌吐即催吐，当人在需要通过催吐来排除蓄积在体内的毒物、宿食、痰涎时，便要使用涌吐之剂。

卷五 和解之剂

和解即疏解、调和，当人肝脾不和，或是所得疾病寒热错杂等时，便要使用和解之剂。

卷六 表里之剂

表是指肌肤，里是指脏腑，当人的表里一同发生病变时，便要使用表里之剂。

卷七 消补之剂

消即消除，补即补充，当人需要先消除体内积滞才能补充正气时，便要使用消补之剂。

卷八 理气之剂

理气即行气，当人气滞不行或是发生气逆时，便要使用理气之剂。

卷九 理血之剂

理血即调理和治疗血分疾病，当人血虚、血淤、出血时，便要使用理血之剂。

卷十 祛风之剂

祛风即疏散外风和平息内风，当人因外风或是内风致病时，便要使用祛风之剂。

卷十一 祛寒之剂

祛寒即祛除寒邪、扶助阳气，当人被寒邪侵入肌表或是脏腑筋络时，便要使用祛寒之剂。

卷十二 祛暑之剂

祛暑即清热祛暑，当人在夏天得了各种暑病时，便要使用祛暑之剂。

卷十三 利湿之剂

利湿即祛湿或逐水，当人因外湿或是内湿得病时，便要使用利湿之剂。

卷十四 润燥之剂

润即滋润，燥即干燥，当人需要清泻燥邪、生津益血时，便要使用润燥之剂。

卷十五 泻火之剂

泻火即清热，当人需要清泻邪热、凉血解毒时，便要使用泻火之剂。

卷十六 除痰之剂

除痰即消除痰饮，当人需要排除体内停积的痰浊时，便要使用除痰之剂。

卷十七 收涩之剂

收涩即收敛固涩，当人的气、血、精、津滑脱耗散时，便要使用收涩之剂。

卷十八 杀虫之剂

杀虫即驱虫，当人因各种寄生虫而致腹痛、多食善饥、消瘦等时，便要使用杀虫之剂。

卷十九　痈疡之剂

痈疡即指各种痈疽恶疮，当人长了痈、疽、疔、疮、丹毒、瘤等，便要使用痈疡之剂。

卷二十　经产之剂

经产即指经、带、胎、产，当女子出现月经、白带、怀胎、生产的各种疾病或不适，便要使用经产之剂。

卷 一

补益之剂

补是说补充，益是说益处，所以补益之剂也就是培补人体正气的药剂，由滋补的品物组成，以补充和增加人体的气、血、阴、阳，治疗各种虚证。

虚，是说人体正气不足，正气不能抵抗邪气，这多由人体先天不足或是后天失调，又或是久病体虚所引起。虚证有阴虚、阳虚、气虚、血虚等四种虚损情况。

阴虚的人通常会出现潮热，颧骨泛红，不自觉出汗，或是睡眠中出汗，醒后汗就会自动停止，眩晕，失眠，耳鸣，口干等症状。常用的补阴品物有知母、天冬、熟地、山茱萸、麦冬、龟甲等，通常所用方剂为秦艽鳖甲散。

阳虚的人通常会出现腰膝痿软怕冷，下腹部牵引不适，小便不利或尿频，阳痿早泄等症状。常用的补阳品物有肉桂、附子、杜仲、肉苁蓉等，通常所用方剂为小建中汤。

气虚的人通常会出现面色苍白，倦怠无力，少言懒言，语声低微，食欲不振，大便稀薄等症状。常用的补气品物有人参、党参、白术、茯苓等，通常所用方剂为四君子汤。

血虚的人通常会出现面色没有光泽或是萎黄，头晕目眩，心悸失眠，肢体麻木等。常用的补血品物有阿胶、当归、熟地黄、白芍等，通常所用方剂为四物汤、养心汤。

出自《太平惠民和剂局方》

四君子汤：治脾胃气虚

歌诀

四君子汤中和义　参术茯苓甘草比
益以夏陈名六君　祛痰补气阳虚饵
除却半夏名异功　或加香砂胃寒使

四君子汤正方

【组成】人参、白术、茯苓各9克，甘草（炙）6克。

【用法】以上药物研为粗末，每次取15克，加水煎煮，饭前温服。

【功效】益气健脾。

【主治】脾胃气虚。出现面色苍白而无光泽，语声低微，四肢无力，食欲不振，大便稀薄，舌淡苔白，脉搏虚缓无力等症状。

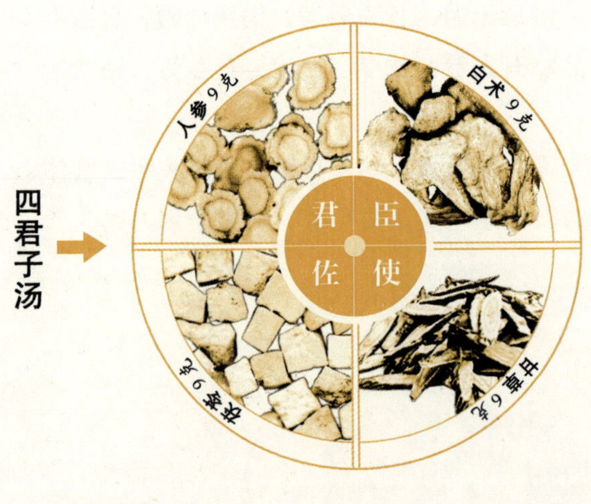

对症解方

本方是补气的基础方，主治脾胃气虚，兼治脾的运化功能失常而出现四肢浮肿或是痰饮。方中人参为主药，能够大补脾胃之气。白术为辅药，可以健脾祛湿。佐以茯苓，用来加强白术祛湿之力，使湿邪从小便中排出。炙甘草性味甘温，能够益气，同时又可以调和诸药，为使药。这些药合用，能很好地发挥本方益气健脾的功效。

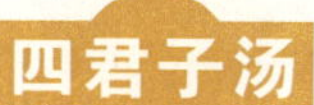

随证加减

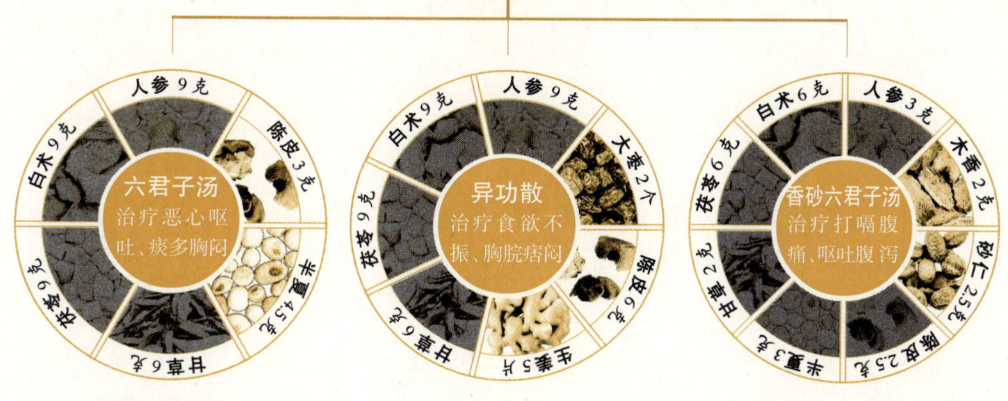

随证加减

六君子汤

如果出现恶心呕吐，痰多胸闷等症状，这表明脾胃气虚且兼有痰湿，所以要在四君子汤的基础上，加半夏4.5克，来降逆止呕；加陈皮3克，以燥湿化痰健脾。（出自《医学正传》）

异功散

如果出现胸口郁积，胀满不舒，食欲不振，或呕吐腹泻等症状，这表明脾胃间气机受阻，所以要在四君子汤的基础上，加陈皮6克、生姜5片、大枣2个一同煎煮，来增强行气化滞的功效。（出自《小儿药证直诀》）

香砂六君子汤

如果出现不停打饱嗝，上腹胀满疼痛，呕吐腹泻等症状，可以选用香砂六君子汤。香砂六君子汤是在六君子汤（人参3克，白术6克，茯苓6克，甘草2克，半夏3克，陈皮2.5克）的基础上，加木香2克，来理气止痛、健脾消食；加砂仁2.5克，以温脾止泻。（出自《医方集解》）

出自李东垣《脾胃论》

升阳益胃汤：益脾胃，除湿邪

歌 诀

升阳益胃参术芪　黄连半夏草陈皮
苓泻防风羌独活　柴胡白芍姜枣随

升阳益胃汤正方

【组成】 人参、半夏、甘草（炙）各15克，黄芪30克，黄连1.5克，陈皮6克，白术、茯苓、泽泻、柴胡各5克，防风、羌活、独活、白芍各9克。

【用法】 以上药物研为粗末，每次取9克，再加5片生姜和2枚大枣一同煎煮，饭前温服。

【功效】 升阳益气，健脾除湿。

【主治】 脾胃气虚，兼感湿邪。出现倦怠无力，嗜睡，口淡无味，口苦舌干，身体酸重，肢节疼痛，大便不调，小便频繁，或是怕冷，舌苔白腻，脉搏缓慢无力等症状。

对症解方

本方主治脾胃气虚，兼治内有湿邪而出现身体酸重，肢节疼痛；内有虚热而出现口苦舌干的病证。方中黄芪为主药，能益气固表。人参、白术、甘草为辅药，可以加强黄芪益气健脾、燥湿和胃的效力。佐以陈皮、半夏，来理气和胃，化痰降逆；羌活、独活、防风、柴胡以祛除内外湿邪，升举清阳，同时还有镇痛的功效；泽泻、茯苓来通利小便，泻湿热而出浊邪；白芍以加强黄芪调和营卫、补血益气之力；再稍微加入一点黄连，来清热泻火，同时还能防止祛湿药物太燥，生热而耗伤阴津。这些药合用，能很好地发挥本方健脾益胃、升清降浊、补气固表、祛湿镇痛的功效。

脾胃虚弱可以用食物调养

李时珍在《本草纲目》中说：薏苡仁能健脾益胃；又说：牛肉味甘，专补脾土；又说：莲子是脾之果。《神农本草经》还说：大枣安中养脾。所

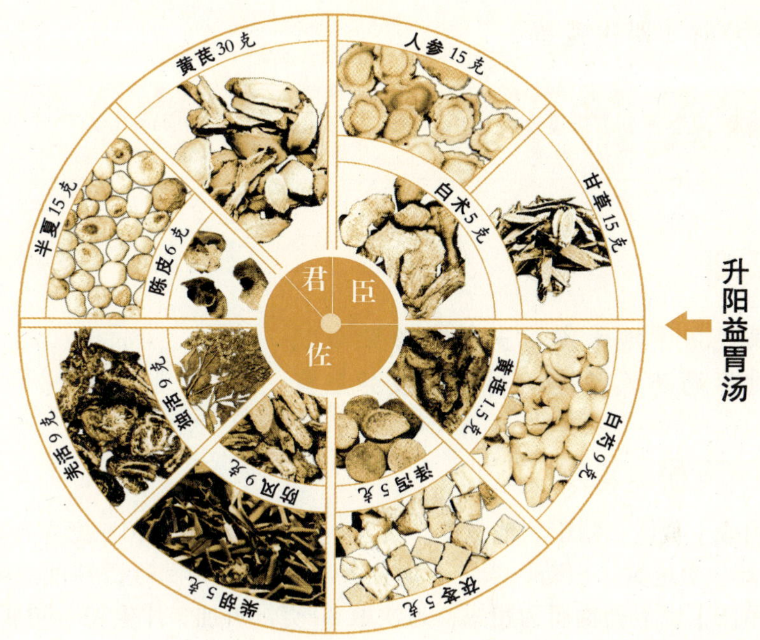

以脾胃虚弱的人可以常吃莲子粥、薏苡粥、红枣粥、山药粥、扁豆粥和炖牛肉等。

食疗方二种

脾胃气虚、术后体弱、食量小 将胡萝卜500克、生鱼1条（约300克）、猪瘦肉100克、红枣10枚、陈皮1片，全部放入锅内，用大火煮沸后再以微火煲半小时，然后调味佐膳。

体虚气弱、乏力倦怠、心悸失眠、食欲不振、便溏浮肿 取糯米250克加适量水蒸成饭，倒扣在盘中；然后煮党参和大枣，待党参、大枣煮软后滤出铺在糯米饭上；再在药汁中加入白糖50克煎成浓汁，也倒在糯米饭上即可食用。

食疗改善小儿的饮食状况

消化不良伴有厌食的小儿，可常喝红枣小米粥 取红枣10个、小米30克。将小米清洗后放入锅内，用微火炒至略黄，然后加入水和红枣，再用大火烧开后以小火熬成粥，即可给小儿食用。

消瘦、食欲不振的小儿，可常喝莲子山药粥 取莲子30克、山药80克、粳米50克。将莲子去皮和心，加山药、粳米及水煮成粥即可。

出自罗天益《卫生宝鉴》

黄芪鳖甲散：治劳热

歌诀

黄芪鳖甲地骨皮　艽菀参苓柴半加
地黄芍药天冬桂　甘桔桑皮劳热宜

黄芪鳖甲散正方

【组成】黄芪、鳖甲、地骨皮、秦艽、紫菀、知母各10.5克，人参、茯苓、柴胡、半夏、生地黄、白芍、天冬、肉桂各15克，甘草(炙)、桔梗、桑皮各9克。

【用法】以上药物研为粗末，每次取30克，再加3片生姜一同煎服。

【功效】益气滋阴，清除虚热。

【主治】气阴两虚，虚劳内热。出现手脚心、心窝发热，发热起伏如同潮水涨退有时，不自觉汗出，或是睡眠中出汗，醒后汗就会自动停止，四肢倦怠无力，食欲不振，咳嗽咽干等症状。

对症解方

本方主治气阴两虚的劳热，兼治肺肾阴虚而出现咳嗽的病证。方中黄芪能够益气固表；鳖甲可以滋阴除虚热；天冬能够补肾清肺；同为主药。人参可以加强黄芪大补元气的功效；秦艽、地骨皮能够加强鳖甲清除虚热功效；生地黄、知母则可以加强天冬滋阴清热之功；同为辅药。再佐以半夏、桔梗、茯苓来健脾化痰、宣降肺气；柴胡、白芍以疏肝养血、调畅气机；桑皮、紫菀以下气止咳；然后加入少量肉桂，性味辛热芳香以振奋脾阳，促进饮食水谷的吸收，同时还能防止滋阴药物过于滋腻。配炙甘草，可以调和诸药，为使药。这些药合用，能很好地发挥本方养阴清热、补益正气的功效。

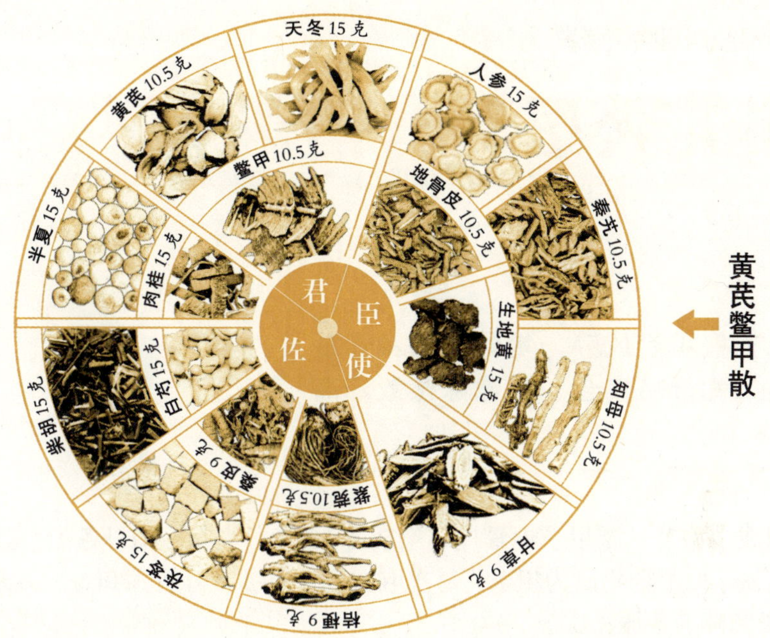

阴虚内热可以用食物调养

李时珍在《本草纲目》中说：蜂蜜能够滋阴清热，润肺止咳；又说：猕猴桃可以止暴渴，解烦热；银耳能够滋阴益胃。所以，阴虚的人可以常吃蜂蜜饮、猕猴桃、银耳粥、芝麻糊、炖鸭肉等。

食疗方二种

阴虚热咳　取百合、蜂蜜各100克。将百合和蜂蜜一起隔水蒸1小时后放凉即可。早晚各服1匙，开水冲服；也可用百合煮粥，吃前加入蜂蜜。

阴虚内热、发热骨蒸、面色红赤、身体瘦弱　取桃仁15克、百合30克、燕麦片50克，将桃仁炒熟研为末，与百合、燕麦片一起煮粥，作早晚餐食用。

出自罗天益《卫生宝鉴》

秦艽鳖甲散：治风劳

歌诀

秦艽鳖甲治风劳　地骨柴胡及青蒿
当归知母乌梅合　止嗽除蒸敛汗高

秦艽鳖甲散正方

【组成】秦艽、鳖甲、地骨皮、柴胡各30克，当归、知母各15克。

【用法】以上药物研为粗末，每次取15克，再加5叶青蒿和5个乌梅一同煎煮，早上空腹和睡前各服1次。

【功效】滋阴养血，除蒸清热。

【主治】阴虚内热的风劳病。出现骨蒸发热，肌肉消瘦，嘴唇及两颊发红，困倦，睡眠中出汗，醒后汗止，咳嗽等症状。

【禁忌】阴虚而以肺部疾病症状为主的人忌用。

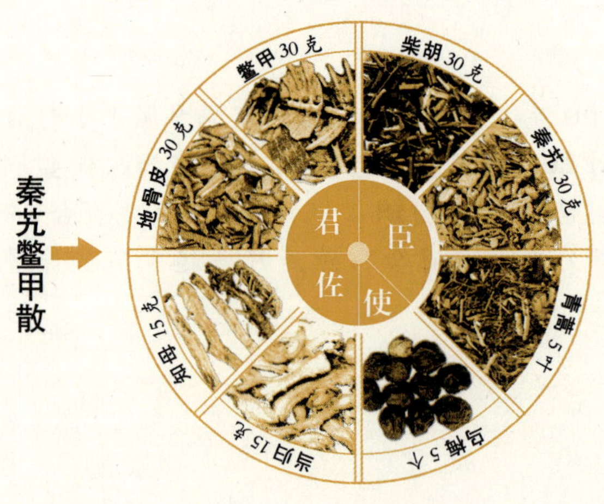

对症解方

本方主治阴虚内热的风劳病。方中鳖甲、地骨皮为主药，能够滋阴以清除虚热。柴胡、秦艽、青蒿为辅药，可以加强鳖甲、地骨皮解除肌表邪气的功效，同时还能够退热。佐以知母、当归，来滋阴养血。乌梅以敛阴止汗，为使药。这些药合用，能很好地发挥本方滋阴养血、除蒸清热的功效。

出自杨士瀛《杨氏家藏方》

秦艽扶羸汤：治肺劳

歌 诀

秦艽扶羸鳖甲柴　地骨当归紫菀偕
半夏人参兼炙草　肺劳蒸嗽服之谐

秦艽扶羸汤正方

【组成】秦艽、鳖甲（炙）、地骨皮、当归、人参各4.5克，紫菀、半夏、甘草（炙）各3克，柴胡6克。

【用法】加生姜3片、大枣1枚同煎，饭后温服。

【功效】清虚热，止劳嗽。

【主治】肺虚内热、气阴两伤的肺劳。出现身体消瘦乏力，发热起伏如同潮水涨退有时，不自觉汗出，声音嘶哑，胸闷气短，咳嗽吐血，舌红少苔等症状。

对症解方

本方主治肺虚内热、气阴两伤的肺劳。方中秦艽、柴胡为主药，能够解肌热，退骨蒸。鳖甲、地骨皮为辅药，可以补阴血，除虚热。佐以人参、当归，来补气养血；半夏、紫菀以止咳消痰；生姜、大枣以补益气血，调和营卫。配炙甘草，以调和诸药，为使药。这些药合用，能很好地发挥本方滋阴养血、补气益肺的功效。

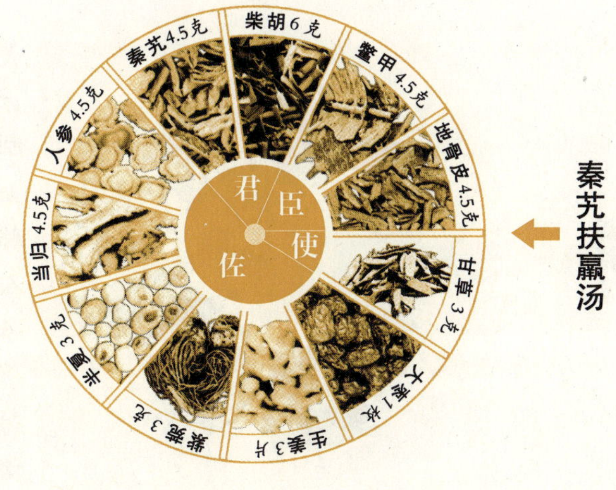

出自王好古方

紫菀汤：治劳热久嗽

歌诀

紫菀汤中知贝母　参苓五味阿胶偶
再加甘桔治肺伤　咳血吐痰劳热久

紫菀汤正方

【组成】紫菀、知母、贝母、阿胶各6克，人参、茯苓、甘草、桔梗各1.5克，五味子12粒。

【用法】以上药物研为粗末，每次取15克，加水煎煮，饭后温服。

【功效】润肺清热，止咳化痰。

【主治】肺伤气损，阴虚火旺。出现久咳不止，气少懒言，咳痰咳血，胸胁胀满，肺叶枯萎，甚至变生肺脓肿，咳吐腥臭脓痰的症状。

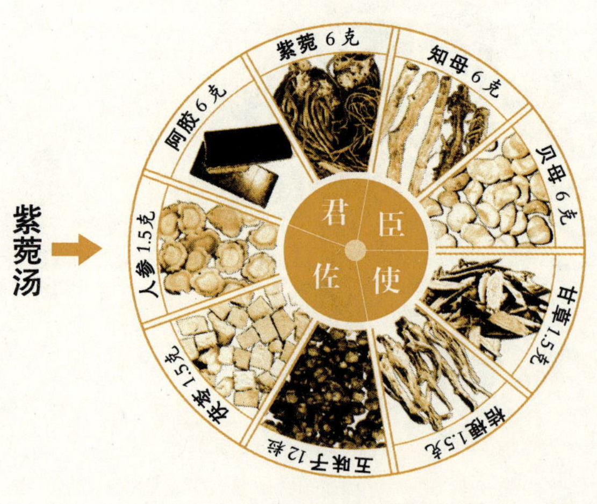

对症解方

本方主治肺伤气损，阴虚火旺而出现咳痰咳血的病证。方中阿胶、紫菀为主药，能够润肺补虚，止咳化痰，防止肺中出血。知母、贝母为辅药，既能清肺泻火，又可以润燥化痰。佐以人参、茯苓，来补脾益肺；五味子以滋肾敛肺，防止久咳。配甘草，来加强人参益气的功效，同时又能够调和诸药；桔梗以载诸药上行入肺。这些药合用，能很好地发挥本方润肺清热、止咳化痰的功效。

出自赵熙《医方集解》

百合固金汤：治肺伤咳血

歌 诀

百合固金二地黄　玄参贝母桔甘藏
麦冬芍药当归配　喘咳痰血肺家伤

百合固金汤正方

【组成】百合、麦冬、贝母各4.5克，熟地黄、生地黄、当归各9克，玄参、桔梗各2克，甘草、白芍各3克。

【用法】水煎煮，饭后温服。

【功效】养阴清热，润肺化痰。

【主治】肺肾阴虚，虚火上炎。出现咽喉干痛，咳嗽气喘，咳痰，痰中带血，头晕目眩，午后发热如潮水般涨退有时，舌红少苔等症状。

【禁忌】脾中阳气不足，运化功能失常，而出现腹泻，不思饮食的人忌用。

对症解方

本方主治肺肾阴虚，虚火上炎，兼治肺气宣降功能失常而出现咳嗽气喘的病证。方中生地黄、熟地黄性味甘寒，能够滋补肾阴，清心凉血；百合可以滋阴清热，润肺止咳；同为主药。麦冬、玄参为辅药，能够加强生地黄、熟地黄和百合滋养肺肾、生津止咳的功效。佐以当归、白芍，来养血柔肝，保肺止咳；桔梗、贝母以润肺化痰，清利咽喉，载药上行。配生甘草，来清热泻火，调和诸药，为使药。这些药，能很好地发挥本方养阴清热、润肺化痰的功效。

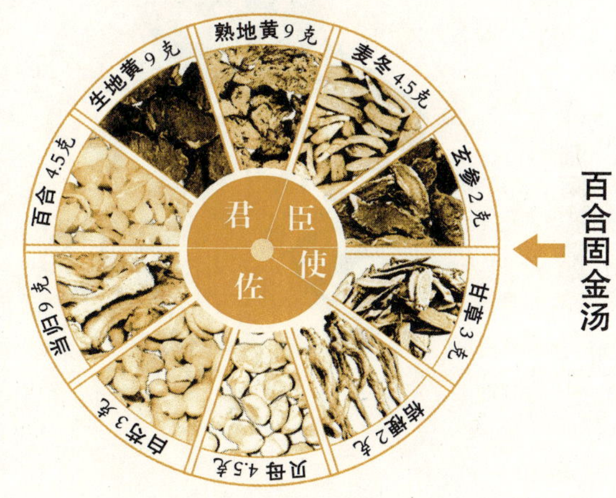

出自钱乙《小儿要证直诀》

补肺阿胶散：治阴虚肺热

歌诀

补肺阿胶马兜铃　鼠粘甘草杏糯停
肺虚火盛人当服　顺气生津嗽哽宁

补肺阿胶散正方

【组成】阿胶9克，牛蒡子3克，甘草1.5克，马兜铃、杏仁、糯米各6克。

【用法】以上药物研为细末，每次取6克，加水煎煮，饭后温服。

【功效】清热养阴，补肺止咳。

【主治】小儿阴虚肺热。出现咳嗽气喘，咽干，喉中哮鸣有声，或是舌红少苔，痰中带血等症状。

【禁忌】肺虚无热或是外感风寒而导致咳嗽的人忌用。

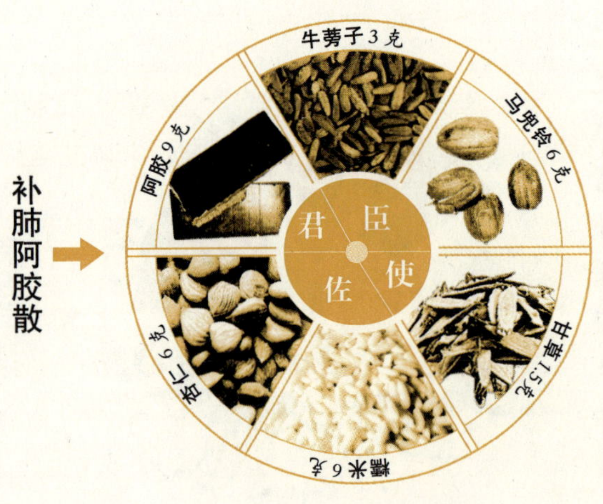

对症解方

本方主治阴虚肺热，兼治阴虚热盛而灼伤津液生痰，气逆不降而咳痰不爽的病证。方中阿胶为主药，能够滋阴补肺，养血止血。牛蒡子、马兜铃为辅药，可以加强阿胶清肺化痰的功效。佐以杏仁，来宣降肺气，止咳平喘；糯米以补脾益肺。配甘草，来调和诸药，为使药。这些药，能很好地发挥本方清热养阴、补肺止咳的功效。

出自张仲景《伤寒论》

小建中汤：治脾胃虚寒

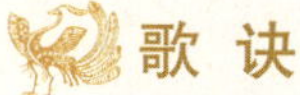

歌 诀

小建中汤芍药多　桂姜甘草大枣和
更加饴糖补中脏　虚劳腹冷服之瘥
增入黄芪名亦尔　表虚身痛效无过
又有建中十四味　阴斑劳损起沉疴
十全大补加附子　麦夏苁蓉仔细哦

小建中汤正方

【组成】芍药18克，桂枝、生姜各9克，甘草（炙）6克，大枣6枚，饴糖30克。

【用法】水煎取汁，加入饴糖，文火加热溶化，饭后温服。

【功效】温中补虚，和里缓急。

【主治】阴阳两虚，脾胃虚寒。出现腹部紧缩疼痛，喜温热，好按压，舌淡苔白，神疲少气，或是心中烦躁不安，面色无光泽，手脚发热，咽干口燥等症状。

对症解方

本方主治脾胃虚寒，阴阳两虚，兼治脾胃气血生化不足而出现心中烦躁，营卫不和而出现虚劳发热的病证。方中饴糖为主药，能够补脾益

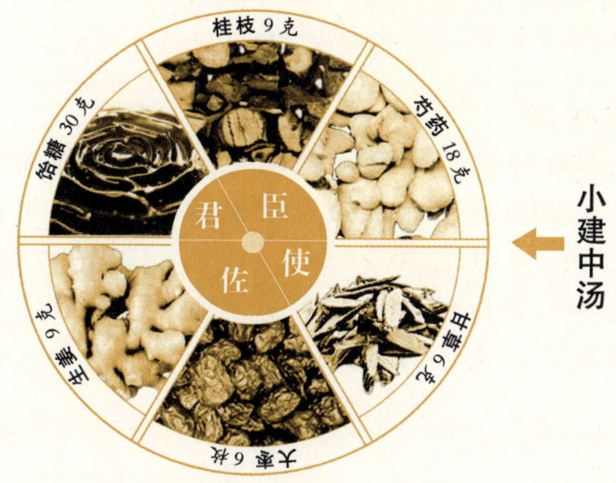

气，调和脾胃，缓和急痛。桂枝性味辛甘，可以温阳祛寒；芍药性味酸甘，能够养血益阴；同为辅药。佐以生姜，来温胃止呕；大枣以补脾养血，两药合用，能够调和营卫。配以炙甘草，既能加强饴糖与桂枝辛甘养阳的效力，又可以加强芍药酸甘化阴的功效，以及调和诸药，为使药。这些药合用，能很好地发挥本方温中补虚、和里缓急的功效。

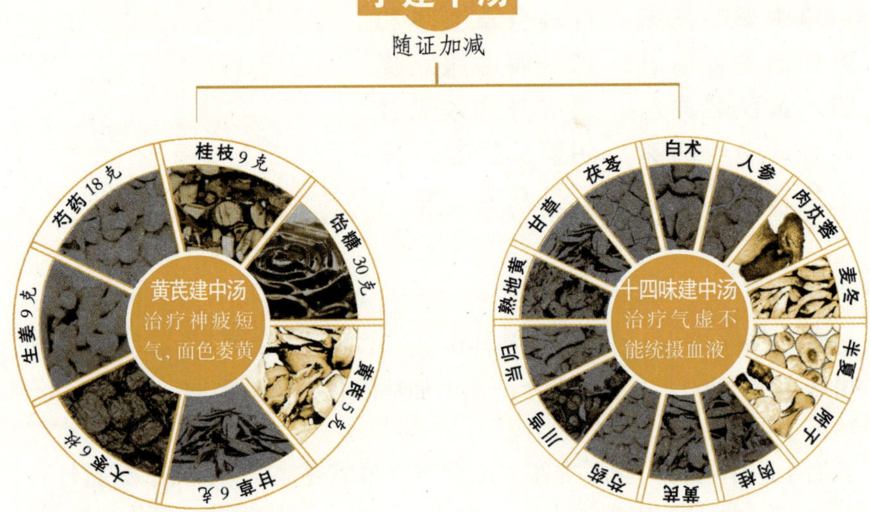

随证加减

黄芪建中汤

如果出现神疲短气，面色萎黄，形体羸瘦的症状，就表明中焦气虚比较严重，可以在小建中汤的基础上，加黄芪5克，来增强温中补气、固表的功效。（出自《金匮要略》）

十四味建中汤

如果手脚胸背等部位出现像蚊虫叮咬一样的淡红色斑点，就表明气虚不能统摄血液，导致血液溢出脉外，进而发斑，可以在十全大补汤（人参、白术、茯苓、甘草、熟地黄、当归、川芎、芍药、黄芪、肉桂各等份）的基础上，再加入等份的附子、半夏、麦冬、肉苁蓉，来增强温补气血的功效。每服取9克，再加3片生姜和1枚大枣，一同煎服。（出自《太平惠民和剂局方》）

出自李东垣《东垣试效方》

益气聪明汤：治脾运化功能失常

歌 诀

益气聪明汤蔓荆　升葛参芪黄柏并
再加芍药炙甘草　耳聋目障服之清

益气聪明汤正方

【组成】蔓荆子、葛根各9克，升麻4.5克，人参、黄芪各15克，黄柏6克，白芍、甘草（炙）各3克。

【用法】每次取12克，饭前煎服。

【功效】益气补中，助升清阳。

【主治】中气不足，清阳不升。出现两眼昏花，眼内有异物坠生，耳鸣耳聋等症状。

对症解方

本方主治脾胃之气虚弱，脾的运化功能失常，以致清阳不能正常濡养四肢百骸；兼治心火亢盛的病证。方中黄芪、人参为主药，能够温补脾阳。佐以白芍，来平肝养血；升麻、葛根、蔓荆子可以帮助清阳上行头目；黄柏以清热泻火。配炙甘草，来调和诸药，为使药。这些药合用，能很好地发挥本方益气补中、助升清阳的功效。

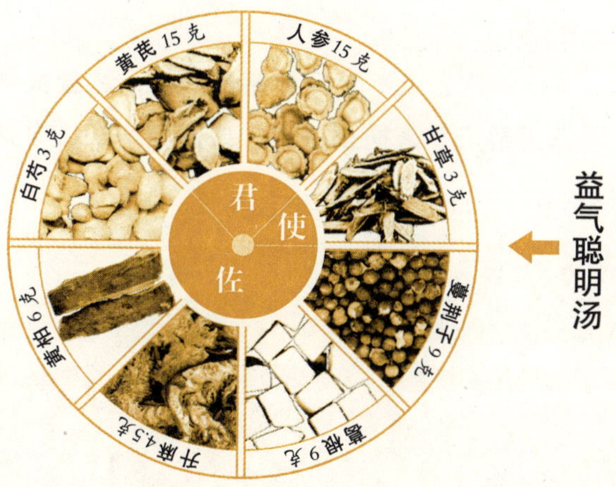

卷 二

发表之剂

发表就是疏解肌表、促使发汗，所以发表之剂即是解肌发汗、透疹消疮、宣散表邪的药剂，主要是由解表药组成，用于治疗外邪侵袭肌表而出现怕冷发热，周身疼痛，舌苔薄白等症状为主的病证。

病因有寒热的分别，病人的体质也有强弱的差异，所以解表之剂又分为辛温解表剂、辛凉解表剂和扶正解表剂三种。

表寒多是感受风寒邪气所导致的，病人常会出现怕冷发热、无汗或是汗少、鼻塞流清涕、舌苔薄白等症状，这种情况应该选用辛温的解表剂，如麻黄汤、桂枝汤。

表热多是感受风热邪气所导致的，病人常会出现发热、微怕风寒、咽喉肿痛、口渴、舌红苔黄等症状，这种情况应该选用辛凉的解表剂，如升麻葛根汤。

治疗正气不足而外感邪气的，还要兼加补益的药物，这种情况应该选用扶正解表剂来扶正祛邪，如麻黄附子细辛汤。

出自张仲景《伤寒论》

麻黄汤：宣肺平喘

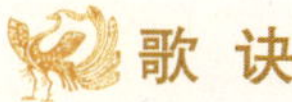

歌 诀

麻黄汤中用桂枝　杏仁甘草四般施
发热恶寒头项痛　伤寒服此汗淋漓

麻黄汤正方

【组成】麻黄9克，桂枝、杏仁各6克，甘草（炙）3克。

【用法】水煎温服。

【功效】发汗解表，宣肺平喘。

【主治】风寒感冒表实证。出现发烧怕冷，头痛，周身痛，无汗而喘，舌苔薄白等症状。

对症解方

本方主治风寒感冒表实证，即外感风寒，邪气亢盛而正气不衰，正邪相争，汗孔紧闭，而出现发烧怕冷，不出汗的病证。方中麻黄为主药，性味辛温，能够发汗解表，宣肺平喘。桂枝为辅药，可以通达营卫，温经散寒，助麻黄解肌发汗。佐以杏仁，来降肺气，与麻黄一宣一降，从而增强解郁平喘的功效。配以炙甘草，既能调和宣降的麻黄和杏仁，又可以防止麻黄和桂枝发汗过于峻烈，为使药。这些药合用，能很好地发挥本方发汗解表、宣肺平喘的功效。

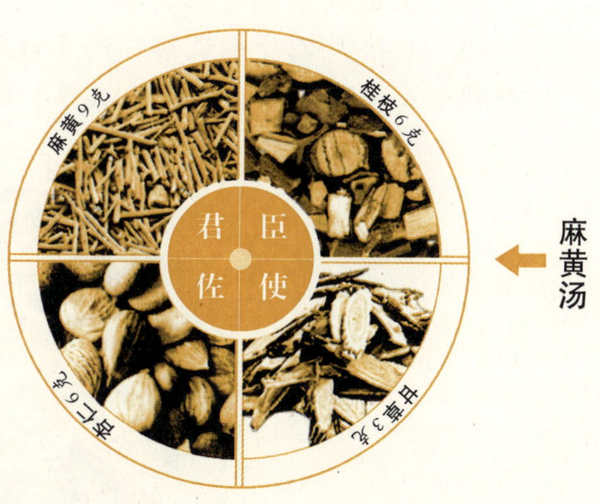

出自张仲景《伤寒论》

桂枝汤：调和营卫

歌诀

桂枝汤治太阳风　芍药甘草姜枣同
桂麻相合名各半　太阳如疟此为功

桂枝汤正方

【组成】桂枝、芍药、生姜各9克，甘草（炙）6克，大枣3枚。

【用法】加水煎服。服药后一会儿，再喝点热稀粥来帮助发汗，以微微出汗为佳。

【功效】解肌发表，调和营卫。

【主治】风寒感冒表虚证。出现发烧头痛，汗出怕风，鼻鸣干呕，口不渴，舌苔薄白等症状。

对症解方

本方主治风寒感冒表虚证，也就是体质向来虚弱，卫气不能固护肌表，汗孔疏松，又外感风寒，而出现汗出怕风的病证。方中桂枝为主药，能解肌发表。芍药为辅药，既能够补益血中津液，又可以加强桂枝调和营

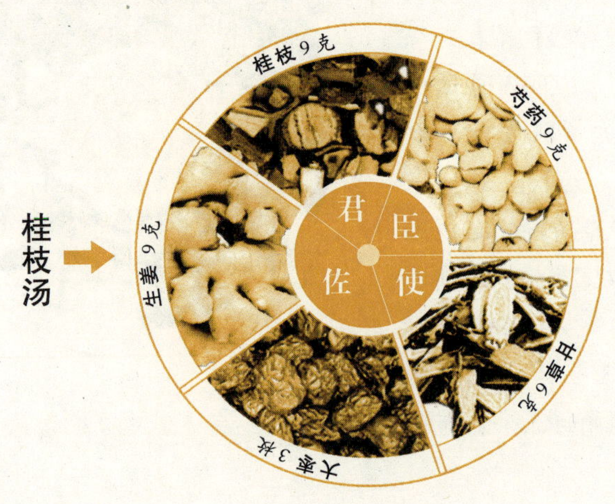

卫的功效，防止血中津液外泄。再佐以性味辛温的生姜，来加强桂枝解肌散邪的效力，同时又能够暖胃止呕；大枣性味甘平，可以滋脾生津；姜枣同用，能加强桂枝和芍药调和营卫的功效。配炙甘草，来调和诸药，与性味辛甘的桂枝合用以化阳，与性味酸甘的芍药合用来益阴，为使药。这些药合用，发中有补，散中有收，能很好地发挥本方解肌发表，调和营卫的功效。

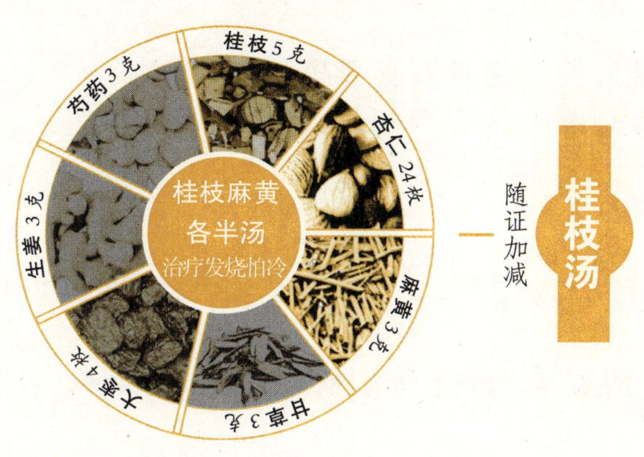

随证加减

桂枝麻黄各半汤

如果出现太阳病所导致的发烧怕冷，寒少热多，周期性发冷发热等症状，就各取1/3的桂枝汤和麻黄汤，合为桂枝麻黄各半汤。即桂枝5克，芍药、麻黄、生姜、炙甘草各3克，杏仁24枚，大枣4枚。两方合理搭配，相互补充。因为桂枝汤虽能调和营卫，但容易留邪气，配以麻黄汤，可以发散邪气；而麻黄汤虽能解表发汗，但又容易耗伤正气，所以配以桂枝汤，既能够调和营卫，又不伤正气。（出自张仲景《伤寒论》）

出自张仲景《伤寒论》

大青龙汤：清热除烦

歌诀

大青龙汤桂麻黄　杏草石膏姜枣藏
太阳无汗兼烦躁　风寒两解此为良

大青龙汤正方

【组成】桂枝、杏仁、甘草（炙）各6克，石膏、麻黄各12克，生姜9克，大枣10枚。

【用法】加水煎服。以微微出汗为佳，如果汗出得太多，可用炒温的米粉扑在皮肤上止汗。

【功效】发汗解表，清热除烦。

【主治】风寒感冒表实重证。出现发烧怕冷，全身疼痛，无汗烦躁，口渴等症状。

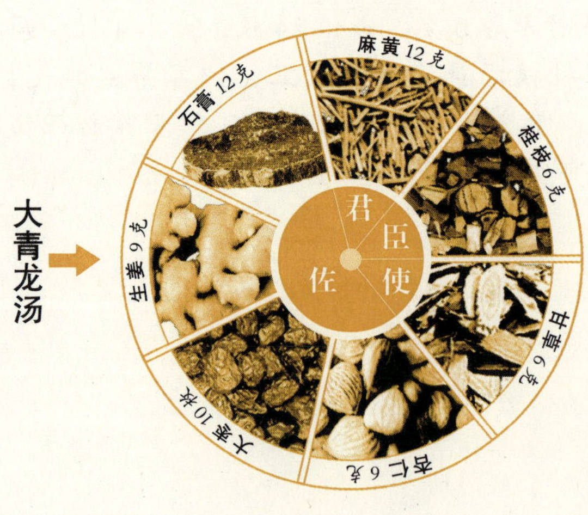

对症解方

本方主治风寒感冒表实重证，兼治内有郁热而出现口渴烦躁的病证。方中麻黄为主药，可以发汗解表。桂枝为辅药，能够通达营卫，加强麻黄发汗的功效。佐以石膏，来清内热，除烦躁；生姜、大枣以益气和胃，固护正气；杏仁性味甘苦，可以加强麻黄发汗的效力。炙甘草性味甘平，能缓和麻黄峻烈的药性，且能调和诸药，为使药。这些药合用，能很好地发挥本方发汗解表、清热除烦的功效。

出自张仲景《伤寒论》

小青龙汤：温肺化饮

歌 诀

小青龙汤治水气　喘咳呕哕渴利慰
姜桂麻黄芍药甘　细辛半夏兼五味

小青龙汤正方

【组成】桂枝、麻黄、芍药、半夏各9克，甘草(炙)、细辛、五味子、干姜各6克。

【用法】先煮麻黄，水沸去除泡沫后，再放入其他药物，煮取一杯，不拘时温服。

【功效】解表散寒，温肺化饮。

【主治】风寒感冒，内有痰饮。出现发烧怕冷，无汗，胸中痞满，喘咳，痰多清稀，或是痰饮喘咳，不得平卧，又或是身体重痛，面部四肢浮肿等症状。

对症解方

本方主治风寒感冒，内有痰饮的病证。方中麻黄为主药，能够发汗解表，宣肺行水。桂枝为辅药，可以加强麻黄发汗解表的功效。佐以芍药，以加强桂枝调和营卫之力；干姜、细辛、半夏以温肺化饮，燥湿化痰；五味子来敛肺止咳，防止肺气过分耗散。配炙甘草，以缓和麻黄、桂枝和生姜的辛温燥烈的药性，同时还能调和诸药，为使药。这些药合用，能很好地发挥本方解表散寒、温肺化饮的功效。

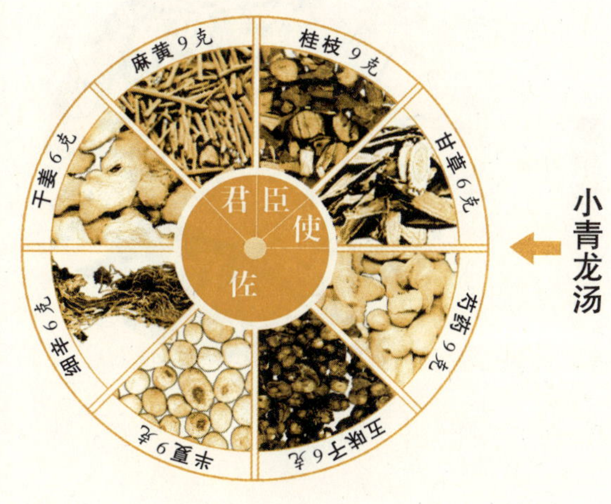

出自张仲景《伤寒论》

葛根汤：滋养筋脉

歌诀

葛根汤内麻黄襄　二味加入桂枝汤
轻可去实因无汗　有汗加葛无麻黄

葛根汤正方

【组成】葛根12克，麻黄、生姜各9克，桂枝、芍药、甘草（炙）各6克，大枣12枚。

【用法】水煎温服，每日2次。

【功效】发汗解表，滋养筋脉。

【主治】风寒感冒，筋脉失养。出现发烧怕冷，头痛，颈背肌肉僵硬，无汗，舌苔薄白等症状。

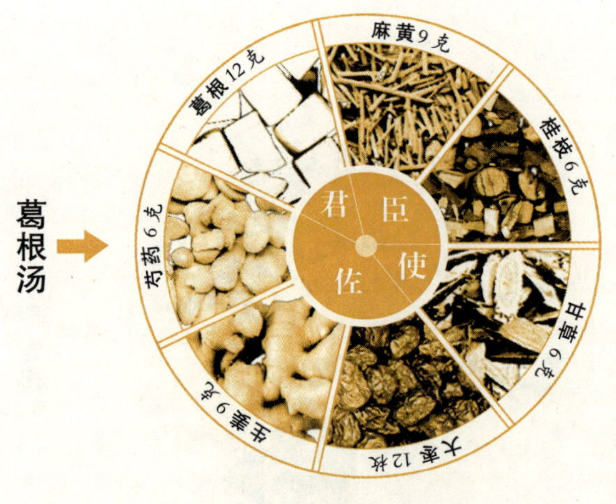

对症解方

本方主治风寒感冒，筋脉失养的病证。方中葛根为主药，能够解表祛邪，滋养筋脉。麻黄、桂枝为辅药，可以加强葛根发汗解表的效力。佐以芍药，既加强桂枝调和营卫的功效，又缓和麻黄峻烈的药性；生姜、大枣来益气和中。配炙甘草，以调和诸药，为使药。这些药合用，能很好地发挥本方发汗解表、滋养筋脉的功效。

出自钱乙《小儿药证直诀》

升麻葛根汤：治麻疹初起

歌 诀

升麻葛根汤钱氏　再加芍药甘草是
阳明发热与头痛　无汗恶寒均堪倚
亦治时疫与阳斑　痘疹已出慎勿使

升麻葛根汤正方

【组成】升麻、葛根、芍药、甘草各等份。

【用法】以上药物研为粗末，每次取9克，水煎温服。

【功效】解肌透疹。

【主治】麻疹初起，疹发不畅，以及阳斑，时疫初起等。出现发烧头痛，口渴，无汗等症状。

【禁忌】麻疹已透，或是疹毒内陷而出现呼吸急促，张口抬肩、鼻翼扇动等症状的人忌用。

对症解方

本方主治麻疹初起，疹发不畅的病证。方中升麻为主药，能够解肌清热，发散表邪。葛根为辅药，可以加强升麻解肌透疹、生津除热的效力。佐以性味苦寒的芍药，来清热凉血，解血中热毒。配炙甘草，以调和诸药，为使药。这些药合用，能很好地发挥本方解肌透疹的功效。

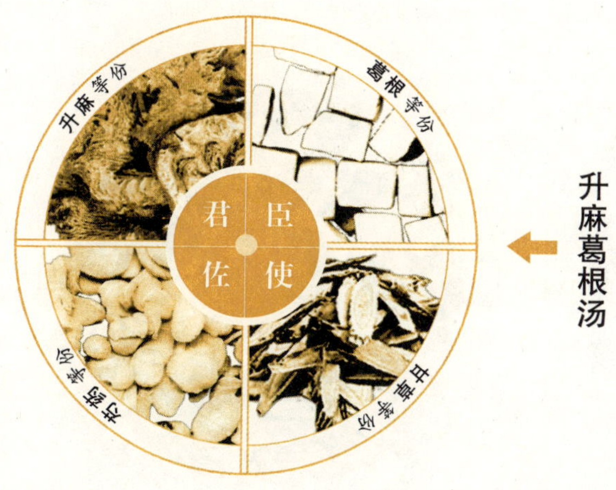

出自《此事难知》引张元素方

九味羌活汤：发汗祛湿

歌 诀

九味羌活用防风　细辛苍芷与川芎
黄芩生地同甘草　三阳解表益姜葱
阴虚气弱人禁用　加减临时再变通

九味羌活汤正方

【组成】羌活、防风、苍术各9克，白芷、川芎、黄芩、生地黄、甘草各6克，细辛3克。

【用法】水煎温服。

【功效】发汗祛湿，兼清里热。

【主治】风寒感冒，内有湿热。出现发烧怕冷，无汗，头痛，颈背肌肉僵硬，肢体酸痛，口苦而渴，舌苔薄白微腻等症状。

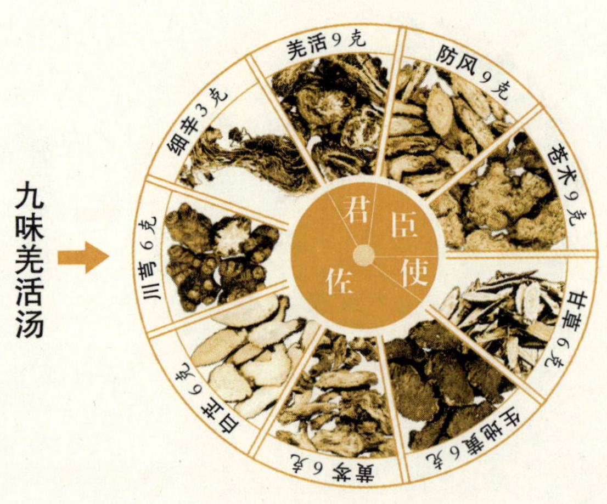

对症解方

本方主治风寒感冒，兼治内有湿热而出现肢体酸痛，口苦而渴的病证。方中羌活为主药，能够散寒祛湿，发汗解表。防风、苍术为辅药，可以加强羌活散寒祛湿、发汗解表的功效。佐以细辛、白芷、川芎，来祛风散寒，宣痹止痛；生地黄、黄芩来清泻里热，同时还能防止性味辛温燥烈的药物伤津。配甘草，来调和诸药，为使药。这些药合用，能很好地发挥本方发汗祛湿、兼清里热的功效。

出自《太平惠民和剂局方》

神术散：散风，祛寒湿

歌 诀

神术散用甘草苍　细辛藁本芎芷羌
各走一经祛风湿　风寒泄泻总堪尝
太无神术即平胃　加入菖蒲与藿香
海藏神术苍防草　太阳无汗代麻黄
若以白术易苍术　太阳有汗此方良

神术散正方

【组成】甘草（炙）、细辛、藁本、川芎、白芷、羌活各30克，苍术60克。

【用法】以上药物研为细末，每次取9克，再加3片生姜和1段葱白，一同煎服。

【功效】散寒祛湿。

【主治】风寒感冒。出现发烧怕冷，头痛，颈背肌肉僵硬，身体疼痛，无汗，鼻塞，咳嗽头昏，腹泻等症状。

对症解方

本方主治风寒感冒，兼治外邪阻滞经脉而出现头痛身痛的病证。方中苍术为主药，性味芳香燥烈，能够健脾燥湿，止腹泻。羌活为辅药，可以加强苍术的散寒健脾燥湿功效。佐以藁本、白芷、细辛、川芎，来解表散寒，祛湿止痛；生姜、葱白性味辛温，能够发散邪气，通阳解表。配炙甘草，以调和诸药，为使药。这些药合用，能很好地发挥本方散寒祛湿的功效。

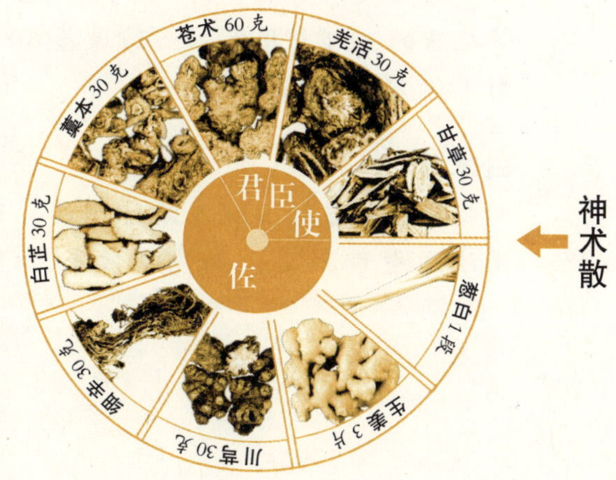

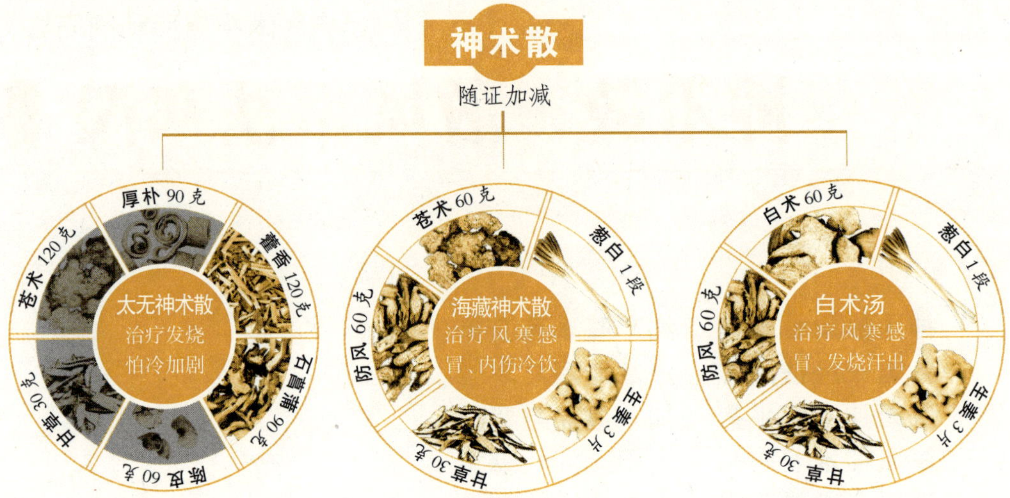

随证加减

太无神术散

如果出现发烧怕冷加剧，全身疼痛，头面浮肿等症状，可以用平胃散（厚朴90克、苍术120克、炙甘草30克、陈皮60克）来燥湿宽中，强健脾胃；然后加藿香120克，来增强其化湿健脾胃的功效；再加辛香开窍的石菖蒲90克以辟时毒，治疗寒湿身痛。以上药物研为细末，每服取4～6克，加水煎服。（出自《医方考》）

海藏神术散

病人风寒感冒、冷饮内伤而出现发烧怕冷，鼻塞无汗，全身疼痛等症状的，可以用苍术、防风各60克，炙甘草30克，加生姜3片，葱白1段煎服。（出自《阴证略例》）

白术汤

风寒感冒而出现发烧汗出的，可将海藏神术散中的苍术换为白术，用法用量都不变，以达到散寒止汗的功效。

出自张仲景的《伤寒论》

麻黄附子细辛汤：解表助阳

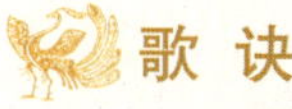

歌 诀

麻黄附子细辛汤　发表温经两法彰
若非表里相兼治　少阴反热曷能康

麻黄附子细辛汤正方

【组成】麻黄 6 克，附子 9 克，细辛 3 克。

【用法】先煮麻黄，待水沸后去除浮沫再放入其他药物，文火煮沸即可，每日 3 次温服。

【功效】温经解表助阳。

【主治】风寒感冒阳虚证。出现发烧怕冷，无汗，精神倦怠，嗜睡，舌苔薄白等症状。

对症解方

本方主治风寒感冒，兼治身体向来阳虚而出现精神倦怠，嗜睡的病证。方中麻黄为主药，能发汗解表。细辛为辅药，既能加强麻黄发汗的功效，又可以配合附子祛除寒饮。佐以附子，来温里助阳。这些药合用，能很好地发挥本方温经解表助阳的功效。

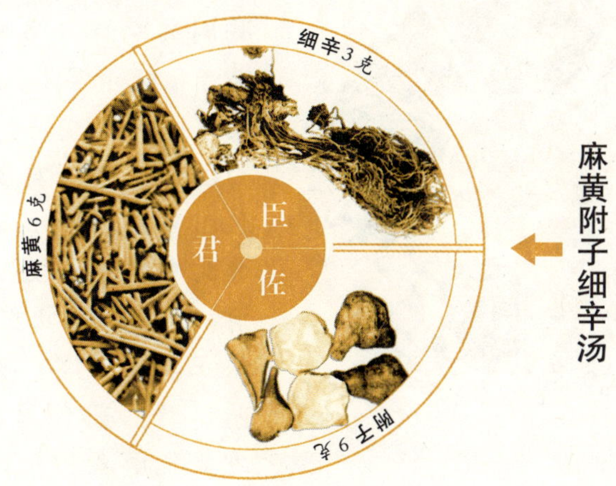

出自朱肱《类证活人书》

人参败毒散：解表益气

歌诀

人参败毒茯苓草　枳桔柴前羌独芎
薄荷少许姜三片　四时感冒有奇功
去参名为败毒散　加入消风治亦同

人参败毒散正方

【组成】甘草15克，枳壳、桔梗、柴胡、前胡、羌活、独活、川芎、人参、茯苓各30克。

【用法】以上药物研为粗末，每次取6克，再加少许生姜和薄荷，一同煎煮，不拘时温服。

【功效】益气解表，散风祛湿。

【主治】风寒感冒气虚证。出现头痛，颈背肌肉僵硬疼痛，发烧怕冷，四肢酸痛，无汗，咳嗽有痰，鼻塞声重，舌淡苔白，脉搏跳动无力等症状。

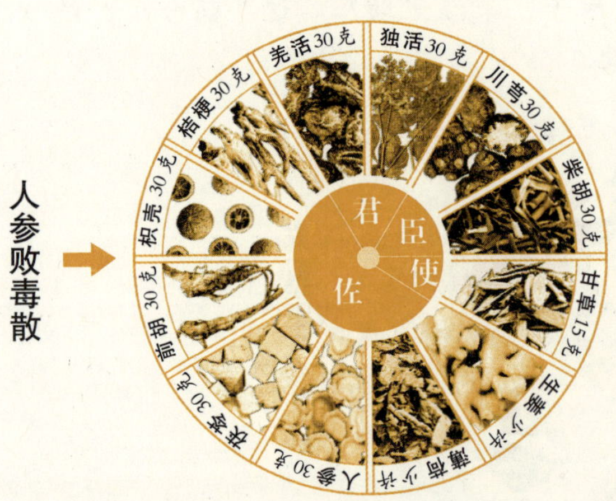

对症解方

本方主治风寒感冒，兼治气虚而出现脉搏动无力，痰邪所致咳痰胸闷的病证。方中羌活、独活为主药，性味辛温发散，能够祛全身上下的风寒湿邪，解表止痛。柴胡和川芎为辅药，可以发散解肌，行气疏风。佐以生姜、薄荷，来加强本方解表透邪的功效；桔梗、枳壳以宣降气机；前胡、茯苓来止咳化痰；人参以益气扶正。配甘草，来调和诸药，为使药。这些药合用，能很好地发挥本方益气解表、散风祛湿的功效。

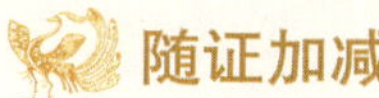

随证加减

败毒散

如果只是风寒感冒而没有气虚的表现，可以在人参败毒散的基础上去掉人参即可。

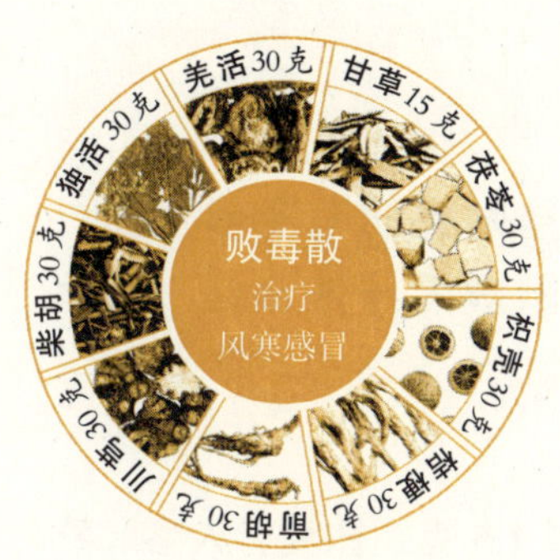

消风败毒散

如果还出现风疹，湿疹，皮肤瘙痒，疹出色红，或是遍身云片斑点，抓破后会渗出水渍的症状，这就是风寒感冒，内有湿热蕴蒸皮肤所致，可以将人参败毒散与消风散（祛风之剂）同用，称为“消风败毒散”，能扶养正气，疏风除湿。

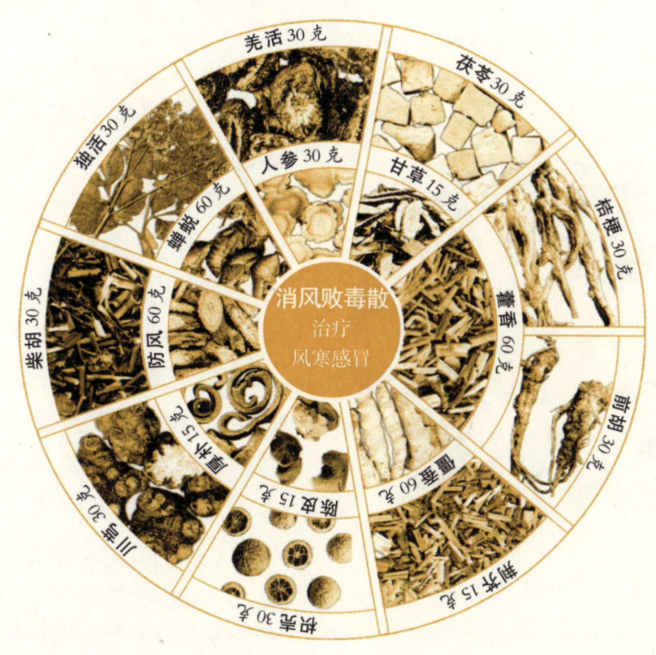

出自陶华《伤寒六书》

再造散：助阳，益气

歌 诀

再造散用参芪甘　桂附羌防芎芍参
细辛加枣煨姜煎　阳虚无汗法当谙

再造散正方

【组成】黄芪6克，甘草1.5克，桂枝、人参、熟附子、羌活、防风、川芎、生姜（煨）各3克，细辛2克。

【用法】加大枣2枚，水煎服，每日3次。

【功效】助阳散寒，益气解表。

【主治】风寒感冒，阳虚气弱。出现发烧怕冷，头痛，四肢发冷，无汗，身体倦怠，嗜睡，面色苍白，舌淡苔白等症状。

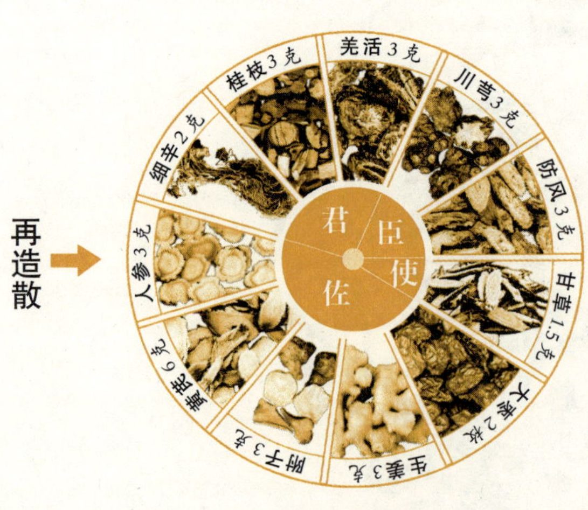

对症解方

本方主治风寒感冒，兼治阳虚气弱而出现四肢发冷，无汗，身体倦怠，嗜睡，面色苍白的病证。方中细辛、桂枝、羌活为主药，能够温里助阳，散寒解表。川芎、防风为辅药，可以加强细辛、桂枝、羌活散寒解表、活血行气的效力。佐以人参、黄芪、附子，来补元气，固肌表，既能加强药势，祛邪外出，又可以防止阳气随汗液而脱；煨生姜、大枣以补益脾胃，调和气血。配甘草，来益气安中，调和诸药，为使药。这些药合用，能很好地发挥本方助阳散寒、益气解表的功效。

出自李东垣《脾胃论》

麻黄人参芍药汤：祛寒补虚

歌 诀

麻黄人参芍药汤　桂枝五味麦冬襄
归芪甘草汗兼补　虚人外感服之康

麻黄人参芍药汤正方

【组成】麻黄、白芍、当归、黄芪、甘草（炙）各3克，桂枝1.5克，五味子5粒，人参、麦冬各0.9克。

【用法】先煎煮麻黄，待水沸后去除浮沫，再放入其他药物，一同煎至沸腾，临睡前热服。

【功效】益气养阴，发表散寒。

【主治】风寒感冒，气血亏虚，内有郁热。出现发烧怕冷，无汗，或是微微出汗，全身倦怠困乏，心烦，口微渴，甚至吐血，舌质淡红，唾液少等症状。

对症解方

本方主治风寒感冒，兼治气血亏虚，内有郁热而出现心烦，口渴的病证。方中麻黄为主药，能够发汗解表，除风寒。桂枝为辅药，可以加强麻黄发汗散寒的功效。佐以人参、黄芪，来补肺益脾，补气固表；当归、白芍以养血和营；麦冬、五味子来滋阴生津。配炙甘草，以调和诸药，为使药。这些药合用，能很好地发挥本方益气养阴、发表散寒的功效。

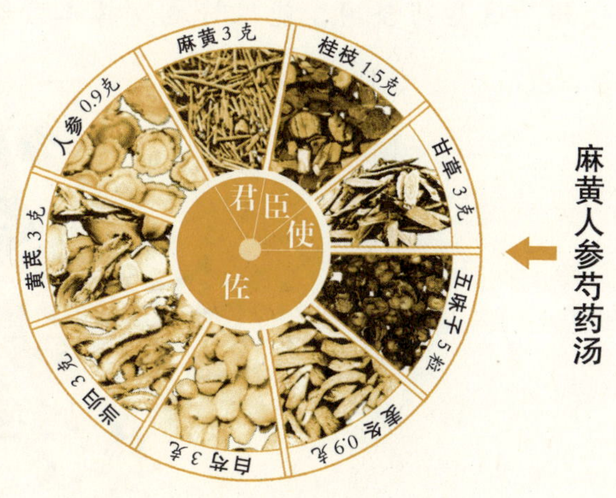

出自朱端章《卫生家宝方》

神白散：治一切风寒

歌诀

神白散用白芷甘　姜葱淡豉与相参
一切风寒皆可服　妇人鸡犬忌窥探
肘后单煎葱白豉　两方均能散风寒

神白散正方

【组成】白芷30克，甘草15克，生姜3片，葱白3寸，淡豆豉50粒。
【用法】以上药物研为粗末，每次取4.5克，水煎温服，每日3次。
【功效】解表散寒。
【主治】风寒感冒轻证。出现发烧怕冷，头痛，无汗，舌苔薄白等症状。

对症解方

本方主治风寒感冒，兼治气血运行不畅而出现头痛的病证。方中白芷为主药，能够散风寒，止头痛。淡豆豉和葱白为辅药，可以通阳发汗，加强白芷散风寒的功效。佐以生姜，来解表散寒。配甘草，以调和诸药，为使药。这些药合用，能很好地发挥本方解表散寒的功效。

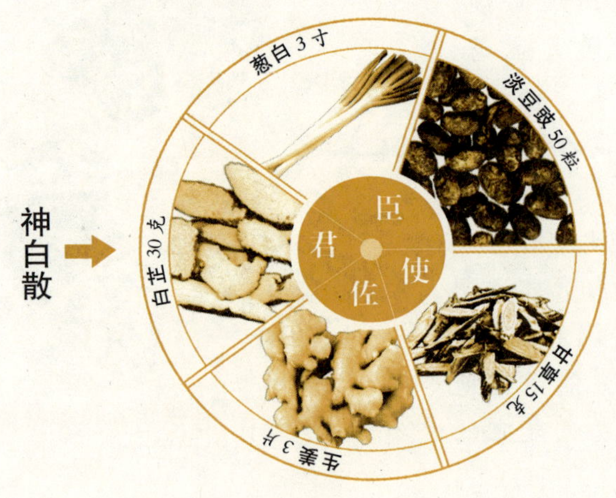

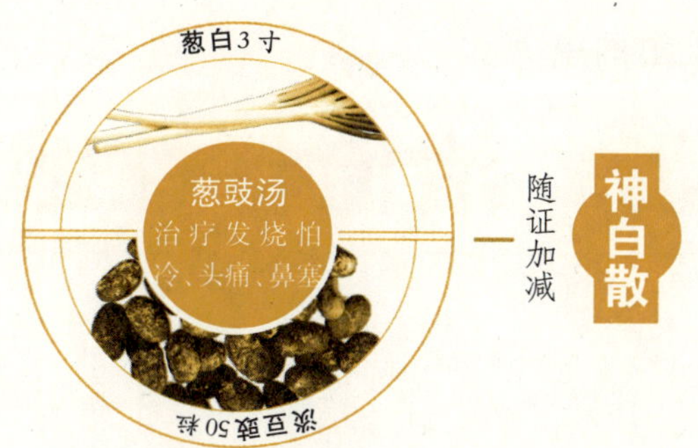

随证加减

葱豉汤

在风寒感冒初期，出现发烧怕冷，无汗，头痛，鼻塞声重等症状的，可以在神白散的基础上，去掉白芷、生姜和甘草，此汤剂适用于病情轻微且无汗的病人。（出自《肘后备急方》）

风寒感冒可以用食物调养

李时珍在《本草纲目》中说：姜能解食毒，去冷气，益脾胃，散风寒。所以感冒的人可以食用姜以驱散寒邪。

食疗方二种

风寒感冒、发烧头痛、不思饮食 取生姜50克，鸭蛋2个，白酒20毫升，将生姜切丝，加水200毫升煮沸，然后将鸭蛋去壳打散，倒入生姜汤中稍搅，再加入白酒，煮沸即可。每日1次，吃蛋饮汤，每顿服用，可以连吃3日。

外感风寒而偏头痛 取老姜6片，干艾草50克，然后将艾草洗净，切段；老姜洗净，切薄片；加3000毫升水，用大火煮沸后，改用小火熬煮约45分钟，煮到汤汁只剩下一半即可，再去渣取汤，每次服用150～200毫升，早晚各1次，注意不可过量。

敷贴法一种

风寒感冒，全身疼痛 将葱白、生姜各30克，食盐6克，一起捣成糊状，再加入适量白酒调匀，用纱布包好，涂擦胸背、肘膝窝及手脚心处。

出自《太平惠民和剂局方》

十神汤：治流行性感冒

歌 诀

十神汤里葛升麻　陈草芎苏白芷加
麻黄赤芍兼香附　时邪感冒效堪夸

十神汤正方

【组成】葛根420克，升麻、陈皮、甘草(炙)、川芎、紫苏叶、白芷、麻黄、赤芍、香附各120克。

【用法】研为细末，每次取9克，再加5片生姜和带有葱须的葱白3根一同煎煮，不拘时温服。

【功效】解肌发表，和中理气。

【主治】风寒感冒，郁而化热。出现发烧头痛，怕冷，无汗，咳嗽，鼻塞，胸脘痞闷，不思饮食，舌苔薄白或薄黄等症状。

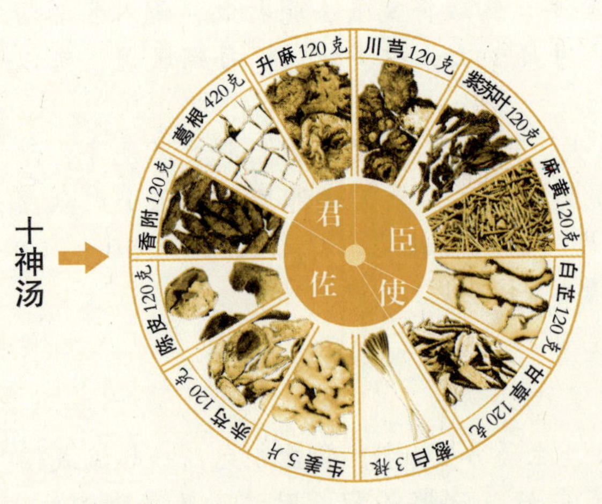

对症解方

本方主治风寒感冒化热，兼治肝胃气滞而出现胸脘痞闷，不思饮食的病证。方中葛根、升麻为主药，能够解肌发表，生津除烦。川芎、紫苏叶、麻黄、白芷为辅药，可以散表邪，止头痛。佐以香附、陈皮，来疏肝理脾；赤芍以清热和营；生姜、葱白以通阳解表。配炙甘草来和中益气，同时还能调和药性，为使药。这些药合用，能很好地发挥本方解肌发表、和中理气的功效。

卷 三

攻里之剂

攻里之剂，也就是泻下剂，由泻下药为主组成，以荡涤实热、排除积滞、通导大便，治疗外邪入侵结于胃肠所致的便秘。

便秘是说排便困难，或是排便次数明显减少的一种病证，分为热性便秘、寒性便秘、肠燥便秘等几种情况。

由热邪结于胃肠所致的热性便秘，常会伴随胸腹胀满、腹痛拒按等症状，通常用泻热通便的方剂，如大承气汤、小承气汤。

由寒实冷积阻于肠间所致的寒性便秘，常会伴随手脚不温、腹痛喜按压等症状，通常用温阳通便的方剂，如温脾汤。

由津液亏虚所致的肠燥便秘，常会伴随大便干结、小便短赤等症状，通常用润肠通便的方剂，如蜜煎导法。

出自张仲景《伤寒论》

大承气汤：治热性便秘

歌诀

大承气汤用芒硝　枳实厚朴大黄饶
救阴泻热功偏擅　急下阳明有数条

大承气汤正方

【组成】芒硝9克，枳实5枚，厚朴24克，大黄12克。

【用法】先煎厚朴、枳实，然后下大黄，待药煎好后放入芒硝，溶化后服用，每日2次，大便一通，立即停服。

【功效】峻下热结。

【主治】热性便秘。出现频频放屁，腹部疼痛拒按，大便干燥不通，甚至神志异常，手脚出汗，舌苔焦黄起刺或焦黑燥裂；或是见下利清水，其味臭秽，口干舌燥，脐周疼痛等症状。

【禁忌】便秘不太严重，且正气亏虚，阴津不足的，以及年老体弱的人慎用；孕妇禁用。

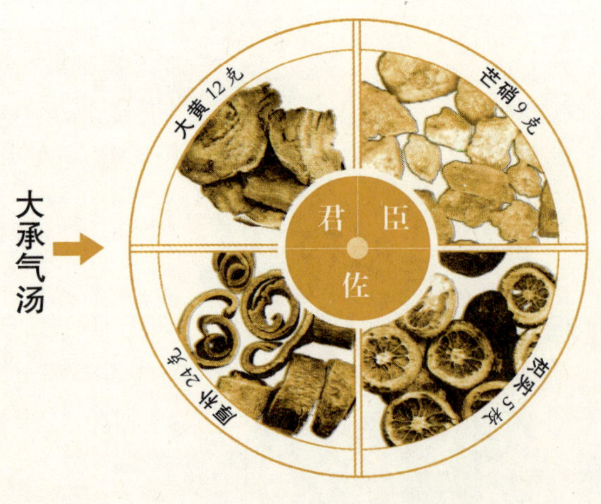

对症解方

本方主治胃肠热结而出现的便秘证。方中大黄为主药，性味苦寒，能够泻热通便。芒硝为辅药，性味咸寒，可以软坚，同时还能加强大黄润燥通便的功效。再佐以苦温之味的厚朴来下气除胀；苦辛之味的枳实以破结导滞消痞。这些药合用，能很好地发挥本方峻下热结的功效。

出自张仲景《伤寒论》

小承气汤：治便秘，畅气机

歌 诀

小乘气汤朴实黄　谵狂痞硬上焦强
益以羌活名三化　中风闭实可消详

小承气汤正方

【组成】厚朴6克，枳实9克，大黄12克 。

【用法】加水煎煮，每日2次温服。如果刚服药就出现便通的现象，可以立即停服。

【功效】轻下热结。

【主治】热性便秘。出现大便不通，神志异常，胸口至腹部胀满，郁积不舒，舌苔老黄；或是痢疾初起，腹中胀满，频频大便而无便可排的症状。

对症解方

本方主治热性便秘，兼治气机阻塞而出现胸腹胀满的病证。方中大黄为主药，能够泻热通便。因为大便还没有达到燥而坚硬的程度，所以不需要用芒硝来软坚。再佐以厚朴和枳实，来行气导滞，消除痞满。这些药合用，能很好地发挥本方轻下热结的功效。

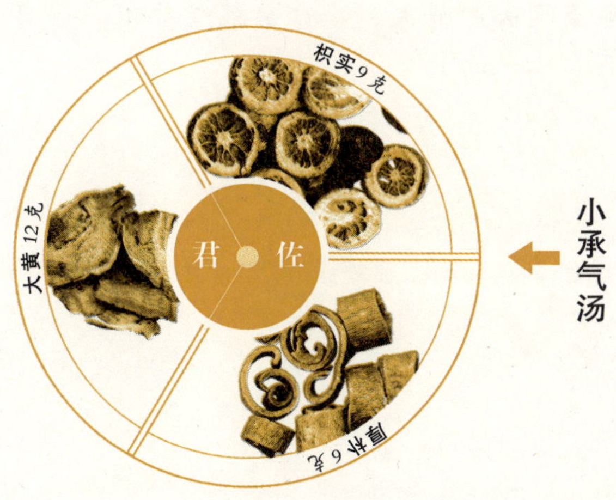

小承气汤
随证加减
厚朴6克
大黄12克
三化汤
治疗头痛、颈部肌肉僵硬
枳实9克
羌活6克

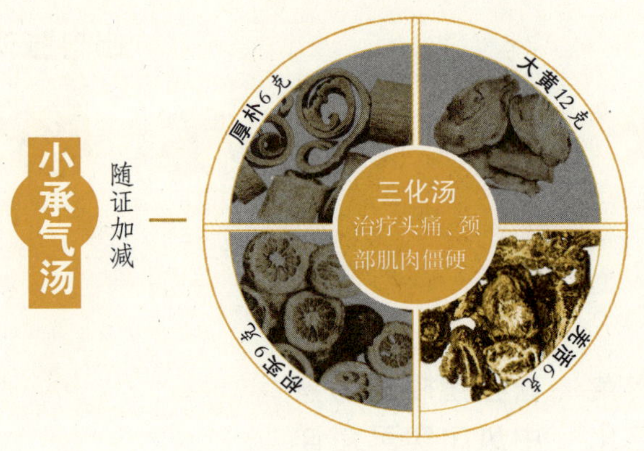

随证加减

三化汤

如果出现头痛，颈部肌肉僵硬等症状，表明受到风邪侵犯，可以在小承气汤的基础上加羌活6克来祛风解表。（出自《活法机要》）

用饮食来改善便秘状况

大便燥结、排便困难 将南瓜煮熟，再加猪油15克和适量盐，每日吃1次，一次见效，三日便可痊愈。

脾胃不和，腹胀便秘 可以常吃麻油拌菠菜。即取菠菜250克洗净备用，待锅中水煮沸后放入食盐，再将菠菜倒进沸水中汆熟，捞出后加麻油拌匀即可食用。

脾虚便秘，可常吃蜂蜜土豆饮 取土豆1000克，洗净切碎，然后加开水捣烂，取其汁放入锅中烧沸，然后改用小火煎熬浓缩至稠黏时，加1000克蜂蜜，再煎至稠黏时停火，冷却后装瓶备用。每日早、晚各1匙，空腹食用，可以连食2～3周。

出自张仲景《伤寒论》

调胃承气汤：治便秘，除积热

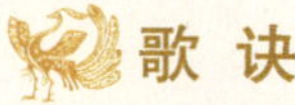

歌 诀

调胃承气硝黄草　甘缓微和将胃保
不用朴实伤上焦　中焦燥实服之好

调胃承气汤正方

【组成】芒硝 9 克，大黄 12 克，甘草 6 克 。

【用法】先煎煮大黄、甘草 20 分钟，然后去掉药渣，再放入芒硝，以文火煮沸，每日 2 次温服。

【功效】缓下热结。

【主治】热性便秘，胃肠积热。出现大便秘结不通，全身发热如蒸，口渴心烦，舌苔正黄；或发斑，口齿咽喉疼痛等症状。

对症解方

本方主治热性便秘，兼治胃肠积热而出现发斑，口齿咽喉疼痛的病证。方中大黄为主药，能够荡涤肠胃。芒硝为辅药，可以润燥软坚，通利大便。配甘草，来调和药性，同时还能保护胃气，为使药。这些药合用，能很好地发挥本方缓下热结的功效。

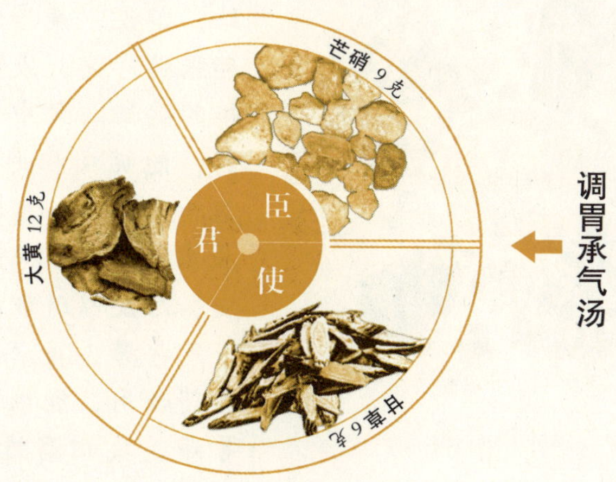

出自张从正《儒门事亲》

木香槟榔丸：治一切实积

歌诀

木香槟榔青陈皮　枳柏茱连棱术随
大黄黑丑兼香附　芒硝水丸量服之
一切实积能推荡　泻痢食疟用咸宜

木香槟榔丸正方

【组成】木香、槟榔、青皮、陈皮、枳壳、黄柏、莪术、黄连、大黄、牵牛子、香附各30克。

【用法】以上药物研为细末，用水调匀后做成如小豆一样大小的丸子，每次取30丸，饭后以生姜煎汤或温水送服，每日2次。

【功效】行气导滞，攻积泻热。

【主治】痢疾，饮食积滞。出现下痢，颜色赤白相兼，频频大便而无便可排，腹部胀满疼痛，大便秘结，舌苔黄腻等症状。

【禁忌】身体虚弱的人慎用。

木香槟榔丸

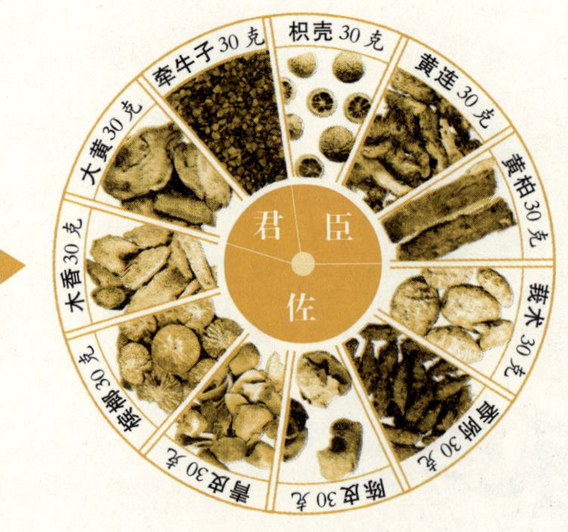

对症解方

本方主治饮食积滞，胃肠热结，痢疾，兼治气机阻滞而出现腹部胀满疼痛，或频频大便而无便可排的病证。方中大黄、牵牛子为主药，能够攻积通便。黄连、黄柏、枳壳为辅药，可以清热燥湿。佐以木香、香附，来通行三焦气滞；青皮、陈皮以疏理肝胃之气；槟榔来下气导滞；莪术以破血中滞气。这些药合用，能很好地发挥本方行气导滞、攻积泻热的功效。

出自李东垣《内外伤辨惑论》

枳实导滞丸：治湿热积滞

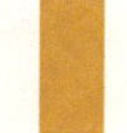

歌 诀

枳实导滞首大黄　芩连曲术茯苓襄
泽泻蒸饼糊丸服　湿热积滞力能攘
若还后重兼气滞　木香导滞加槟榔

枳实导滞丸正方

【组成】大黄30克，黄芩、黄连、白术、茯苓各9克，神曲、枳实各15克，泽泻6克。

【用法】以上药物研为细末，用水调匀后做成丸子，每服9克，每日2次，用温水送服。

【功效】消食导滞，清热祛湿。

【主治】湿热蕴积，饮食积滞。出现痢疾，腹部胀满疼痛，大便秘结，小便赤短，舌苔黄腻等症状。

【禁忌】痢疾后期，正虚阴伤时的人不宜用；孕妇禁用。

对症解方

本方主治湿热蕴积，饮食积滞，兼治气机阻滞而出现腹部胀满疼痛的病证。方中大黄为主药，能够攻积泻热，使积滞从大便中排出。黄连、黄芩为辅药，可以燥湿清热，厚肠止痢。佐以枳实，来行气导滞，消除胀满；泽泻、茯苓、白术以健脾祛湿；神曲来消食化滞。这些药合用，能很好地发挥本方消食导滞、清热祛湿的功效。

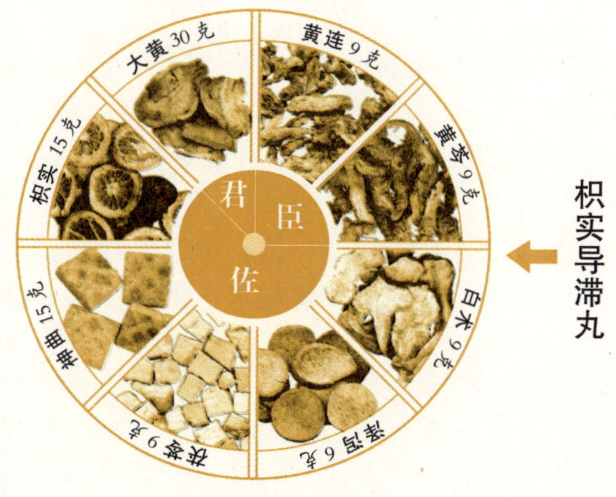

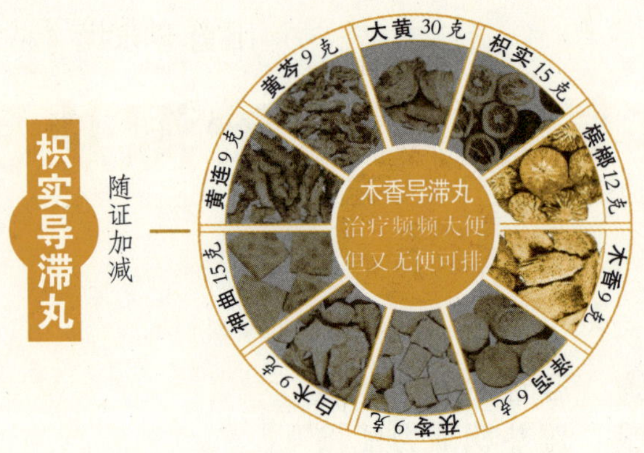

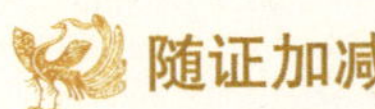

随证加减

木香导滞丸

如果出现频频大便但又无便可排等症状，可以在枳实导滞丸的基础上，加木香 9 克来行气止痛，理气疏肝；加槟榔 12 克以破积、下气、行水。

出自孙思邈《备急千金要方》

温脾汤：治寒积腹痛 

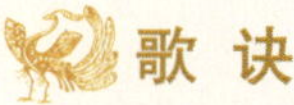

歌 诀

温脾参附与干姜　甘草当归硝大黄
寒热并行治寒积　脐腹绞结痛非常

温脾汤正方

【组成】人参、附子、甘草、芒硝各6克，当归、干姜各9克，大黄15克。
【用法】加水煎煮，分3次温服。
【功效】攻下冷积，温补脾阳。
【主治】寒积腹痛。出现便秘，腹痛，肚脐绞痛，手脚不温等症状。

对症解方

本方主治寒积腹痛，兼治脾阳不足，运化功能失常，不能很好地濡养四肢，而出现手脚不温的病证。方中附子性味大辛大热，能够温补脾阳，驱散寒凝；大黄可以泻下攻积；同为主药。芒硝能够润肠软坚，加强大黄泻下攻积的功效；干姜可以加强附子温中散寒的功力；同为辅药。佐以人参、当归，来益气养血，使泻下而不伤及正气。配甘草，以调和诸药，为使药。这些药合用，能很好地发挥本方攻下冷积、温补脾阳的功效。

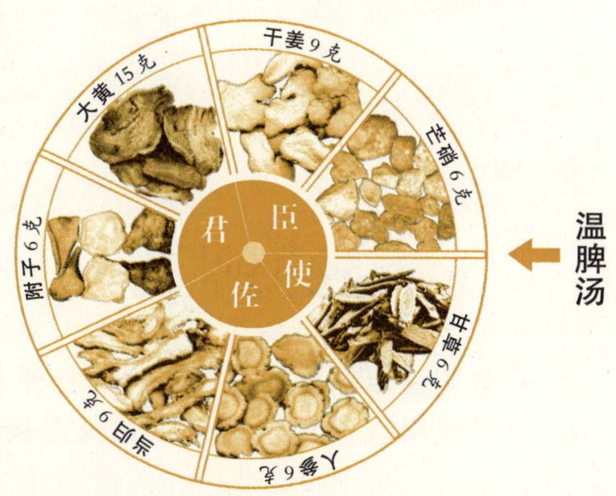

出自张仲景《伤寒论》

蜜煎导法：治肠燥便秘

歌 诀

蜜煎导法通大便　或将猪胆灌肛中
不欲苦寒伤胃腑　阳明无热勿轻攻

蜜煎导法正方

【组成】蜂蜜适量。

【用法】将蜂蜜放入铜器中，用微火熬煮，注意要不停搅动，防止蜂蜜焦糊。一直煎至可以用手捻作锭子状时取下，稍微放置，然后乘热做成如手指粗、两头尖、长约 2 寸的锭状物。用时直接塞入肛门。

【功效】润肠通便。

【主治】津液不足，大便燥结。

对症解方

本方主治肠燥便秘。蜂蜜能润肠通便，免伤胃气，适用于内无热邪的虚性便秘。

随证加减

猪胆汁导法

可以将蜂蜜换成猪胆汁一枚，加醋少许调和，再将一细竹管削修光滑干净，一端磨滑，缓缓塞入肛门，然后将调和好的猪胆汁灌入竹管中，最后取出竹管，留猪胆汁于肛门内。方中的醋能刺激肠腔，促进肠蠕动；而胆汁则可以润燥滑肠通便。

卷 四

涌吐之剂

涌吐之剂，也就是催吐剂，主要由涌吐药物组成，通过诱发呕吐来排出蓄积于体内的毒物、宿食及痰涎等。

涌吐之剂药效峻猛，极易损伤脾胃、耗伤津液及正气，因此，通常只用于急证发作且身体壮实的人；老人、小孩、孕妇及久病体虚的人，都要慎用或忌用。

出自张仲景《伤寒论》

瓜蒂散：治痰涎宿食

歌诀

瓜蒂散中赤小豆　或入藜芦郁金凑
此吐实热与风痰　虚者参芦一味勾
若吐虚烦栀豉汤　剧痰乌附尖方透
古人尚有烧盐方　一切积滞功能奏

瓜蒂散正方

【组成】瓜蒂、赤小豆各 3 克。

【用法】以上药物研成细末并调和均匀，每次服 1~3 克，用香豆豉 9 克煎汤送服。如果没有出现呕吐症状的，可以用洁净翎毛探喉取吐。

【功效】涌吐痰涎和宿食。

【主治】痰涎、宿食阻塞胸中。出现胸中满闷不适，按着坚硬，心烦不安，欲吐不吐等症状。

【禁忌】身休虚弱、吐血、流鼻血的人忌用。

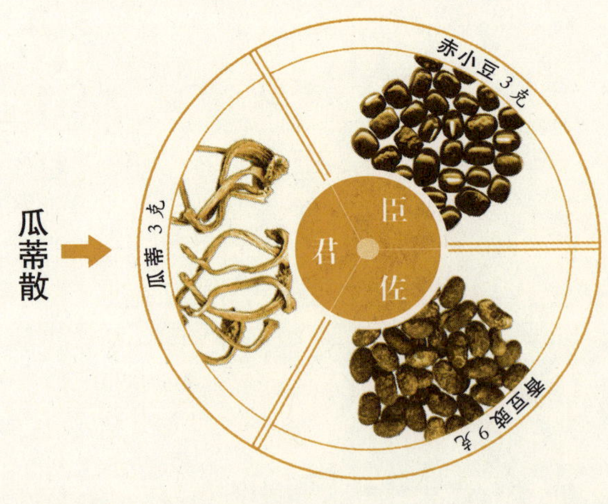

对症解方

本方主治痰涎、宿食阻塞胸中的病证。方中瓜蒂为主药，能够涌吐痰涎和宿食。赤小豆为辅药，可以祛湿除烦。佐以香豆豉煎汤送服，既能够宣解胸中邪气，又可以在涌吐之中固护胃气。这些药合用，能很好地发挥本方涌吐痰涎和宿食的功效。

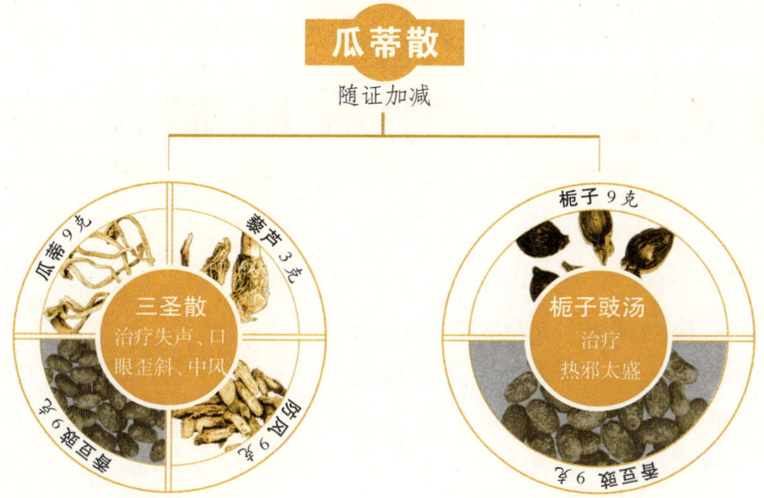

随证加减

三圣散

如果出现失声，胸闷，口眼歪斜，或是不省人事，牙关紧闭等中风症状，可以在瓜蒂散的基础上，去除赤小豆，将瓜蒂加至9克，再加入藜芦3克、防风9克，研为粗末，每次取15克水煎，去渣滓澄清，放至微温，缓缓服下，来增强涌吐的功效。（出自张从正《儒门事亲》）

栀子豉汤

如果出现身热，胸中烦热，失眠，胸中积滞，胀满不舒，不欲饮食等症状，表明热邪太盛，可以用栀子、香豆豉各9克煎汤来治疗。栀子性味苦寒，能够泻热除烦，降中有宣；而香豆豉能轻浮上行，可以使积滞在心腹中的邪气从口中散出。（出自张仲景《伤寒论》）

乌附尖方

如果出现寒痰食积，阻塞胸中所致胸口胀满不舒等症状的，可用地浆水（在土地上挖掘一坑，将水倒入，搅拌后澄清，取上层清水即得）煎乌头，饭后温服，每日两次。乌头和地浆水相配，具有涌吐痰涎的功效。

烧盐方

如果出现腹中绞痛，欲吐不吐，欲泻不泻，心烦，食欲不振的，可取适量食盐用开水调成饱和盐汤，每服2000毫升，以吐尽宿食为度。此方涌吐之力较弱，需将手伸进喉部探吐。（出自孙思邈《备急千金要方》）

出自严用和《济生方》

稀涎散：治中风危重证

歌诀

稀涎皂角白矾班　或益藜芦微吐间
风中痰升人眩仆　当先服此通其关
通关散用细辛皂　吹鼻得嚏保生还

稀涎散正方

【组成】白矾 30 克，猪牙皂角 15 克。

【用法】以上药物研为细末，或是极细末，每次取 2～3 克，温水调下。

【功效】通关涌吐。

【主治】中风危重证。出现痰涎很多，喉中痰声漉漉，失音，牙关紧闭，肢体厥冷，或倒地不省人事，口角歪斜等症状。

对症解方

本方主治痰盛气闭而出现肢体厥冷，甚至昏厥的病证。方中猪牙皂角性味辛咸，能够软坚消痰涎；白矾性味酸寒，可以化解顽痰。两药合用，能很好地发挥本方通关涌吐的功效。

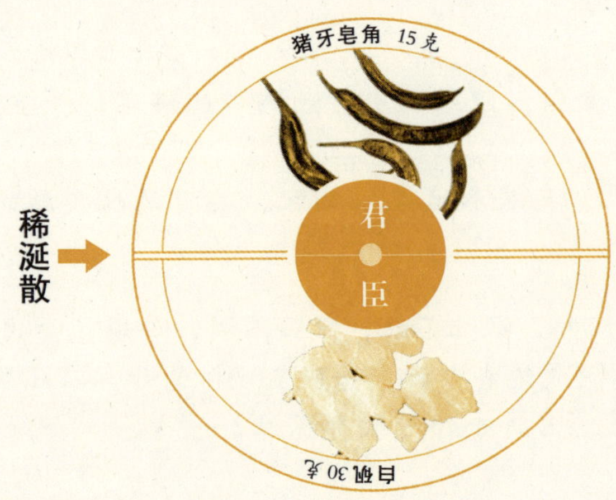

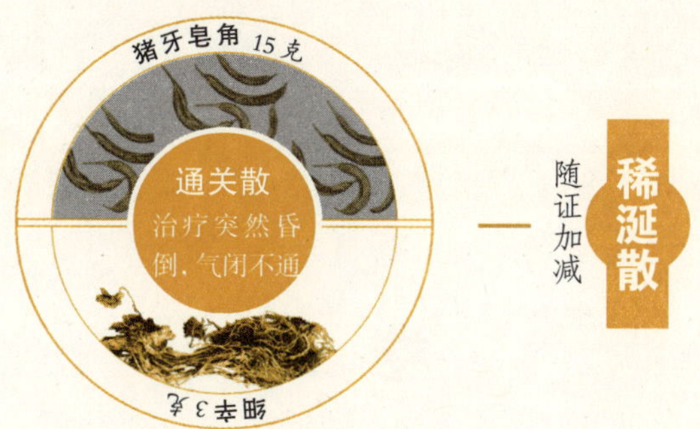

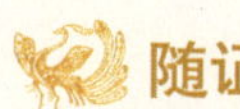

随证加减

通关散

如果出现突然昏倒，气闭不通等症状，可以在稀涎散的基础上去掉白矾，加细辛3克，与猪牙皂角一起研为细末，每次取少许吹入鼻腔中，此法可以通关开窍。（出自《丹溪心法附余》）

卷 五

和解之剂

和解是说疏解、调和、缓和，所以和解之剂也就是采用调和的方法，来治疗少阳证、肝脾不和、寒热错杂等病证的药剂。

少阳证常会出现怕冷发热、胸胁苦满、口苦、咽干、目眩等症状，常用的和解少阳的药物有柴胡、黄芩等，通常所用的方剂为小柴胡汤等。

肝脾不和常会出现胸闷不舒，两胁疼痛，或是腹痛腹泻，又或是月经不调、乳房胀痛等症状，常用调和肝脾的药物有柴胡、白芍、当归等，通常所用的方剂为四逆散、逍遥散、痛泻要方等。

寒热错杂、脾胃失和常会出现脘腹胀满、恶心呕吐、肠鸣腹泄等症状，常用的调和寒热、健脾和胃的药物有藿香、白芷、白术等，通常所用的方剂为藿香正气散、黄连汤等。

出自张仲景《伤寒论》

小柴胡汤：治伤寒少阳病

歌 诀

小柴胡汤和解供　半夏人参甘草从
更用黄芩加姜枣　少阳百病此为宗

小柴胡汤正方

【组成】柴胡 25 克，半夏、人参、甘草、黄芩、生姜各 9 克，大枣 4 枚。

【用法】加水煎服，每日 3 次。

【功效】和解少阳。

【主治】伤寒少阳病所致的口苦，咽干，目眩，寒热交替发作，胸胁满闷不适，心烦想吐，不思饮食，舌苔薄白等；或是妇人伤寒病，以及疟疾、黄疸等。

对症解方

本方主治伤寒少阳病，兼治胆热犯胃，胃的和降功能失常，而出现心烦想吐，不思饮食的病证。方中柴胡为主药，能够疏邪透表，轻清升散。黄芩为辅药，性味苦寒，可以泻火，尤其善于清除胆热。佐以人参、大枣，来调和营卫，扶正祛邪；半夏、生姜以和胃降逆。配炙甘草，来益气和胃，调和诸药，为使药。这些药合用，能很好地发挥本方清透和解少阳的功效。

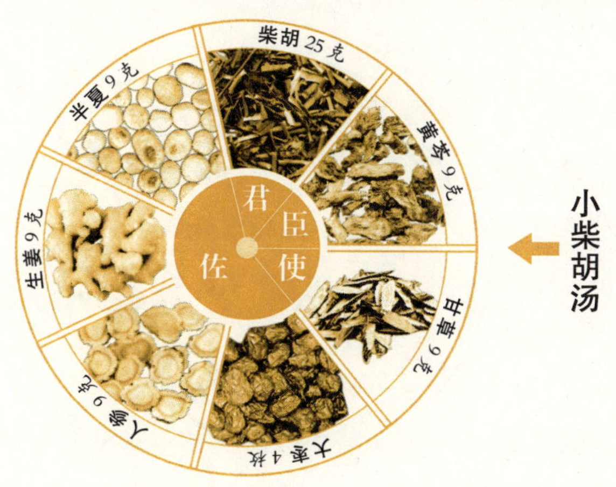

出自张仲景《伤寒论》

四逆散：治热邪亢盛

歌诀

四逆散里用柴胡　芍药枳实甘草须
此是阳邪成厥逆　敛阴泄热平剂扶

四逆散正方

【组成】柴胡、芍药、枳实、甘草（炙）各6克。

【用法】每次取6~9克，加水煎服，每日3次。

【功效】透解郁热，疏肝理脾。

【主治】热厥所致的手脚冰冷，上肢寒冷不过肘，下肢寒冷不过膝，久按又微微有热；肝脾不和所致的腹痛，腹泻等症状。

对症解方

本方主治热邪亢盛，阳气不能充裕四肢，而出现四肢冰冷的病证；同时也用于肝脾不和而出现腹泻的病证。方中柴胡为主药，能够升阳透邪，疏肝解郁。枳实为辅药，可以下气破结，协同柴胡以升降气机，调和肝脾。佐以芍药，来柔肝养血。配炙甘草，以益气健脾，调和诸药，为使药。这些药合用，能很好地发挥本方透解郁热、疏肝理脾的功效。

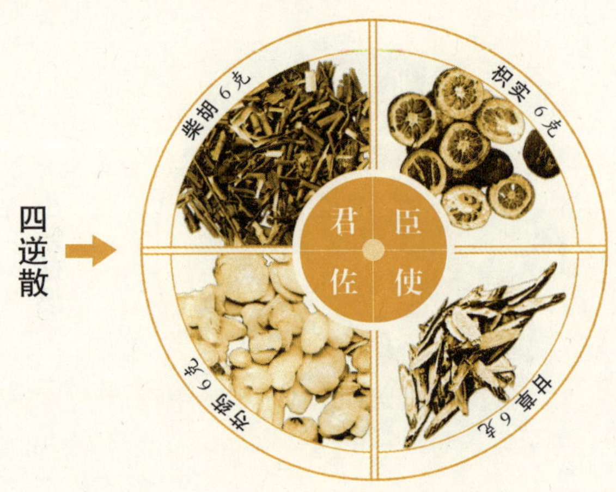

出自张仲景《伤寒论》

黄连汤：治胸热胃寒

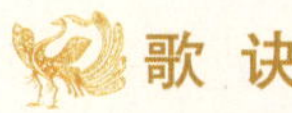

歌 诀

黄连汤内用干姜　半夏人参甘草藏
更用桂枝兼大枣　寒热平调呕痛忘

黄连汤正方

【组成】黄连、干姜、半夏、甘草（炙）、桂枝各9克，人参6克，大枣4枚。
【用法】水煎温服，白天3次，夜晚2次。
【功效】寒热平调，和胃降逆。
【主治】胸中有热，胃中有寒，腹痛想吐等症状。

对症解方

本方主治胸中有热，胃中有寒，兼治胃的和降功能失调而出现呕吐的病证。方中黄连为主药，性味苦寒，能够清除胸中积热。干姜性味辛热，可以温胃祛寒；桂枝性味辛温，能够升阳散寒；同为辅药。佐以半夏，来和胃降逆；人参、大枣以益气补中，恢复脾胃的升降功能。配炙甘草，来调和诸药，为使药。这些药合用，能很好地发挥本方寒热平调、和胃降逆的功效。

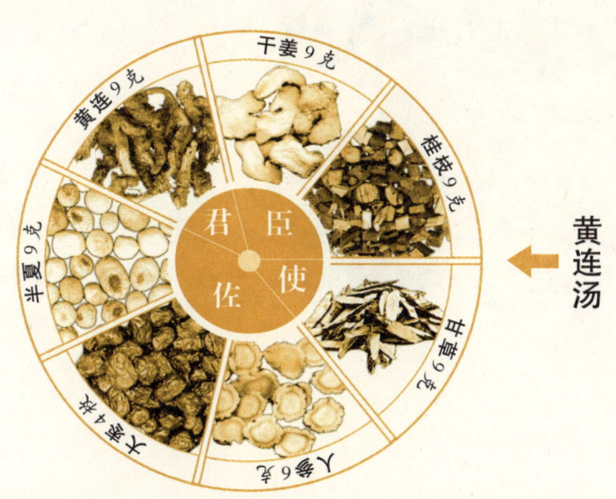

出自张仲景《伤寒论》

黄芩汤：治湿热痢疾

歌诀

黄芩汤用甘芍并　二阳合利枣加烹
此方遂为治痢祖　后人加味或更名
再加生姜与半夏　前症兼呕此能平
单用芍药与甘草　散逆止痛能和营

黄芩汤正方

【组成】黄芩9克，甘草(炙)、芍药各6克，大枣4枚。

【用法】加水煎服，白天温服2次，夜晚再服1次。

【功效】清肠止痢，缓急止痛。

【主治】湿热痢疾。出现腹泻或是下痢脓血，发烧不怕冷，口苦，心下胀满，腹痛，舌红苔腻等症状。

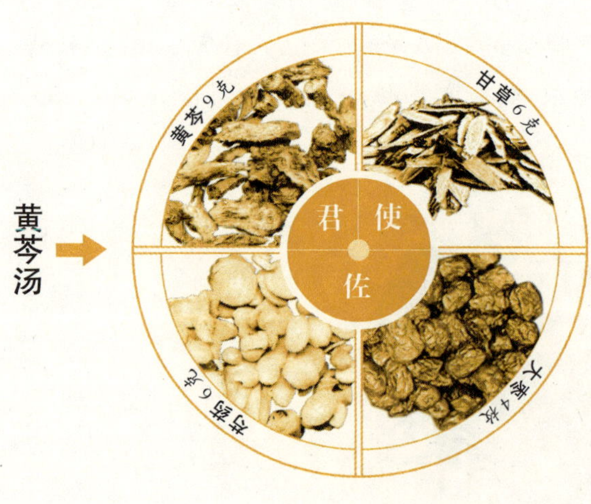

对症解方

本方主治湿热痢疾，兼治湿热阻滞，气血不和，而出现心下胀满，腹痛的病证。方中黄芩为主药，性味苦寒，能够清热燥湿。芍药性味酸寒，可以养阴和营，与大枣合用，能够缓急止痛，同为佐药。配入少许甘草，来益气和胃，同时还能调和诸药，为使药。这些药合用，能很好地发挥本方清肠止痢、缓急止痛的功效。

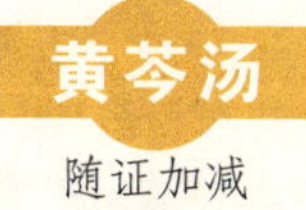

黄芩汤
随证加减

黄芩 9克
生姜 4.5克
半夏 6克
大枣 4枚
芍药 6克
甘草 6克
黄芩加半夏
生姜汤
治疗呕吐痰水

芍药 9克
甘草 6克
芍药甘草汤
治疗腿脚挛
急、肝脾不和

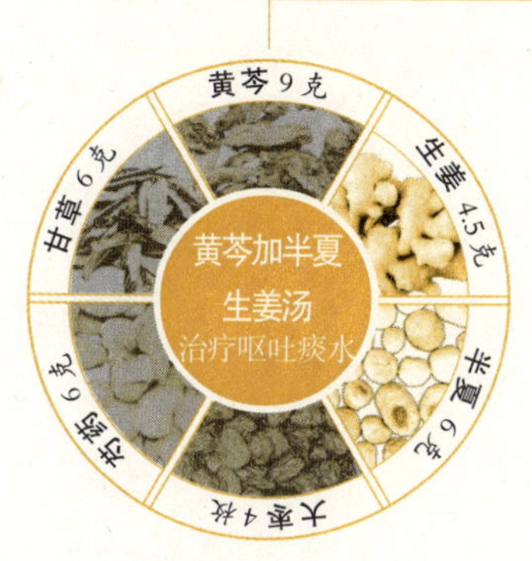

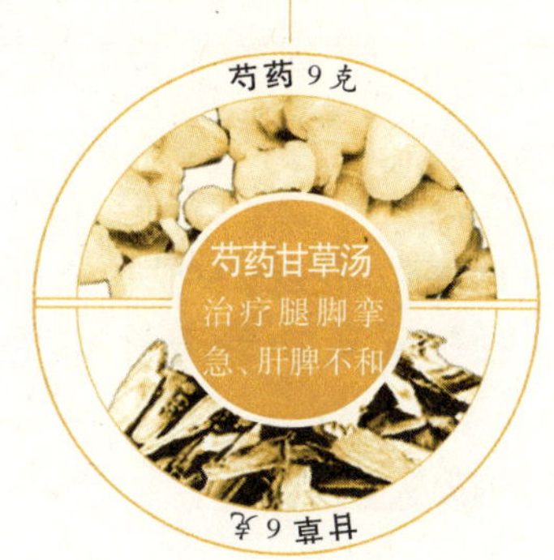

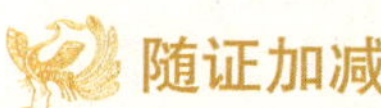

随证加减

黄芩加半夏生姜汤

如果出现呕吐痰水的症状，可以在黄芩汤的基础上，加生姜 4.5 克，半夏 6 克，来增强和胃降逆止呕的功效。白天温服 1 次，晚上再服 1 次，效果很好。（出自张仲景《伤寒论》）

芍药甘草汤

如果阴血不足，筋脉失养，而出现腿脚挛急抽搐；或是肝脾不和，而出现腹痛等症状，可以在黄芩汤的基础上，去除黄芩和大枣，仅用芍药 9 克、甘草 6 克煎服。这两种药合用，具有滋阴养血、缓急止痛的功效。（出自张仲景《伤寒论》）

出自《太平惠民和剂局方》

逍遥散：治肝郁脾弱血虚证

歌诀

逍遥散用当归芍　柴苓术草加姜薄
散郁除蒸功最奇　调经八味丹栀着

逍遥散正方

【组成】当归、芍药、柴胡、茯苓、白术各9克，甘草（炙）4.5克。

【用法】以上药物研为细末，每次取6~9克，再加少许生姜和薄荷，一同煎服，每日3次。

【功效】疏肝解郁，养血健脾。

【主治】肝郁脾弱血虚所导致的两胁作痛，头痛，头晕目眩，口燥咽干，精神委靡，饮食减少，寒热交替发作，或是月经不调，乳房胀痛等症状。

逍遥散
柴胡 9克
芍药 9克
当归 9克
甘草 4.5克
生姜 少许
薄荷 少许
茯苓 9克
白术 9克
君
臣
佐
使

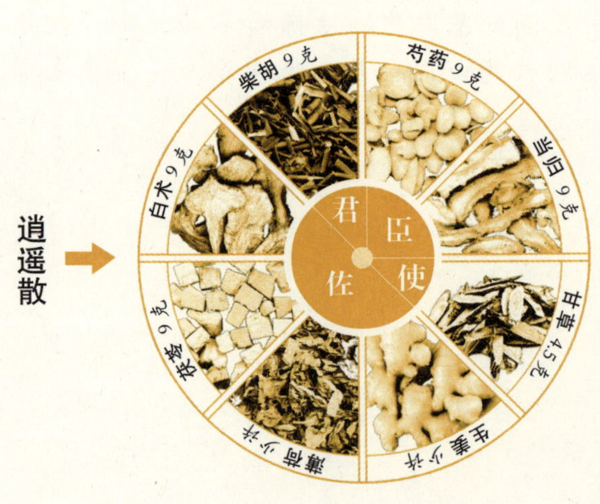

对症解方

本方主治肝郁脾弱血虚证，兼治脾的运化功能失常而出现精神委靡，饮食减少的病证。方中柴胡为主药，能够疏肝解郁。当归、芍药为辅药，可以养血柔肝，与柴胡相配，能够养肝血，补肝阴，使气血调和。佐以白术、茯苓、生姜，来健脾益气，使脾胃的运化功能恢复；薄荷以加强柴胡疏散积郁的功效。配炙甘草，来调和诸药，为使药。这些药合用，能很好地发挥本方疏肝解郁、养血健脾的功效。

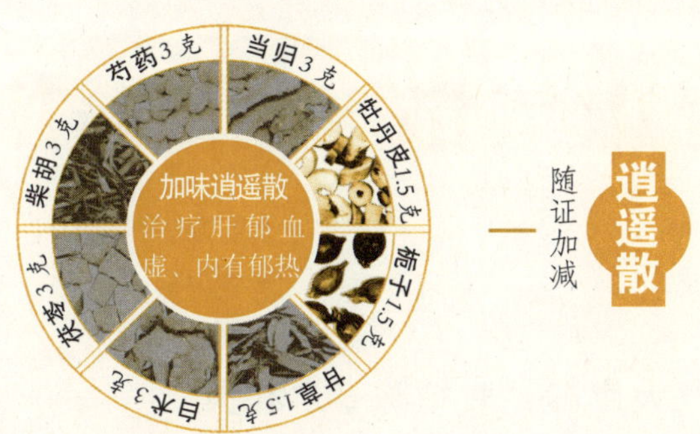

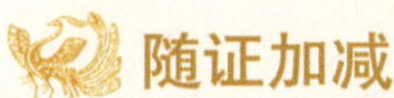

随证加减

加味逍遥散

如果出现发热如潮水按时而至且午后加剧，心情烦躁，容易发怒或生气，情绪不稳定，或是稍微活动即有汗出，头痛，眼睛干涩，面颊红赤，咽喉干燥，月经不调，小腹胀痛，小便不畅且有痛感，舌红苔黄等症状，多是由肝郁血虚，内有郁热所致。可以在逍遥散的基础上，加上牡丹皮和栀子（当归、芍药、茯苓、炒白术、柴胡各3克，牡丹皮、炒栀子、炙甘草各1.5克），来增强疏肝解郁、清热凉血的功效。

出自《太平惠民和剂局方》

藿香正气散：治夏季伤风感冒

歌 诀

藿香正气大腹苏　甘桔陈苓术朴俱
夏曲白芷加姜枣　感伤岚瘴并能驱

藿香正气散正方

【组成】藿香90克，大腹皮、紫苏、茯苓、白芷各30克，甘草（炙）75克，桔梗、陈皮、白术、厚朴、半夏曲各60克。

【用法】以上药物研为细末，每次取6克，再加3片生姜和2枚大枣，一同煎服；也可制成丸剂服用，每次6～9克，每日2次。

【功效】解表化湿，理气和中。

【主治】伤风感冒，内有湿滞。出现发烧怕冷，头痛，胸口胀满疼痛，舌苔白腻；霍乱及感受邪气等。

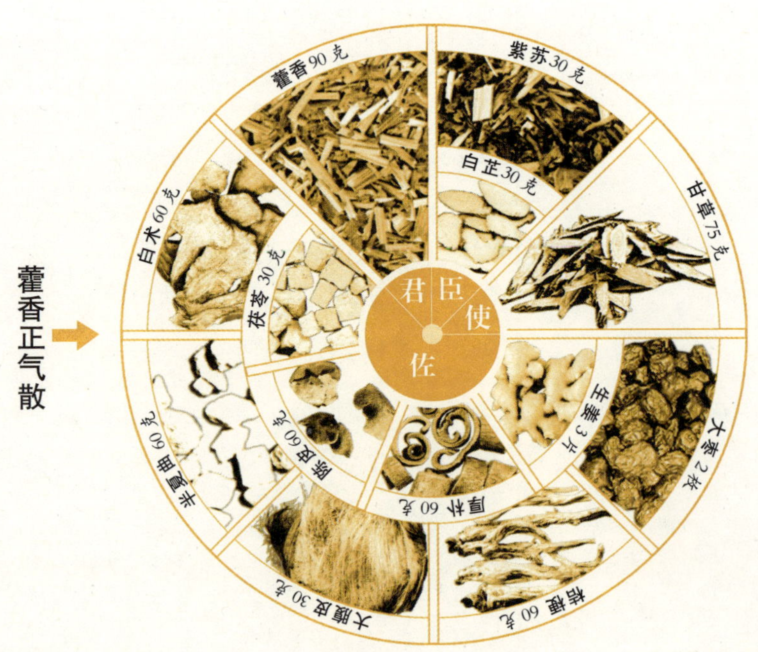

对症解方

本方主治夏季伤风感冒，兼治内有湿滞，脾胃不和，而出现胸口胀满疼痛的病证。方中藿香为主药，性味辛温芳香，能够外散风寒，解表祛湿。紫苏、白芷为辅药，既能加强藿香散寒解表的功效，又可以理气化湿。佐以白术、茯苓，来健脾祛湿，和中止泻；厚朴、大腹皮、陈皮、半夏曲以行气散满，和胃止呕；桔梗来宣利肺气，同时还能载药上行；生姜、大枣以调和营卫。配甘草，来调和诸药，为使药。这些药合用，能很好地发挥本方解表化湿、理气和中的功效。

脾胃不和可以用食物调养

脾胃虚寒、胃气阻滞引起脘腹痛，拒按，常嗳气，可常吃炒面红糖糊 取白面500克，红糖100克。白面上笼蒸20分钟，取出晾干，再将蒸好的白面放入锅内用小火翻炒10分钟，然后放入红糖，继续翻炒，待红糖炒化后出锅即可。每天3～4次，每次3小勺，干吃最好。干吃不适的人，也可以在炒面中倒一点温开水，搅成半硬糊状食用。坚持吃一个月，就可以缓解脘腹痛。

外感暑湿、脾胃失和、饮食减少、体倦乏力、大便溏薄，可常吃炒扁豆淮粥 取扁豆50克，粳米100克，山药30克，食盐少许。扁豆择去筋，洗净放入热油锅内炒黄；山药、粳米洗净；然后将所有食材一同放入锅内，加适量清水，用大火煮沸后再转用小火熬煮成粥，起锅时放入食盐调味即可。

出自《太平惠民和剂局方》

六和汤：治霍乱吐泻

歌诀

六和藿朴杏砂呈　半夏木瓜赤茯苓
术参扁豆同甘草　姜枣煎之六气平
或益香薷或苏叶　伤寒伤暑用须明

六和汤正方

【组成】厚朴、香薷各120克，杏仁、缩砂仁、半夏、人参、甘草（炙）各30克，木瓜、赤茯苓、白扁豆、藿香各60克。

【用法】以上药物锉细，每次取12克，再加3片生姜和1枚大枣，一同煎煮，不拘时温服。

【功效】健脾和胃，祛暑化湿。

【主治】外感暑湿，脾胃失和。出现霍乱吐泻，身体困倦，嗜睡，胸中胀闷，头眼昏痛，发烧怕冷，口微渴等症状。

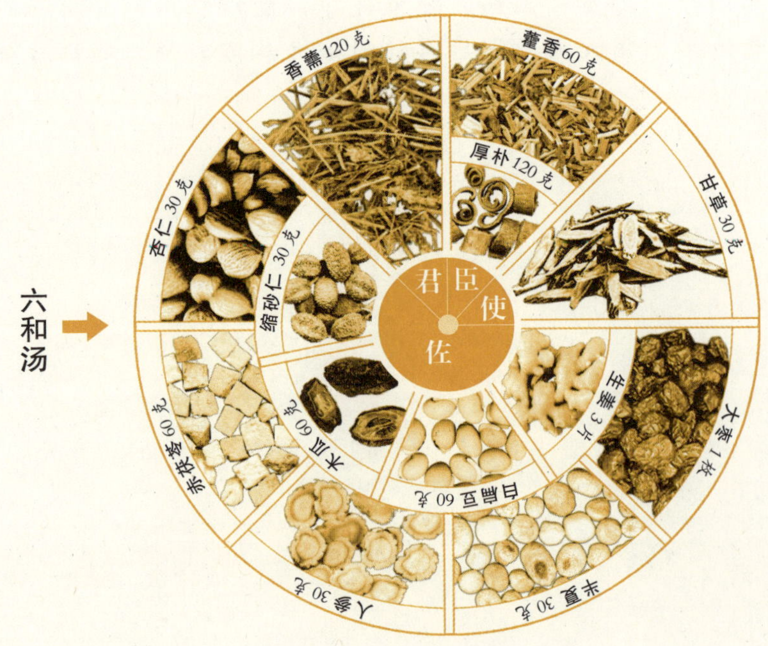

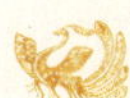对症解方

本方主治外感暑湿，兼治暑湿伤及脾胃而出现霍乱吐泻，胸中胀闷的病证。方中香薷为主药，性味辛温芳香，能够发汗化湿。藿香、厚朴为辅药，可以燥湿和中，外散表邪。佐以半夏、缩砂仁，来和胃止呕；人参、白扁豆以健脾补气；赤茯苓、木瓜来祛湿渗湿；杏仁以宣肺利气；生姜、大枣来调和营卫。配炙甘草，以益气和胃，同时又能调和诸药，为使药。这些药合用，能很好地发挥本方健脾和胃、祛暑化湿的功效。

出自严用和《济生方》

清脾饮：治疟疾

歌 诀

清脾饮用青朴柴　苓夏甘芩白术偕
更加草果姜煎服　热多阳疟此方佳

清脾饮正方

【组成】青皮、厚朴、柴胡、茯苓、半夏、甘草、黄芩、白术、草果各12克。

【用法】以上药物锉细，每次取12克，加入生姜3片，于发作前2小时煎服。

【功效】健脾祛湿，化痰截疟。

【主治】疟疾。出现热重寒轻，口苦心烦，胸膈满闷，小便黄赤，舌苔白腻等症状。

对症解方

本方主治疟疾，兼治痰湿内遏，气机不畅，而出现胸膈满闷的病证。方中柴胡、黄芩为主药，能够和解少阳，解除寒热交替发作的症状。草果为辅药，既能够化湿痰，又可以截疟。佐以青皮、厚朴，来理气宽胸；半夏、茯苓、生姜、白术以健脾燥湿。配甘草，来调和药性，为使药。这些药合用，能很好地发挥本方健脾祛湿、燥湿化痰的功效。

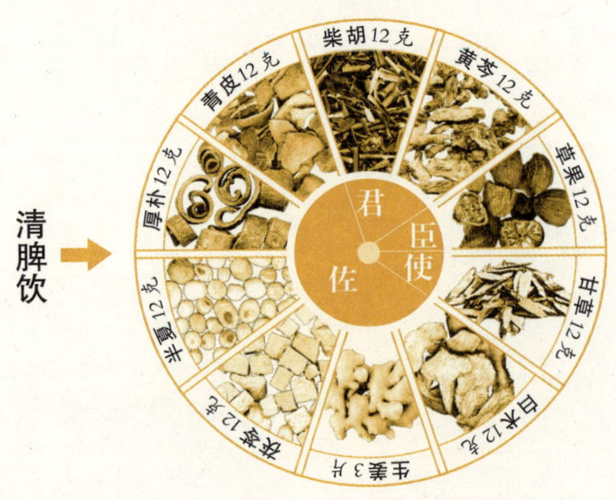

出自《景岳全书》引刘草窗

痛泻要方：治肠鸣腹痛腹泻

歌 诀

痛泻要方陈皮芍　防风白术煎丸酌
补泻并用理肝脾　若作食伤医更错

痛泻要方正方

【组成】陈皮45克，芍药60克，防风30克，白术90克。

【用法】加水煎服，分8次服完。

【功效】补脾柔肝，祛湿止泻。

【主治】脾虚肝旺而致的痛泻。出现肠鸣腹痛，腹泻，泻必腹痛，泻后疼痛减轻，舌苔薄白等症状。

对症解方

本方主治脾虚肝旺所致的痛泻。方中白术为主药，性味甘温，能够燥湿健脾止泻。芍药为辅药，可以柔肝缓急止痛。佐以陈皮，来理气健脾。配防风，以祛湿止泻，为使药。这些药合用，能很好地发挥本方补脾柔肝、祛湿止泻的功效。

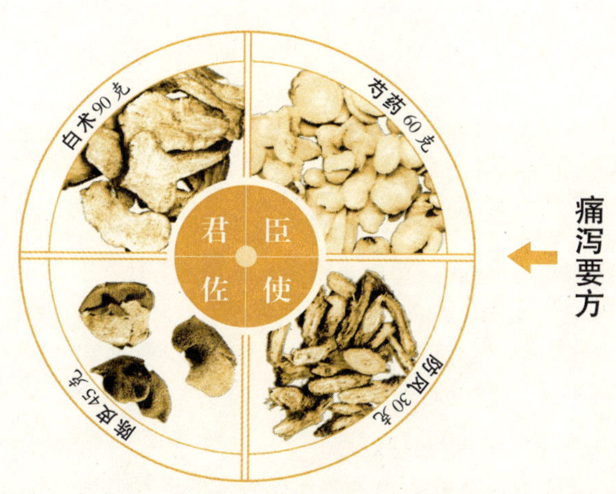

卷六

表里之剂

表里之剂，也就是表里双解剂，是由解表药配合泻下、清热、温热的药物组成，为治疗表里同病的药剂。表里之剂有解表攻里、解表清里和解表温里剂三种。

解表攻里剂，由解表药与泻下药组成，用于治疗既有怕冷发热、头痛身痛等表证症状，又有胸膈痞闷、大便秘结等里实症状的病证，通常所用方剂为防风通圣散。

解表清里剂，由解表药与清热药组成，用于治疗既有怕冷发热、头痛身痛等表证症状，又有口渴、烦热、下利、苔黄等里热症状的病证，通常所用方剂为葛根黄芩黄连汤。

解表温里剂，由解表药与温热药组成，用于治疗既有怕冷发热、头痛身痛等表证症状，又有呕吐、腹痛，或是痛经等里寒症状的病证，通常所用方剂为五积散。

出自张仲景《金匮要略》

大柴胡汤：治少阳阳明合病

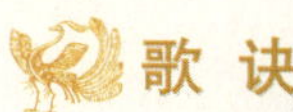

歌 诀

大柴胡汤用大黄　枳实芩夏白芍将
煎加姜枣表兼里　妙法内攻并外攘
柴胡芒硝义亦尔　仍有桂枝大黄汤

大柴胡汤正方

【组成】柴胡、生姜各15克，大黄6克，枳实、黄芩、半夏、白芍各9克，大枣4枚。

【用法】加水煎服，分2次温服。

【功效】和解少阳，内泻热结。

【主治】少阳经和阳明经合病所致的寒热交替发作，胸胁苦满，心下郁积，上吐下泻；或是口中烦渴，腹部胀满，便秘，舌苔黄等症状。

对症解方

本方主治少阳、阳明合病，兼治内有热结，腑气不通，胃热上逆，而出现心下郁积，呕吐不止的病证。方中柴胡、黄芩为主药，能够和解少阳。大黄、枳实为辅药，可以泻下热结，消除心下痞硬。佐以白芍，来缓急止痛；半夏、生姜以降逆止呕；大枣来调和营卫。这些药合用，能很好地发挥本方和解少阳，内泻热结的功效。

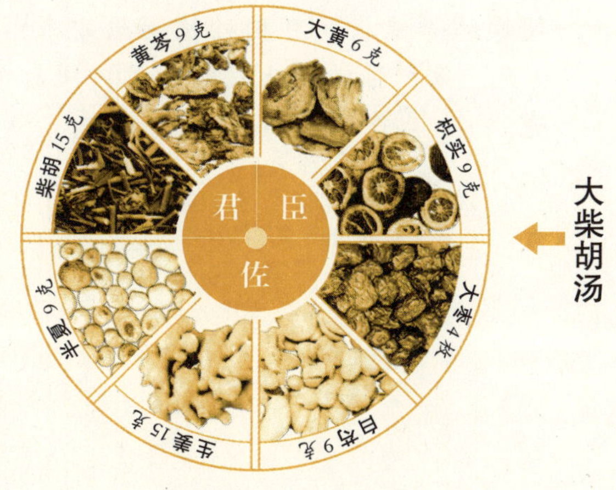

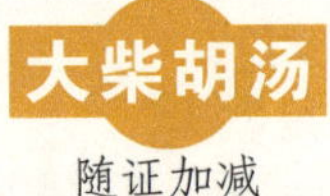

大柴胡汤

随证加减

人参9克
半夏9克
柴胡25克
芒硝6克
大枣4枚
生姜9克
黄芩9克
甘草9克
柴胡加芒硝汤
治疗腹部坚硬，大便燥结

芍药9克
甘草6克
大黄6克
大枣3克
生姜9克
桂枝9克
桂枝加大黄汤
治疗腹部胀满，疼痛拒按

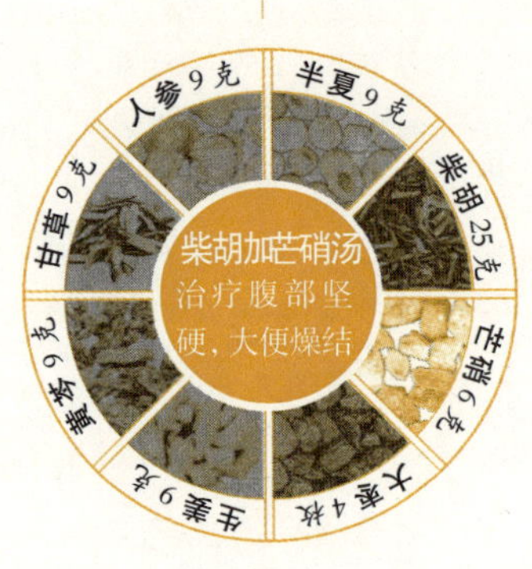

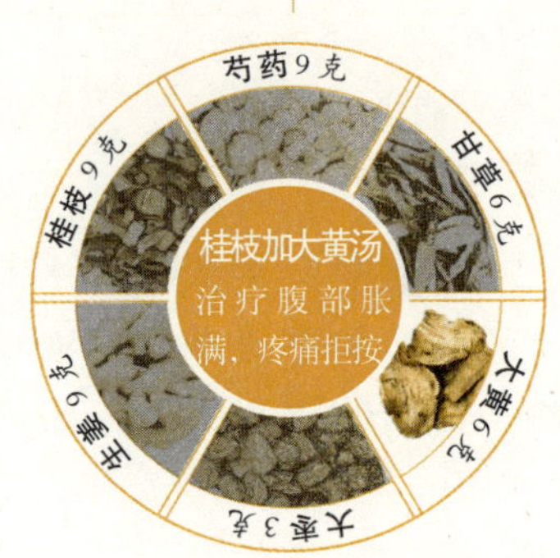

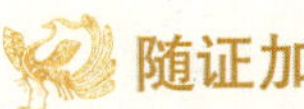

随证加减

柴胡加芒硝汤

如果出现口苦，咽干，目眩，寒热交替发作，胸胁苦满，心烦想吐，不思饮食，腹中坚硬，大便燥结等症状；或是误用泻下法治疗少阳、阳明合病，伤及肠内津液，实邪又没有解除，服用时取小柴胡汤三分之一的用量，加入芒硝9克来软坚通便，泻热祛实邪。（出自张仲景《伤寒论》）

桂枝加大黄汤

在治疗太阳病时，因为误用泻下法而出现腹部胀满，疼痛拒按，大便燥结等症状，可用桂枝汤原方来治太阳表证，并将芍药的用量加至9克，来增强缓急止痛的功效；同时加大黄6克，兼治腹痛以及大便不通。（出自张仲景《伤寒论》）

出自刘完素《宣明论方》

防风通圣散：治风寒化热

歌 诀

防风通圣大黄硝　荆芥麻黄栀芍翘
甘桔芎归膏滑石　薄荷芩术力偏饶
表里交攻阳热盛　外科疡毒总能消

防风通圣散正方

【组成】防风、大黄、芒硝、麻黄、白芍、连翘、川芎、当归、薄荷各15克，荆芥、黑山栀、白术各3克，甘草60克，桔梗、石膏、黄芩各30克。

【用法】以上药物研为粗末，每次取6克，再加3片生姜和少许葱，一同煎服，每日3次。

【功效】泻热通便，疏风解表。

【主治】一切风寒暑湿邪气，饥饱劳役所伤的病证。出现身体大热，怕冷，头

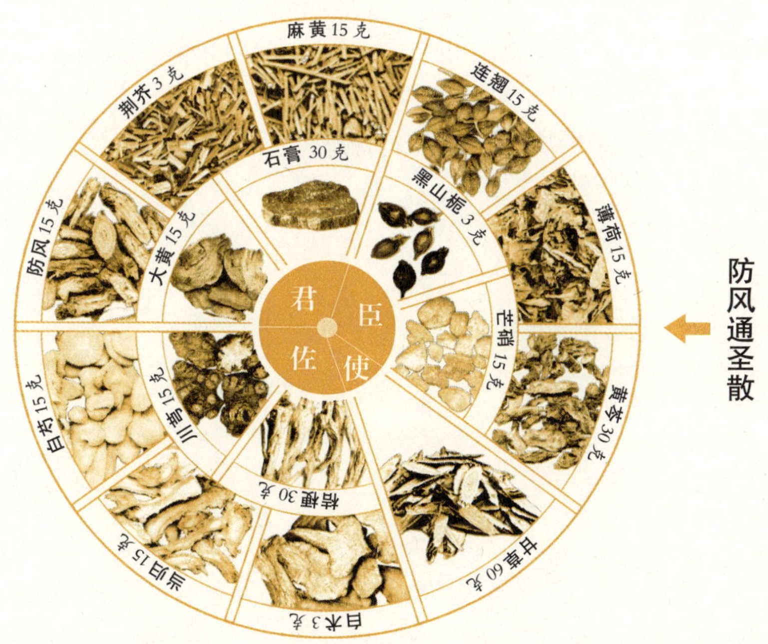

昏目眩，眼睛红肿痛，鼻塞，口苦咽干，咽喉不利，鼻涕黏稠，咳嗽上气；大便秘结，小便短赤；疮疡肿毒，跌打损伤，淤血便血，风邪所导致的肠下血；惊悸，说胡话，斑疹等症状。

对症解方

本方主治风寒化热，内有里热的病证。方中防风、荆芥、麻黄能够发汗解表，使肌表郁热随汗而出；大黄可以泻热通便；石膏能够清泻肺胃的火；同为主药。连翘、薄荷可以加强主药的疏风解表的功效；黄芩、黑山栀能够清心肺之热；芒硝则可以加强大黄的破结通便的效力；同为辅药。佐以川芎、白芍和当归，来养血和营；白术以健脾燥湿；桔梗来载药上行。配甘草，以益气和胃，同时还能调和药性，为使药。这些药合用，能很好地发挥本方泻热通便，疏风解表的功效。

出自《太平惠民和剂局方》

五积散：治外感风寒，内伤生冷 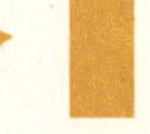

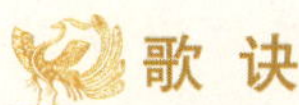

歌 诀

五积散治五般积　麻黄苍芷归芍芎
枳桔桂姜甘茯朴　陈皮半夏加姜葱
除桂枳陈余略炒　熟料尤增温散功
温中解表祛寒湿　散痞调经用各充

五积散正方

【组成】麻黄、枳壳、陈皮各180克，苍术720克，白芷、当归、芍药、川芎、肉桂、甘草（炙）、茯苓、半夏各90克，桔梗360克，干姜、厚朴各120克。

【用法】以上药物研为细末，每次取9克，再加3片生姜和3根葱白，一同煎服。

【功效】解表温里，行气活血，化痰消积。

【主治】外感风寒，内伤生冷。出现发烧无汗，脾胃冷痛，肩背紧缩不适，头

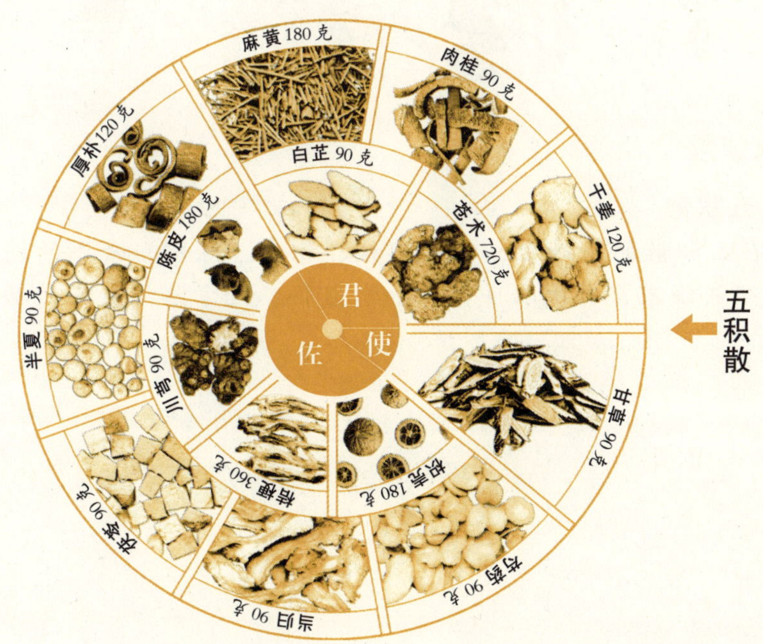

痛身痛，胸中有痰，恶心呕吐，食欲不振；或是气血不和所导致的月经不调，心腹疼痛等。

对症解方

本方可以治疗寒、湿、气、血、痰这五种积滞，因此得名五积散。方中麻黄、白芷、苍术能够发汗解表祛湿，祛除湿积；干姜、肉桂可以温里散寒，祛除寒积；同为主药。佐以厚朴、半夏、陈皮、茯苓，来健脾燥湿，理气化痰，祛除痰积；当归、芍药、川芎以养血和血，调经止痛，祛除血积；桔梗、枳壳来宽胸行气，消除痞满，祛除气积。配炙甘草，来和中益气，同时还能调和药性，为使药。这些药合用，能很好地发挥本方解表温里，行气活血，化痰消积的功效。

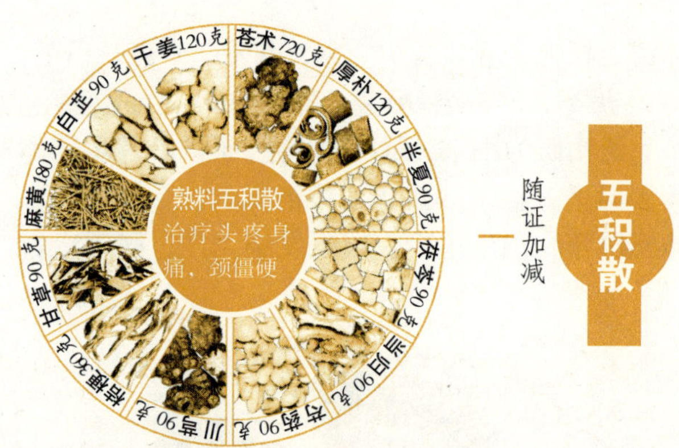

随证加减

熟料五积散

在五积散的基础上，去除肉桂、枳壳、陈皮，余下的药物炒成黄色后研成细末，每次取9克，加水煎服，此方温经散寒的功效比原方更强。

出自陶华《伤寒六书》

三黄石膏汤：治感冒兼内热

歌 诀

三黄石膏芩柏连　栀子麻黄豆豉全
姜枣细茶煎热服　表里三焦热盛宣

三黄石膏汤正方

【组成】石膏15克，黄柏、黄芩、黄连各6克，栀子、麻黄各3克，香豆豉1.5克。

【用法】加生姜3片和大枣2枚，以及细茶1撮，一同煎煮，分3次热服。

【功效】清热解毒，发汗解表。

【主治】风寒感冒，内热亢盛。出现发高烧，不出汗，鼻赤而干，口渴烦躁，失眠，神志异常，说胡话，或是发斑等症状。

对症解方

本方主治风寒感冒，兼心肺、脾胃、肝肾三焦火邪亢盛的病证。方中麻黄能够发汗解表；石膏、黄芩可以清热除烦；同为主药。香豆豉能够加强麻黄解表祛邪的功效；黄连可以清泻脾胃火邪；黄柏能够清泻肝肾火邪；栀子可以通泄三焦火邪；同为辅药。佐以生姜、大枣和细茶，来调和营卫，和中益气。这些药合用，能很好地发挥本方清热解毒，发汗解表的功效。

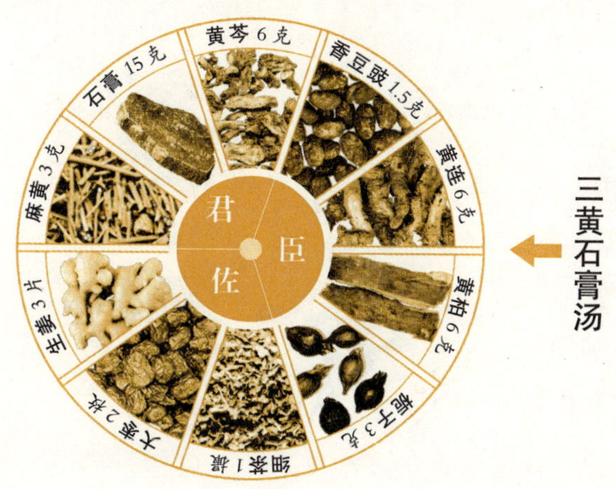

出自张仲景《伤寒论》

葛根黄芩黄连汤：解除邪热

歌 诀

葛根黄芩黄连汤　甘草四般治二阳
解表清里兼和胃　喘汗自利保平康

葛根黄芩黄连汤正方

【组成】葛根 15 克，黄芩、黄连各 9 克，甘草（炙）6 克。

【用法】先煎煮葛根 20 分钟，再放入其余药物，用文火煮沸，每日 2 次温服。

【功效】清热解表，利湿止泻。

【主治】风寒感冒，热邪入里所致的发烧，腹泻，肛门灼热，气喘而有汗出，口渴，胸中烦热，舌红苔黄等症状。

【禁忌】腹泻而不发烧，病属虚寒的人忌用。

对症解方

本方主治风寒感冒，热邪入里的病证。方中葛根为主药，性味辛凉，既能够解肌发表，又可以升发脾胃清阳之气来止腹泻。黄芩、黄连为辅药，性味苦寒，能够清除胃肠的温热。配炙甘草，来和中益胃，调和诸药，为使药。这些药合用，能很好地发挥本方清热解表，利湿止泻的功效。

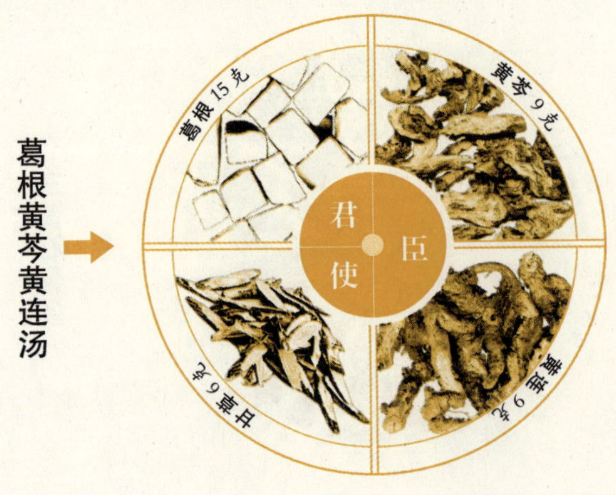

出自王好古《易简方》

参苏饮：扶正气，治感冒

歌 诀

参苏饮内用陈皮　枳壳前胡半夏宜
干葛木香甘桔茯　内伤外感此方推
参前若去芎柴入　饮号芎苏治不差
香苏饮仅陈皮草　感伤内外亦堪施

参苏饮正方

【组成】人参、紫苏、前胡、半夏、葛根、茯苓各6克，木香、甘草、桔梗、陈皮、枳壳各4克。

【用法】以上药物研为细末，每次取6克，加适量生姜和大枣，水煎煮，不拘时温服。

【功效】益气解表，理气化痰。

【主治】正气亏虚且伤风感冒，兼内有痰饮。出现发烧怕冷，无汗，头痛鼻塞，胸闷，咳嗽痰白，疲倦无力，气短，少言懒语等症状。

对症解方

本方主治正气亏虚又伤风感冒，兼治内有痰饮而出现咳嗽痰白，胸闷的病证。方中紫苏、葛根为主药，能够解肌透邪，外散风寒。佐以陈皮、半夏、茯苓、前胡、枳壳、桔梗，来理气化痰；木香以醒脾畅中；人参来扶正祛邪。配甘草，以益气和胃，调和诸药，为使药。这些药合用，能很好地发挥本方益气解表，理气化痰的功效。

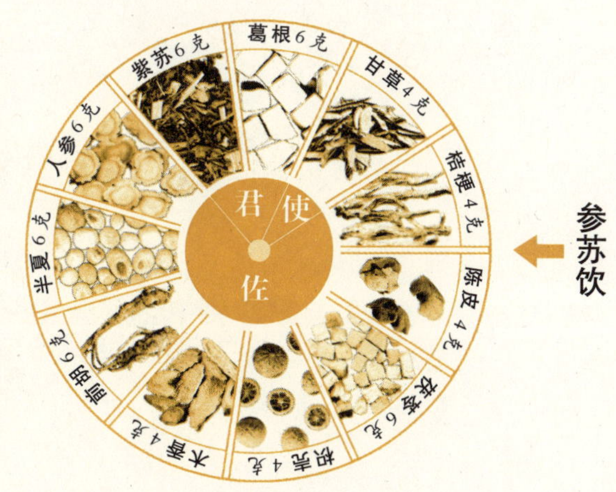

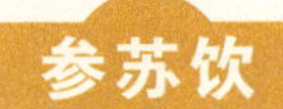

随证加减

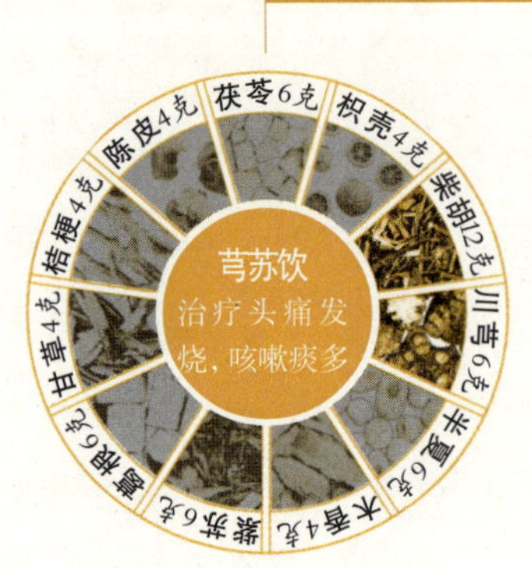

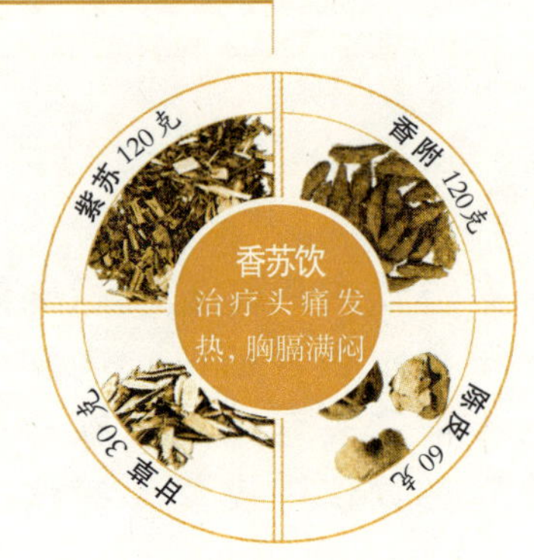

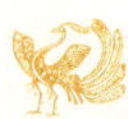

随证加减

芎苏饮

四季感冒，头痛发烧，怕冷，咳嗽痰多的，可以在参苏饮的基础上，去掉人参和前胡，加川芎6克和柴胡12克，来增强理气解表，散风止痛的功效。（出自《澹寮集验秘方》）

香苏饮

四季感冒，头痛发烧，或兼内伤，胸膈满闷，频打饱嗝，食欲不振的，可取紫苏120克，香附120克，陈皮60克，炙甘草30克，研成粗末，每次取9克，加姜葱同煎，温服，每日3次。能够疏表气而散外寒，行里气而消内壅。（出自《太平惠民和剂局方》）

出自王焘《备急千金要方》

茵陈丸：治黄疸疟疾

歌 诀

茵陈丸用大黄硝　鳖甲常山巴豆邀
杏仁栀豉蜜丸服　汗吐下兼三法超
时气毒疠及疟痢　一丸两服量病调

茵陈丸正方

【组成】茵陈、芒硝、鳖甲、栀子各60克，大黄15克，常山、杏仁各90克，巴豆30克，豆豉250克。

【用法】研细和匀，用白蜜调匀，做成如梧桐子般大小的丸子，先服1丸，服药后呕吐，或出汗，又或腹泻，就立即停服；若是服药后没有出现上述症状，可再服1丸；如果仍然无反应，可以饮热汤来促进药效发挥。

【功效】发汗、催吐、泻下。

【主治】黄疸，瘴气，疟疾，赤白痢疾等。

【禁忌】本方药力峻烈，不可轻易使用。即便使用也要严格掌控剂量，量病用药。年老体弱的人，尤须谨慎。

对症解方

方中茵陈性味清香苦寒，能够利湿清热，是治疗黄疸的要药；常山可以涌吐截疟；大黄、芒硝性味苦寒，能够泻热攻下；同为主药。杏仁、豆豉为辅药，可以解肌发汗。佐以巴豆，来攻逐脏腑寒积；鳖甲以退阴血伏热；栀子能够加强常山的涌吐疟疾效力。这些药合用，能很好地发挥本方的发汗、催吐、泻下的功效。

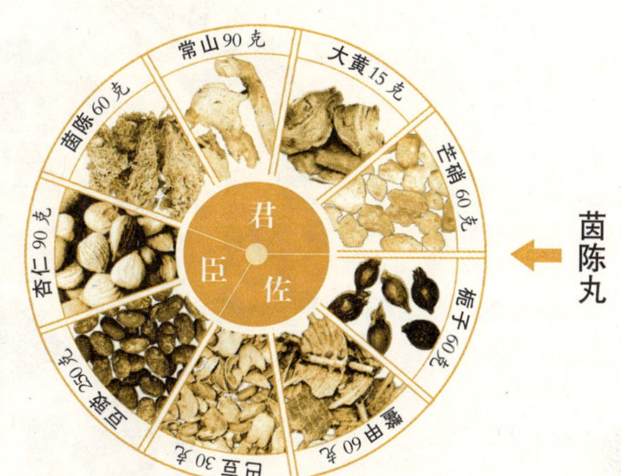

出自张元素《此事难知》

大羌活汤：治外感风寒湿邪

歌诀

大羌活汤即九味　己独知连白术暨
散热培阴表里和　伤寒两感差堪慰

大羌活汤正方

【组成】防己、独活、黄连、白术、羌活、防风、细辛、苍术、黄芩、甘草各9克，知母、川芎、生地黄各30克。

【用法】以上药物研为细末，每次取15克，水煎后去掉药渣，趁热喝；若是病情不减，可以再服三四次，直至病愈。

【功效】发散风寒，清热祛湿。

【主治】外感风寒湿邪，兼有内热。出现头痛，身体困重，发烧怕冷，口干烦渴等症状。

【禁忌】风热感冒或是阴虚的人忌用。

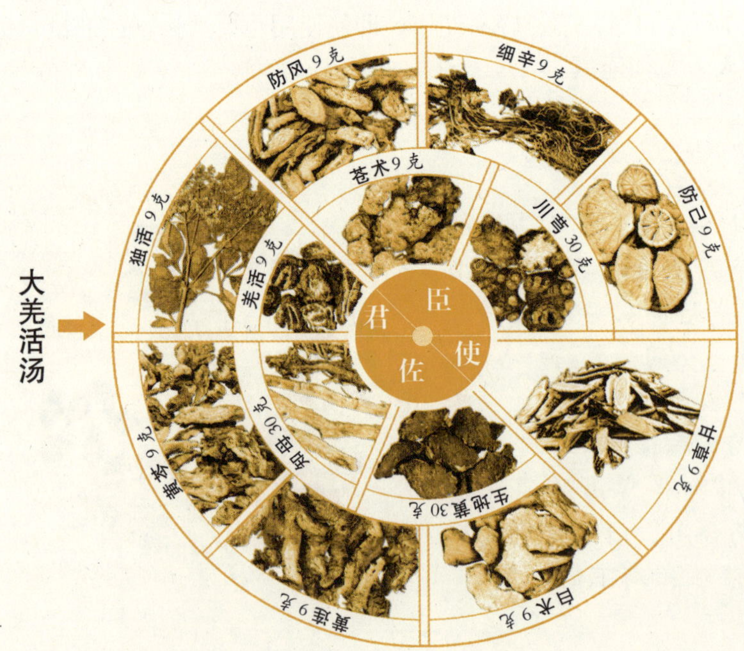

对症解方

本方主治外感风寒湿邪，兼治内热伤阴，而出现口干烦渴的病证。方中羌活、独活能够祛湿止痛，同为主药。防风、防己、苍术、川芎、细辛可以发汗解表，升散在表的风寒湿邪，同为辅药。黄芩、黄连能够清热燥湿；知母、生地黄可以清热滋阴；白术能够健脾益气，固护脾胃；同为佐药。配甘草，来调和药性，为使药。这些药合用，能很好地发挥本方发散风寒，清热祛湿的功效。

卷七

消补之剂

消是消除，补即补充，消补之剂也就是消除积滞和补充正气的药剂，由消导药为主组成，用于治疗饮食停滞或是积滞痞块。

食积痞块主要是因为饮食无节制，伤及脾胃所致；或是脾胃向来虚弱，健运功能失调所致；又或是积滞日久，耗伤正气。所以，必须将消除积滞和补益脾胃相结合，这样才能更好地治愈疾病。

出自《太平惠民和剂局方》

平胃散：治湿滞脾胃

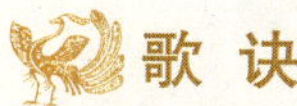

歌 诀

平胃散是苍术朴　陈皮甘草四般药
除湿散满驱瘴岚　调胃诸方从此扩
或合二陈或五苓　硝黄麦曲均堪着
若合小柴名柴平　煎加姜枣能除疟
又不换金正气散　即是此方加夏藿

平胃散正方

【组成】苍术120克，厚朴（姜制）90克，陈皮60克，甘草（炙）30克。

【用法】以上药物研为细末，每次取6克，再加2片生姜和2枚大枣，一同煎煮，饭前服用；也可以生姜、大枣煎汤送下。

【功效】燥湿运脾，行气和胃。

【主治】湿滞脾胃。出现腹部胀满，不思饮食，口淡无味，恶心呕吐，腹泻，不停打饱嗝，酸水上泛，四肢倦怠，嗜睡等症状。

【禁忌】孕妇和脾胃虚弱的人忌用。

对症解方

本方主治湿滞脾胃，兼治宿食不消和痰饮的病证。方中苍术为主药，性味苦辛，能够燥湿健脾。厚朴为辅药，性味苦温芳香，既能加强苍术的燥湿健脾的功效，又可以行气散满。佐以陈皮，来理气健脾，燥湿化痰；生姜、大枣以调和脾胃，加强脾的运化功能。配炙甘草，来调和药性，为使药。这些药合用，能很好地发挥本方燥湿运脾，行气和胃的功效。

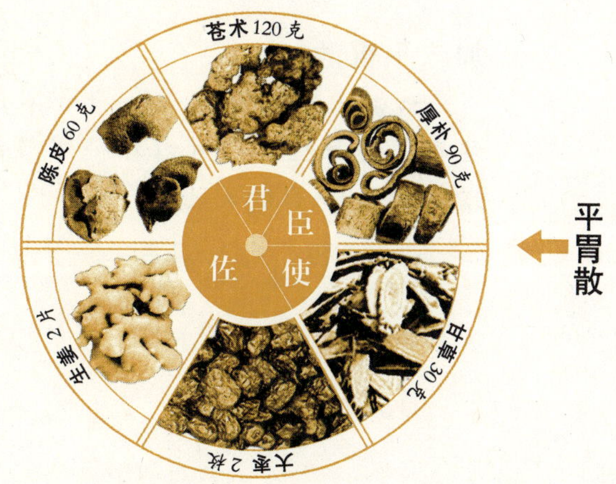

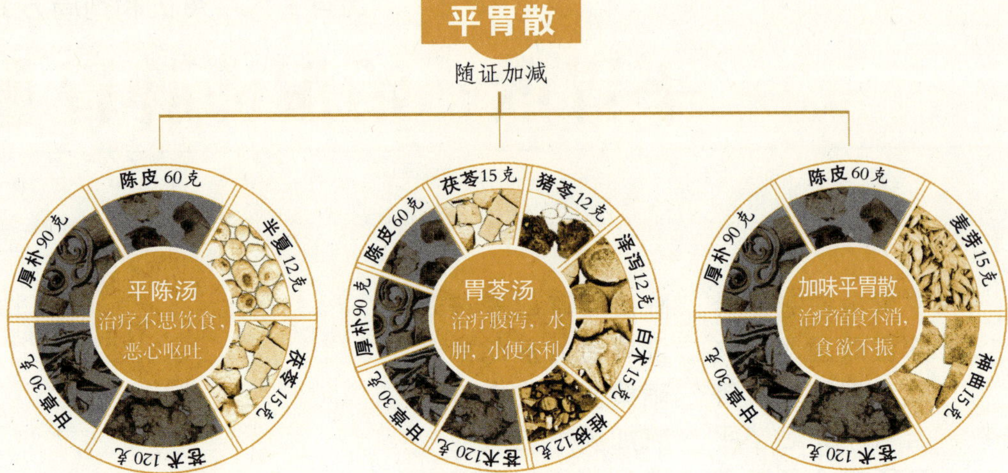

随证加减

平陈汤

如果出现痰湿困遏脾胃所致的胸中胀、满、闷，不思饮食，恶心呕吐，咳嗽等症状，可以在平胃散的基础上，加祛痰的二陈汤（法半夏12克，茯苓15克），来增强理气化痰的功效。但要注意，凡是有燥痰以及吐血、消渴、阴虚以及血虚的人都要忌用。（出自《症因脉治》）

胃苓汤

在夏秋之际出现湿犯脾胃所致的腹泻，水肿，小便不利等症状，可以在平胃散的基础上，加渗湿利尿的五苓散（茯苓、白术各15克，桂枝、猪苓、泽泻各12克），来增强祛湿和胃，行气利水的功效。（出自《丹溪心法》）

加味平胃散

如果出现湿滞脾胃，宿食不消，胸腹胀满，食欲不振，频打饱嗝，酸水上泛等症状，可以在平胃散的基础上，加麦芽、神曲各15克，来增强消食和胃的功效。（出自《丹溪心法》）

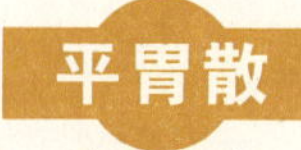

随证加减

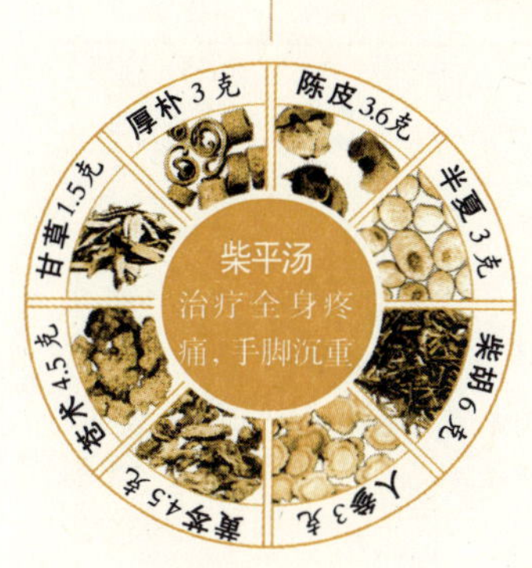

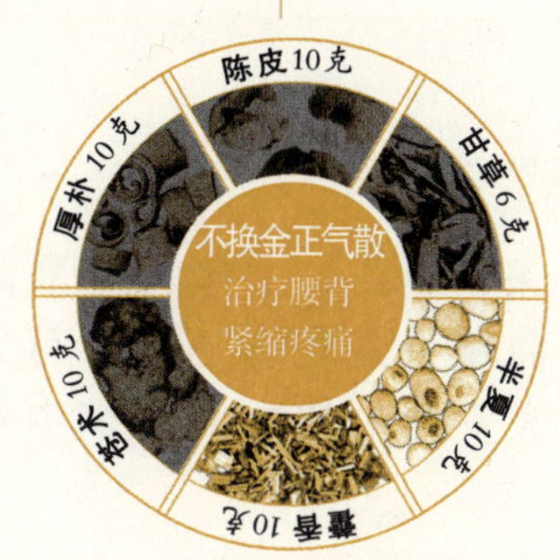

柴平汤

如果出现疟疾夹杂湿邪所致的全身疼痛，手脚沉重，寒多热少等症状，可以用平胃散配伍小柴胡汤，（柴胡 6 克，人参、半夏各 3 克，黄芩 4.5 克，甘草 1.5 克，姜制厚朴 3 克，苍术 4.5 克，陈皮 3.6 克）来增强疏散风寒的功效。（出自《景岳全书》）

不换金正气散

感受四时不正之气所致的腰背紧缩疼痛，咳痰，霍乱，呕吐腹泻等症状，可以在平胃散的基础上，加藿香、半夏，来增加止呕的功效。即不换金正气散（苍术 10 克、厚朴 10 克、陈皮 10 克、甘草 6 克、半夏 10 克、藿香 10 克），以上药物研为末，每次取 9 克，再加 3 片生姜和 2 枚大枣，一同煎煮，饭前温热时服用。（出自《太平惠民和剂局方》）

出自朱丹溪《丹溪心法》

保和丸：治一切食积

歌 诀

保和神曲与山楂　苓夏陈翘菔子加
曲糊为丸麦汤下　亦可方中用麦芽
大安丸内加白术　消中兼补效堪夸

保和丸正方

【组成】神曲60克，山楂180克，茯苓、半夏各90克，陈皮、连翘、莱菔子（炒）各30克。

【用法】以上药物研为细末，放进用神曲煮成的糊中，做成如梧桐子一样大小的丸子，每次6～9克，以炒麦芽煎汤送下，每日3次。

【功效】消食导滞。

【主治】一切食积。出现胸腹胀痛，频打饱嗝，兼有腐臭味，酸水上泛，厌食，或是大便泄泻，舌苔厚腻等症状。

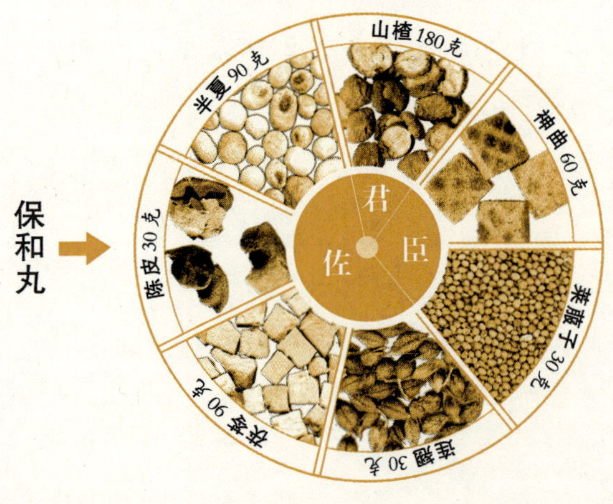

对症解方

本方主治食积而出现胸腹胀痛，厌食打嗝的病证。方中山楂为主药，能够消除各种饮食积滞，尤其是肉食油腻的积滞。神曲可以消食健脾，善于消除酒食陈腐的积滞；莱菔子则善于消除谷面的积滞，同时还可以下气除胀；同为辅药。佐以陈皮、半夏，来理气化滞，和胃止呕；茯苓以燥湿健脾，和中止泻；连翘来清热散结。而用麦芽煎汤送服，可以增强本方健脾消食的功效。本方药力较缓，只适用于食积轻证。

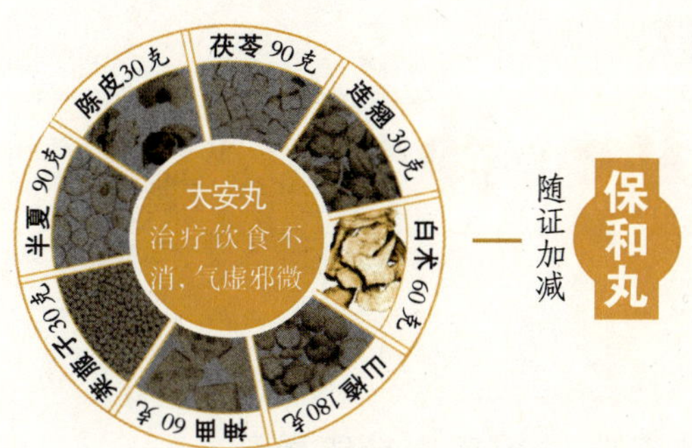

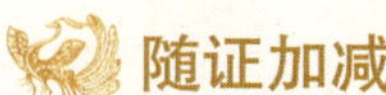

随证加减

大安丸

小儿食积兼脾胃虚弱的，可以在保和丸的基础上，加白术60克，不仅能消食积，而且具有健脾的功效。用法与保和丸相同。（出自《丹溪心法》）

出自《医方集解》

健脾丸：补脾消食

歌诀

健脾参术与陈皮　枳实山楂麦蘖随
曲糊作丸米饮下　消补兼行胃弱宜
枳术丸亦消兼补　荷叶烧饭上升奇

健脾丸正方

【组成】人参45克，白术（土炒）75克，枳实（炒）90克，山楂、炒麦芽、陈皮各30克。

【用法】以上药物研为细末，用神曲煮成糊，然后放入药末，调匀后做成如梧桐子般大小的丸子，每次取9克，以米汤或是温开水送下，每日2次。

【功效】消食健脾。

【主治】脾胃虚弱，饮食内停所导致的饮食减少且不消化，胸腹胀满，四肢乏力等。

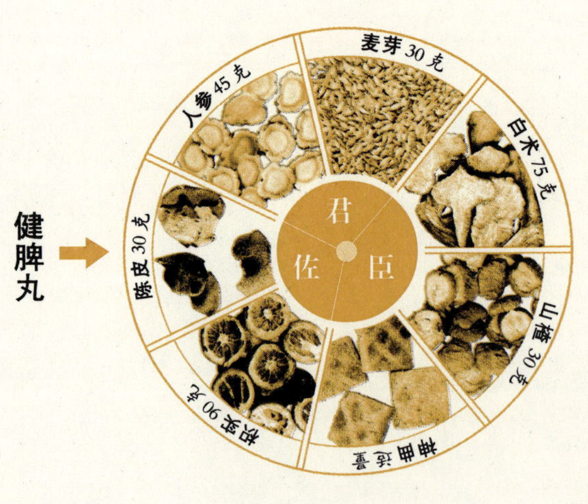

对症解方

本方主治脾胃虚弱，饮食内停。方中人参能够益气健脾；麦芽可以消除食积，健脾开胃；同为主药。白术能够加强人参的补气健脾的效力；山楂、神曲可以加强麦芽的消食化积的功效；同为辅药。佐以陈皮，来理气健脾和胃；枳实以行气导滞，消积除痞。这些药合用，能很好地发挥本方消食健脾的功效。

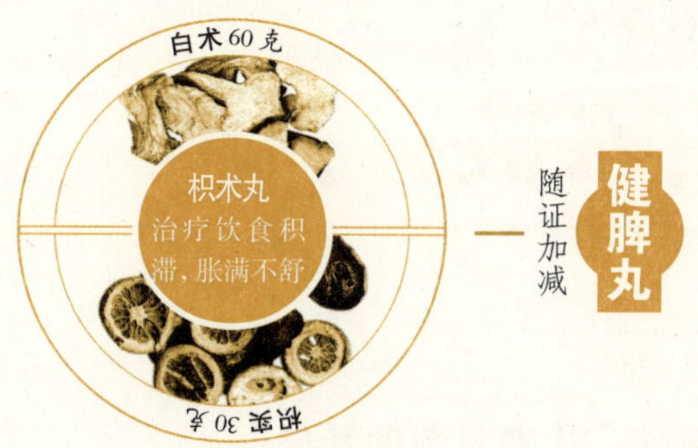

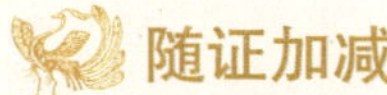

随证加减

枳术丸

如果出现脾虚气滞，饮食内停所致的胸中胀满不舒，食欲不振等症状，可取白术60克，枳实30克，研为极细末，然后用荷叶包裹陈米蒸饭，饭好后放入药末混匀，做成如梧桐子一样大小的丸子，每次服用50丸。本方非脾虚气滞的病人不能用，孕妇禁用。（出自《脾胃论》引张元素方）

消化不良可以用食物疗法

李时珍在《本草纲目》中说：木瓜可以消食止呕逆，祛湿和胃；柚子主消食，能够去肠胃恶气，治疗孕妇厌食、口淡；又说：萝卜能消食和中，消肠胃积滞；山楂能够消食下气，利肠胃。所以消化不良、食欲不振的人，可以常吃萝卜、木瓜、柚子和山楂等。

食疗方二种

饮食失节，饥饱失宜，伤及肠胃所致的饮食停滞，可常食神曲山楂粥 取山楂20克，神曲15克，粳米100克。神曲与山楂加水煎煮，然后去渣取汁，再与大米煮成粥，作早晚餐食用。

小儿食欲不振、消化不良的，可常吃益脾饼 取红枣250克，鸡内金15克，白术20克，生姜10克，面粉500克，黄豆油和盐适量。先熬取白术和生姜200毫升，再放入红枣煮熟，然后去枣核后压泥，将鸡内金磨成细粉，与面粉、盐和匀，加入枣泥和药汁揉成面团，在锅内烙成饼即可。作餐前甜点食用。

出自《太平惠民和剂局方》

参苓白术散：补脾

歌 诀

参苓白术扁豆陈　山药甘莲砂薏仁
桔梗上浮兼保肺　枣汤调服益脾神

参苓白术散正方

【组成】人参、白茯苓、白术、陈皮、山药、甘草（炙）各1000克，莲子肉、砂仁、薏苡仁、桔梗各500克，白扁豆750克。

【用法】以上药物研为细末，每次取6克，以大枣煎汤送服，每日3次。

【功效】益气健脾，止泻渗湿，补益肺气。

【主治】脾胃虚弱夹杂湿邪所致的面色蜡黄，形体消瘦，困倦无力，饮食减少，胸中胀闷不舒，或是呕吐腹泻，舌苔白腻等症状。

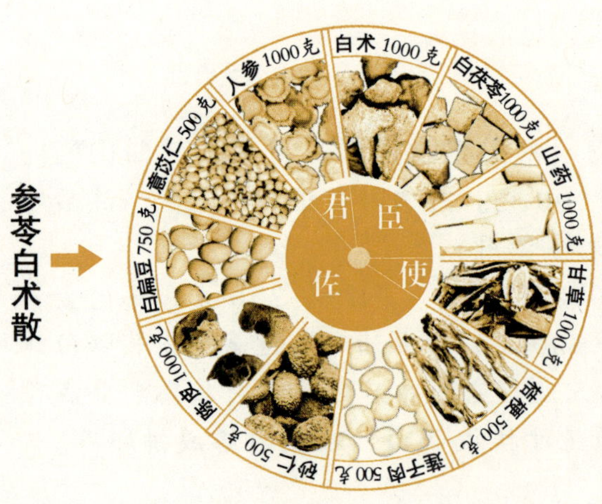

对症解方

本方主治脾胃虚弱，兼治夹杂湿邪的病证。方中人参为主药，能够补气健脾。白术、白茯苓、山药可以加强人参的补气健脾的功效，其中白术还能燥湿，白茯苓可以渗湿，同为辅药。莲子肉、白扁豆能够健脾止泻；薏苡仁可以渗湿止泻；陈皮、砂仁能够行气化滞，醒脾和胃；桔梗可以宣利肺气，祛痰渗湿，同时还能载药上行；用大枣煎汤送服，可以补养脾气；同为佐药。配炙甘草来调和药性，为使药。这些药合用，能很好地发挥本方益气健脾，止泻渗湿，补益肺气的功效。

出自李东垣《兰室秘藏》

枳实消痞丸：补脾消痞

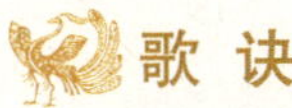

歌 诀

枳实消痞四君全　麦芽夏曲朴姜连
蒸饼糊丸消积满　清热破结补虚痊

枳实消痞丸正方

【组成】枳实、黄连各 15 克，人参、半夏曲各 9 克，白术、茯苓、甘草（炙）、麦芽、干姜各 6 克，厚朴 12 克。

【用法】以上药物研为细末，用蒸饼浸汤成糊，然后放入药末调和成丸子，如梧桐子般大小，每服 50 ~ 70 丸，温开水送下，每日 2 次。

【功效】健脾和胃，消痞除满。

【主治】脾虚气滞，寒热互结。出现心下胀满不舒，困倦无力，饮食减少，消化不良，大便不调等症状。

对症解方

本方主治脾虚气滞，寒热互结，兼治脾胃虚弱，升降功能失常，而出现气滞湿聚，痰食阻滞的病证。方中枳实为主药，能够行气消痞。厚朴可以燥湿除满；黄连能够清热燥湿除痞；同为辅药。半夏曲可以温胃化痰，和胃散结；干姜能够温中散寒；麦芽可以消食去滞；人参、白术、茯苓、炙甘草（即四君子汤）能够益气健脾，加强脾胃的消化吸收功能；同为佐药。炙甘草还能调和诸药，又兼使药。这些药合同，能很好地发挥本方健脾和胃，消痞除满的功效。

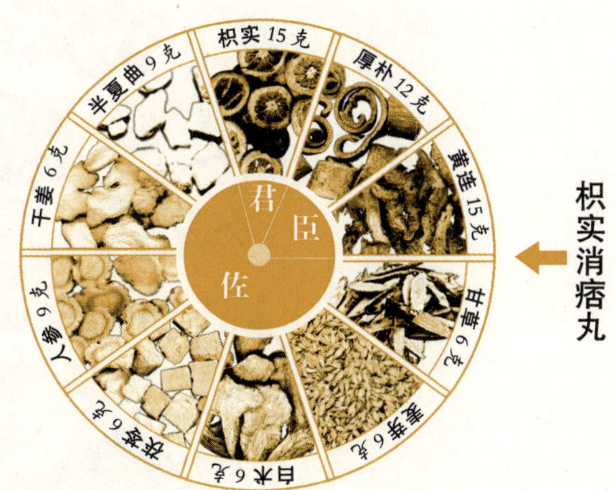

出自严用和《重订严氏济生方》

鳖甲饮子：治疟疾日久不愈

歌诀

鳖甲饮子治疟母　甘草芪术芍芎偶
草果槟榔厚朴增　乌梅姜枣同煎服

鳖甲饮子正方

【组成】黄芪（炙）4.5克，鳖甲（醋炙）、甘草、白术（土炒）、白芍（酒炒）、川芎、草果（煨）、槟榔、厚朴、陈皮各3克。

【用法】加生姜3片，大枣1枚，乌梅少许，水煎服，每日3次。

【功效】软坚散结，行气活血，祛湿消癥。

【主治】疟疾日久不愈，淤血于胁下积为结块。出现胁腹胀痛，肌肉消瘦，食欲不振，疲乏无力等症状。

【禁忌】本方药性较强，慎用。

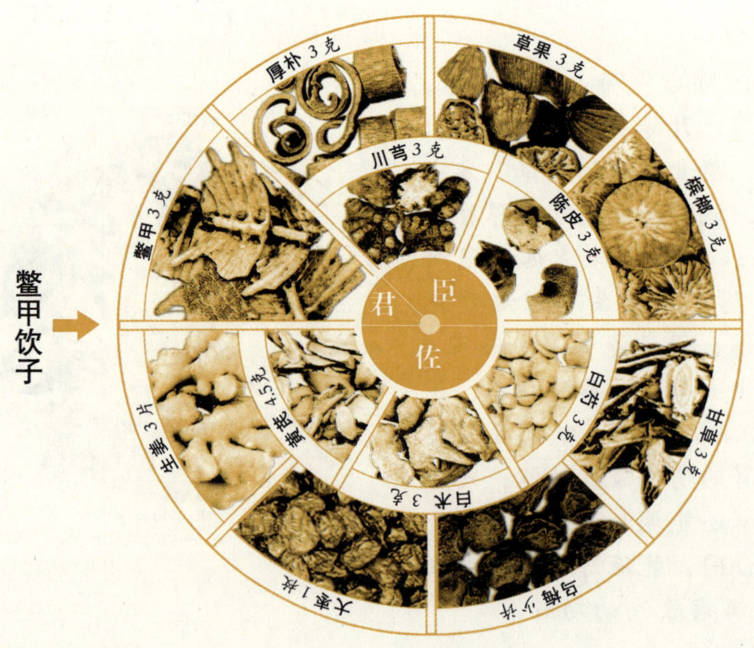

对症解方

本方主治疟疾日久不愈，正气衰弱，气血运行不畅，寒热痰湿与气血搏结，聚留于胁下，兼治气血亏虚，正气不足的病证。方中鳖甲为主药，性味咸寒，能够益阴补虚，清热散结。川芎可以行气活血；槟榔能够行气攻积；草果可以燥湿除痰，散寒截疟；厚朴、陈皮能够燥湿除痰，下气除满；同为辅药。黄芪、白术、甘草可以益气健脾，促进血液循环；白芍能够养血益阴柔肝；再加生姜、大枣来调补脾胃；配乌梅少许，与白芍、甘草同用可以化阴，且能引药入肝，消除淤结；同为佐药。这些药合用，能很好地发挥本方软坚散结，行气活血，祛湿消癥的功效。

出自李东垣《兰室秘藏》

葛花解醒汤：治酒积

歌 诀

葛花解醒香砂仁　二苓参术蔻青陈
神曲干姜兼泽泻　温中利温酒伤珍

葛花解醒汤正方

【组成】葛花、砂仁、白豆蔻各15克，木香1.5克，猪苓、白茯苓、人参、陈皮各4.5克，白术、神曲、干姜、泽泻各6克，青皮1克。

【用法】以上药物研为细末，调和均匀，每次取9克，以白开水送下。

【功效】分消酒湿，温中健脾。

【主治】饮酒过度，酒湿困伤脾胃。出现眩晕呕吐，胸中胀闷，饮食减少，身体疲倦，小便不利，腹泻等症状。

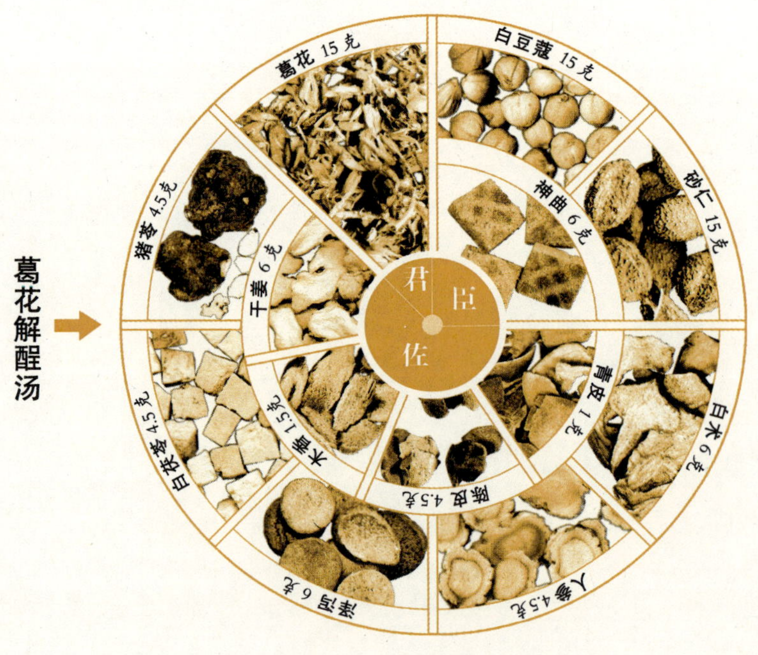

对症解方

本方主治饮酒过度，酒湿困伤脾胃，兼治脾胃虚寒而出现呕吐腹泻的病证。方中葛花为主药，性味甘平，能够解酒。白豆蔻和砂仁可以和胃醒脾，开胃消食；神曲能够消食解酒；同为辅药。白茯苓、猪苓和泽泻可以通利小便，使湿热随小便而出；青皮、陈皮、木香能够理气化滞；干姜可以温中散寒；人参益气健脾；白术健脾燥湿；同为佐药。这些药合用，能很好地发挥本方分消酒湿，温中健脾的功效。

卷八

理气之剂

理气之剂，由理气药为主组成，主要用来调理气机，使气行通顺，治疗各种气病。

气是生命之本，在升降出入的过程中，能够温煦周身，濡养内外。如果因情志失常，或是冷热不适，又或是饮食失节，过度劳累等因素，导致气机升降失调，出入受阻，就会得气病。

气病主要有气滞和气逆两种：气滞的人常会出现胸痞闷、腹胀痛等症状，通常所用的行气的方剂为越鞠丸；气逆的人常会出现打嗝、恶心、呕吐等症状，通常所用的降气的方剂为橘皮竹茹汤。

出自李东垣《脾胃论》

补中益气汤：补气升阳

歌 诀

补中益气芪术陈　升柴参草当归身
虚劳内伤功独擅　亦治阳虚外感因
木香苍术易白术　调中益气畅脾神

补中益气汤正方

【组成】黄芪 1.8 克（病重，劳倦热甚的病人用 3 克），白术、甘草（炙）各 9 克，陈皮、升麻、柴胡、人参各 6 克，当归身 3 克。

【用法】加水煎煮，空腹稍热服；用蜜或水和为丸，每次服 6 ~ 9 克，温开水送下，每日 2 次。

【功效】补中益气，升阳举陷。

【主治】（1）脾胃气虚所导致的饮食减少，肢体疲软无力，倦怠，少言懒语，面色苍白，大便稀薄等症。

（2）气虚发热所导致的身热，稍微活动即有汗出，口渴，喜欢喝热饮，呼吸不相接续，全身乏力，舌淡等症状。

（3）气虚下陷所导致的脱肛、子宫脱垂，久泻久痢，便血以及在非经期阴道流血等症。

【禁忌】阴虚内热的人忌用。

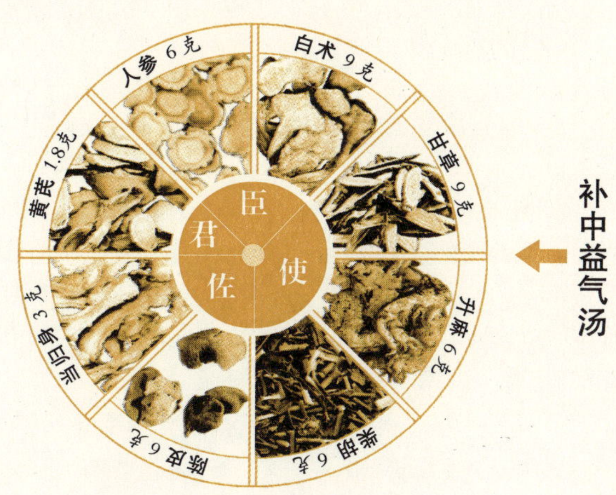

对症解方

方中黄芪为主药，能够补中益气，升阳固表止汗。人参、白术为辅药，可以益气健脾，加强黄芪的补脾益肺固表的功效。当归身补血；陈皮理气；同为佐药。柴胡、升麻能够升举下陷的清阳；炙甘草能益气，同时又能调和药性；同为使药。这些药合用，能很好地发挥本方补中益气，升阳举陷的功效。

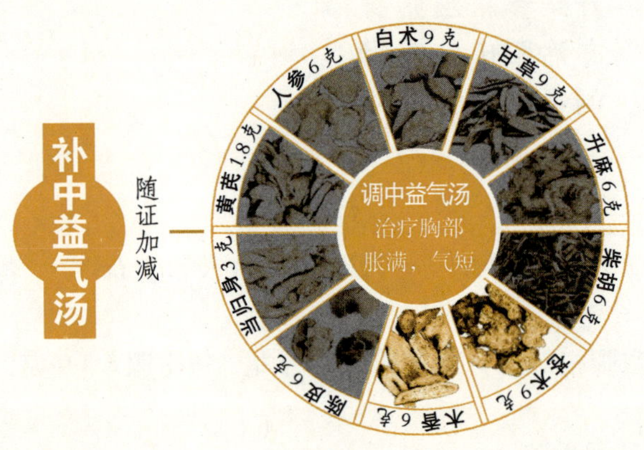

随证加减

调中益气汤

如果出现脾胃不调，胸闷气短，饮食减少，四肢疲倦，口淡无味，食后呕吐症状的，可以在补中益气汤的基础上，加木香6克，来升清降浊，疏通脾胃气滞，健脾消食；加苍术9克，以燥湿健脾。本方更适用于脾胃气虚，湿阻脾胃，气机阻滞的病人。（出自《脾胃论》）

出自严用和《济生方》

乌药顺气汤：治肝气上逆

歌 诀

乌药顺气芎芷姜　橘红枳桔及麻黄
僵蚕炙草姜煎服　中气厥逆此方详

乌药顺气汤正方

【组成】乌药、橘红各6克，川芎、白芷、枳壳（炒）、桔梗、麻黄各3克，炮姜、僵蚕、甘草（炙）各1.5克。

【用法】加生姜3片，大枣1枚，水煎服，每日3次。

【功效】顺气、祛风、化痰。

【主治】中气所导致的突然昏倒、人事不醒、牙关紧闭、四肢厥冷等症；或是中风而出现遍身瘙痒，手挠难以缓解，全身骨节疼痛，步履蹒跚，言语不利，口眼歪斜，喉中有痰等症状。

【禁忌】气虚久病的人忌用。

对症解方

本方主治大怒引动肝气上逆的中气证，兼治中风有痰的病证。方中乌药为主药，能够通调逆气。橘红、炒枳壳可以加强乌药的理气功效，以调顺逆气；桔梗、麻黄能够宣利肺气，与枳壳同用，一升一降，调畅气机；同为辅药。白芷能散风；川芎可以行气活血，祛风止痛；僵蚕能够祛风化痰散结，消除气逆；炮姜可以温经通阳；生姜、大枣能够调和营卫；同为佐药。配炙甘草，可以调和诸药，为使药。这些药合用，能很好地发挥本方顺气、祛风、化痰的功效。

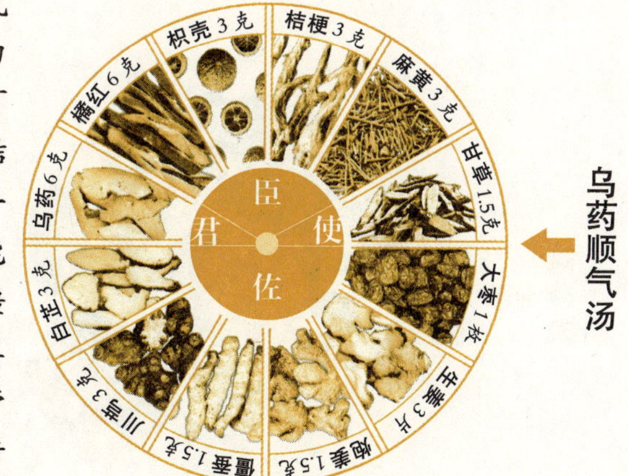

出自朱丹溪《丹溪心法》

越鞠丸：解六郁

歌诀

越鞠丸治六般郁　气血痰火湿食因
芎苍香附兼栀曲　气畅郁舒痛闷伸
又六郁汤苍芎附　甘苓橘半梔砂仁

越鞠丸正方

【组成】川芎、苍术、香附、栀子、神曲各9克。

【用法】以上药物研为细末，用水调匀后做成绿豆大小的丸子，每次服9克，温开水送下。

【功效】行气解郁。

【主治】气郁、血郁、痰郁、湿郁、火郁、食郁。出现胸中胀闷不舒，腹中胀痛，频打饱嗝，兼有腐臭味，胃内酸水上泛口中，不及吐出而下咽，恶心呕吐，消化不良等症状。

【禁忌】忌生冷及油腻难消化的食物；高血压、心脏病、肝病、糖尿病、肾病等慢性疾病的人，应在医师指导下服用。

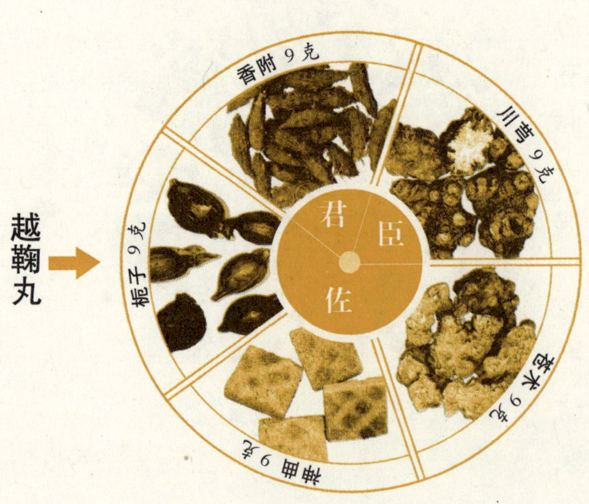

对症解方

本方主治气郁，兼治血郁、痰郁、湿郁、火郁、食郁的病证。方中香附为主药，能够行气解郁，治疗气郁。川芎为辅药，具有行气活血的功效，既能加强香附的行气解郁的效力，又能活血化淤，治疗血郁。苍术可以燥湿健脾，治疗湿郁；神曲能够消食和胃，治疗食郁；栀子可以清热泻火，治疗火郁；同为佐药。这些药合用，能很好地发挥本方行气解郁的功效。

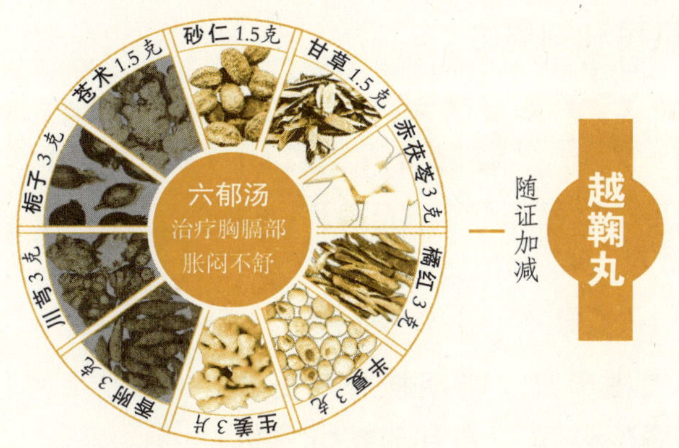

随证加减

六郁汤

取川芎、醋炒香附、赤茯苓、橘红、制半夏、栀子各3克，苍术、砂仁、甘草各1.5克，加3片生姜煎服，此方可以行气解郁，祛湿化痰，主治与越鞠丸基本相同。（出自《医学正传》卷二引丹溪方）

肝郁气滞可以用饮食调养

郁怒忧思过度所致气滞、痰凝、血淤，可常饮海带酒 取米酒1500毫升，海带150克。先将海带洗净、沥干，切成长方形薄片，取50克放入锅内，用小火炒至茶色；然后再将干燥未炒的海带和炒过的海带一起装入纱布袋内，放进装有米酒的瓶中，浸泡加盖密封，每隔2天摇动一次，约50天后即可饮用。每服取15～20毫升，每日2次。

肝气郁结所致失眠健忘、打嗝、泛酸，可常吃酸枣仁陈皮粥 取酸枣仁（炒）、陈皮各10克，大米50克。先煎炒酸枣仁，加8碗水，煎至一碗半，去渣取汁。然后将大米洗净，放入酸枣仁汤中煮粥。粥熟后加少许食盐调味即可。

出自《太平惠民和剂局方》

苏子降气汤：治肺气上逆

歌诀

苏子降气橘半归　前胡桂朴草姜依
下虚上盛痰嗽喘　亦有加参贵合机

苏子降气汤正方

【组成】紫苏子、半夏（制）各75克，橘红、川当归、肉桂各45克，前胡、厚朴各30克，甘草（炙）60克。

【用法】以上药物研成细末，每次取6～9克，加生姜3片，水煎服；本方如果用水和为丸，即“苏子降气丸”，每次服用3～9克，每日2次，温开水送服。

【功效】降气平喘，祛痰止咳。

【主治】肺气上逆、肾阳虚所导致的咳嗽痰多，呼吸急促，胸中胀满闷乱，腰疼脚软，四肢疲倦，肢体浮肿，舌苔白滑或是白腻等症。

【禁忌】肺肾两虚的人忌用。

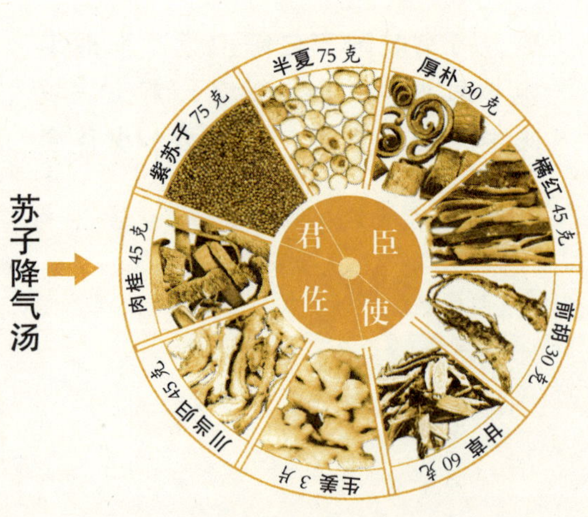

对症解方

本方主治肺气上逆，兼治肾阳虚而出现腰疼脚软的病证。方中紫苏子为主药，能够降气平喘，祛痰止咳。半夏可以降逆化痰；厚朴、前胡、橘红能够下气消痰，降逆除满，四药配合紫苏子可以治疗肺气上逆；同为辅药。肉桂能够温肾壮阳，纳气平喘；当归可以养血补肝，与肉桂同用以温补肾虚；生姜能够散寒祛痰止咳；同为佐药。炙甘草可以调和脾胃，同时又能调和药性，为使药。这些药合用，能很好地发挥本方降气平喘，祛痰止咳的功效。

出自陈言《三因极一病证方论》

四七汤：开郁化痰

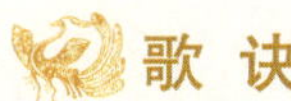

歌 诀

四七汤理七情气　半夏厚朴茯苓苏
姜枣煎之舒郁结　痰涎呕痛尽能纾
又有局方名四七　参桂夏草妙更殊

四七汤正方

【组成】半夏（制）15 克，厚朴（姜制）9 克，茯苓 12 克，紫苏叶 6 克。

【用法】加生姜 3 片，大枣 2 枚，水煎服，每日 3 次。

【功效】降逆化痰，行气解郁。

【主治】喜、怒、忧、思、悲、恐、惊七种情绪所伤的气郁，痰涎积聚。出现咽喉如有异物阻塞，咳吐不爽，胸中胀满，咳喘急促，或是呕吐等症。

对症解方

本方主治七情所伤的气郁，兼治痰涎积聚而出现或咳或喘或呕的病证。方中半夏能够降逆化痰，散结开郁，和胃止呕，为主药。厚朴可以下气除满，为辅药。茯苓能够健脾渗湿，消除生痰之源，加强半夏的化痰祛湿的功效；紫苏叶性味辛温芳香，可以散邪解郁，配伍半夏，一升一降，调畅气机，增强宽胸畅中，行气解郁的功效；生姜可以加强半夏的降逆和胃止呕的效力，且能化痰结；大枣既能加强茯苓的健脾功效，又可以养血柔肝；同为佐药。这些药合用，能很好地发挥本方降逆化痰，行气解郁的功效。

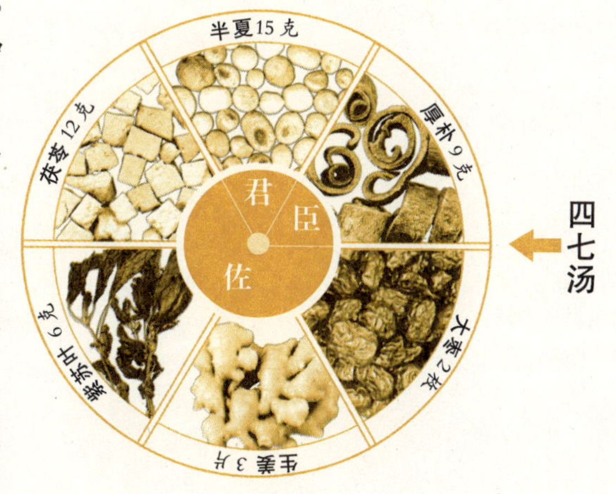

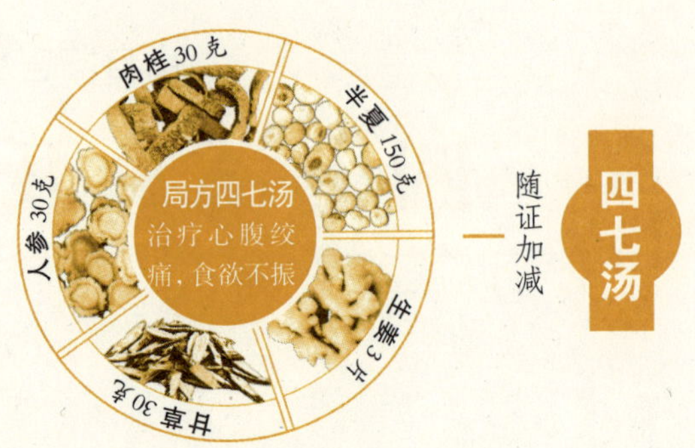

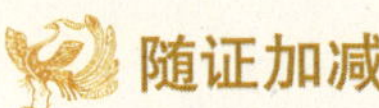

随证加减

局方四七汤

因七情所伤，痰涎结聚，虚冷上气，而出现心腹绞痛，食欲不振，喘息急促，胸中胀满的，可以用人参、肉桂各30克，制半夏150克，炙甘草30克，研为粗末，每次取9克，再加3片生姜，一同煎服，每日3次。（出自《太平惠民和剂局方》）

出自严用和《济生方》

四磨汤：治肝气郁结

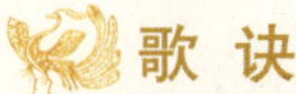

歌 诀

四磨亦治七情侵　人参乌药及槟沉
浓磨煎服调逆气　实者枳壳易人参
去参加入木香枳　五磨饮子白酒斟

四磨汤正方

【组成】槟榔9克，人参、乌药、沉香各6克。

【用法】加水煎服，每日2～3次。

【功效】行气降逆，宽胸散结。

【主治】七情所伤，肝气郁结，气逆不降。出现胸中烦闷，喘息急促，心下积聚胀满，食欲不振等症状。

对症解方

本方主治肝气郁结，气逆不降，兼治气虚体弱而出现喘息急促的病证。方中乌药能够行气疏肝解郁，为主药。沉香可以顺气降逆以平喘；槟榔能够行气化滞以除满，二药同用可以加强乌药的调节逆气的功效；同为辅药。再佐以人参，来益气扶正。这些药合用，能很好地发挥本方行气降逆，宽胸散结的功效。

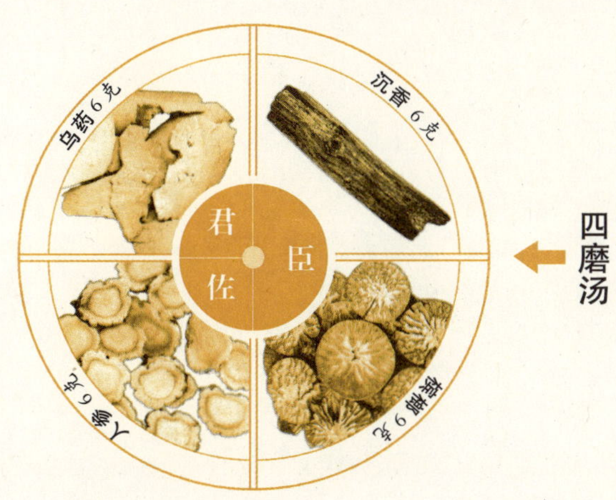

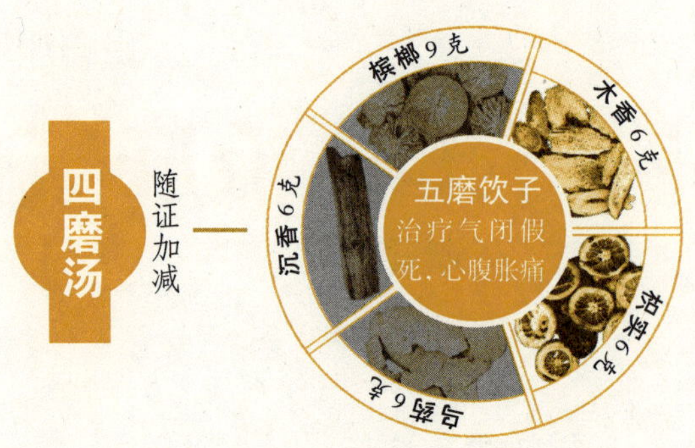

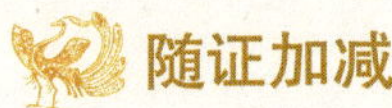

随证加减

五磨饮子

因大怒而出现气闭假死，或是七情郁结而导致心腹胀痛的，可以在四磨汤的基础上，去掉人参，加木香、枳实各6克，来增强行气破结的功效。若是用白酒磨汁共服，药力更加峻猛。本方非身体壮实且气郁较重的病人不能用。（出自《医便》）

出自张仲景《伤寒论》

旋覆代赭汤：治心下积聚

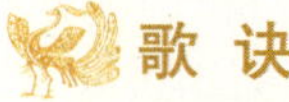

歌 诀

旋覆代赭用人参　半夏甘姜大枣临
重以镇逆咸软痞　痞硬噫气力能禁

旋覆代赭汤正方

【组成】 旋覆花、半夏、炙甘草各9克，代赭石3克，人参6克，生姜15克，大枣6枚。

【用法】 加水煎服。先将代赭石打碎煎20分钟，再放入余下6味药，煎前将旋覆花用布包煎，药好后分3次温服。

【功效】 降气化痰，益气和胃。

【主治】 胃气虚弱，痰浊气逆所导致的心下积聚，手按有坚硬感，打嗝，舌苔白滑等症。

【禁忌】 服药时忌忧闷或是动怒。

对症解方

方中旋覆花为主药，性味咸温，能够下气消痰涎，降逆气，软化痞硬。代赭石性味苦寒沉降，可以镇住上冲的逆气，加强旋覆花的降逆止嗝的效力；半夏、生姜能够温胃化痰消痞，和胃降逆止呕，同为辅药。再佐以人参、大枣，来益气补虚。炙甘草能调和诸药，为使药。这些药合用，能很好地发挥本方降气化痰、益气和胃的功效。

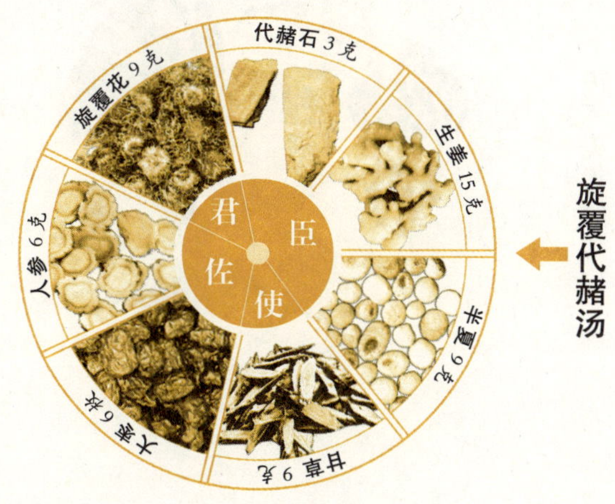

出自罗知悌《绀珠经》

正气天香散：顺气调经

歌 诀

绀珠正气天香散　香附干姜苏叶陈
乌药舒郁兼除痛　气行血活经自匀

正气天香散正方

【组成】香附 240 克，干姜、紫苏叶、陈皮各 30 克，乌药 60 克。

【用法】以上药物研成细末，每次取 15～18 克，加水煎服，每日 3 次。

【功效】行气解郁，调经止痛。

【主治】女子肝郁气滞、郁气上冲心胸所致的胁肋疼痛如针刺，月经不调，乳房胀痛等症。

【禁忌】忌食生冷食物。

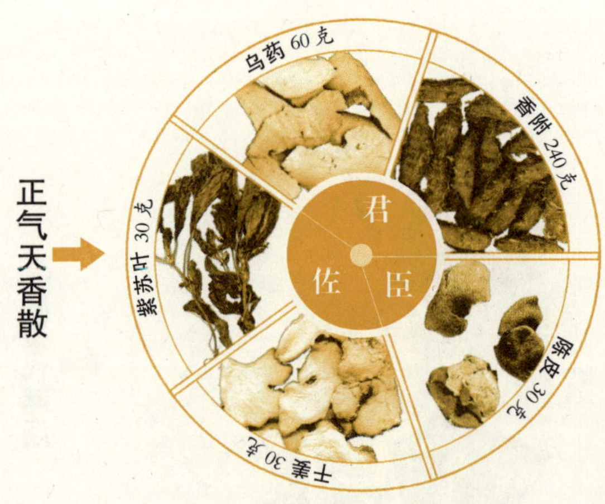

对症解方

本方主治肝郁气滞、郁气上冲心胸，兼治血行不畅而出现月经不调的病证。方中香附能够理气解郁，调经止痛；乌药可以行气解郁止痛；同为主药。陈皮可以加强香附、乌药的理气解郁的效力，为辅药。紫苏叶能够协助香附调畅血中之气；干姜可以温中散寒，通经活血止痛；同为佐药。这些药合用，能很好地发挥本方行气解郁、温经止痛的功效。

出自严用和《济生方》

橘皮竹茹汤：治胃虚呃逆

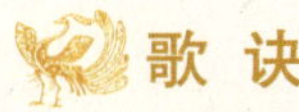

歌 诀

橘皮竹茹治呕呃　参甘半夏枇杷麦

赤茯再加姜枣煎　方由金匮此方辟

橘皮竹茹汤正方

【组成】橘皮 15 克，竹茹 15 克，人参 3 克，甘草 6 克，半夏 30 克，枇杷叶 30 克，麦冬 30 克，赤茯苓 30 克。

【用法】以上药物研为粗末，每次取 12 克，再加 5 片生姜和 3 枚大枣，一同煎服，每日 3 次。

【功效】降逆止嗝，清热和胃。

【主治】胃虚有热所致的频频打嗝，干呕，口渴，舌质红嫩等症。

【禁忌】实热或是虚寒邪气所致打嗝的病人忌用。

对症解方

本方主治胃热打嗝，兼治胃虚而出现干呕的病证。方中橘皮能够理气和胃以止嗝；竹茹性味甘寒，可以清热和胃，降逆止呕；同为主药。枇杷叶能够加强竹茹的清热降逆止呕的效力；生姜、半夏可以和胃降逆止嗝；同为辅药。麦冬能养胃阴以除虚热；赤茯苓可以降心火而除虚热；人参、大枣能够益气补虚；同为佐药。甘草能调和诸药，为使药。这些药合用，能很好地发挥本方降逆止嗝、清热益气的功效。

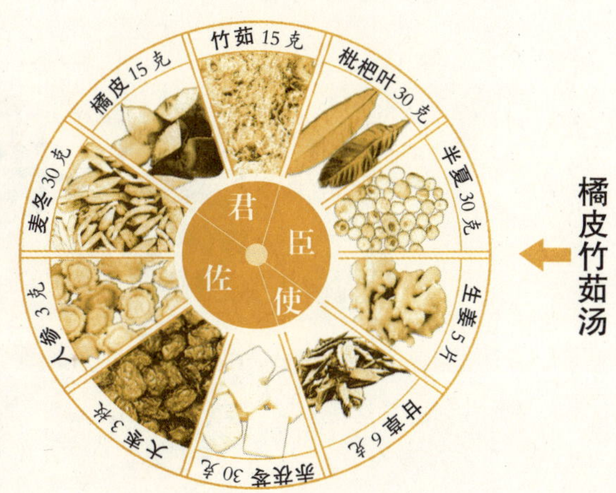

出自秦景明《症因脉治》

丁香柿蒂汤：治胃寒打嗝

歌诀

丁香柿蒂人参姜　呃逆因寒中气戕
济生香蒂仅二味　或加竹橘用皆良

丁香柿蒂汤正方

【组成】柿蒂9克，人参3克，丁香、生姜各6克。
【用法】加水煎服，每日3次。
【功效】温中降逆，益气止嗝。
【主治】胃气虚寒所致的频频打嗝，胸中郁积等症。

对症解方

本方主治胃寒打嗝，兼治胃气虚。方中柿蒂性味温苦，善降逆气以止嗝；丁香能够温胃散寒，降逆止嗝，二药合用，温胃降逆，专治胃寒打嗝；同为主药。生姜为辅药，可以温胃散寒，和胃降逆。人参为佐药，能够补虚益气。这些药合用，能很好地发挥本方温中降逆、益气止嗝的功效。

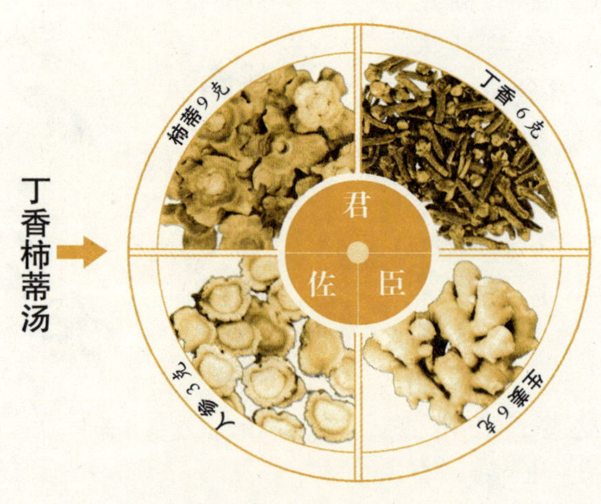

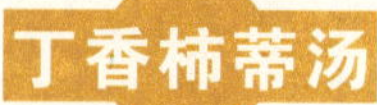

随证加减

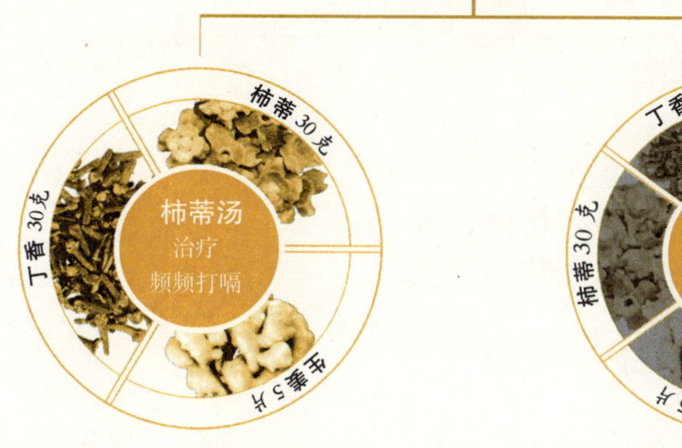

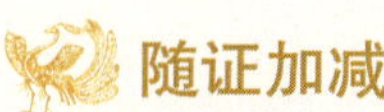

随证加减

柿蒂汤

胃寒气郁，出现频频打嗝的，可用丁香、柿蒂各30克，研为粗末，每次取12克，加生姜5片，水煎服，每日3次。（出自《济生方》）

丁香柿蒂竹茹汤

胃寒气郁有痰，出现频频打嗝的，可在柿蒂汤的基础上，加竹茹9克、陈皮3克，来增强温中和胃化痰的功效。（出自《医方考》）

出自张时彻《摄生众妙方》

定喘汤：治哮喘

歌 诀

定喘白果与麻黄　款冬半夏白皮桑
苏杏黄芩兼甘草　肺寒膈热喘哮尝

定喘汤正方

【组成】白果、麻黄、款冬花、半夏、桑白皮各9克，黄芩、紫苏子各6克，杏仁4.5克，甘草3克。

【用法】加水煎煮，不拘时温服。

【功效】宣肺降气，祛痰平喘。

【主治】外感风寒，内蕴痰热所致的哮喘，咳嗽痰多，痰稠色黄，或有发烧怕冷，舌苔黄腻等症。

【禁忌】风寒感冒，但没有出现痰热症状的人忌用本方。

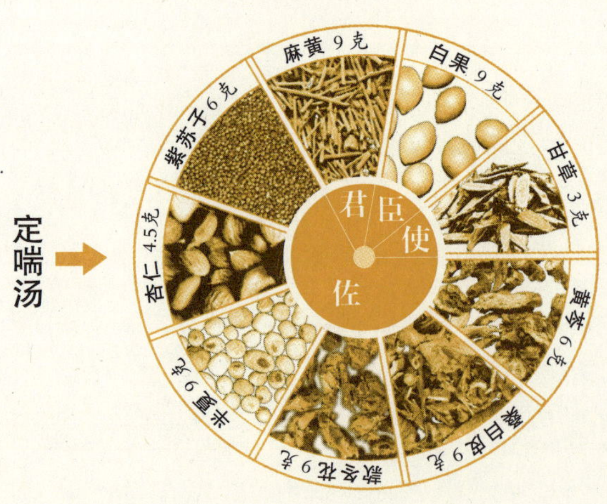

对症解方

本方主治风寒感冒，肺气不得宣降，气逆哮喘，兼治痰热内蕴而出现咳嗽痰多的病证。方中麻黄能够解表散寒，宣肺平喘，为主药。白果为辅药，性味涩收苦降，可以敛肺气定痰喘；与麻黄同用，散收并重，既能增强平喘的效力，又可以防止麻黄耗散肺气。紫苏子、半夏、杏仁、款冬花能够降气平喘，止咳祛痰；黄芩、桑白皮可以清泻膈热，止咳平喘；同为佐药。配甘草来调和药性，为使药。这些药合用，能很好地发挥本方宣肺降气，祛痰平喘的功效。

卷九

理血之剂

理血之剂，是由理血药为主组成，为调理和治疗血分疾病的药剂。

血液周而复始地循环于脉中，濡养五脏六腑、四肢百骸，是人体内的重要营养物质。如果身体受到外界或是内在因素的影响，造成血液耗伤，或是血行不畅，或是离经妄行，又或是淤蓄某处，都可能导致血分疾病。常见的有血虚、血淤和出血证等三种血分疾病，理血之剂也相应分为补血、活血化淤和止血剂，分别用以调理和治疗这三种血分疾病。

血虚的人会出现面色无华、头晕目眩、唇甲色淡、心悸、失眠、舌淡、脉细等症状。常用的补血药物有当归、熟地黄、阿胶、龙眼肉等，通常所用方剂为四物汤、养心汤等。

血淤的人会出现刺痛不移、拒按、肿块、唇舌爪甲紫暗等症状。常用的活血化淤药物有川芎、桃仁、红花、赤芍、丹参等，通常所用方剂为桃仁承气汤、犀角地黄汤等。

出血的人会出现吐血、咳血、便血、尿血、崩漏等症状。常用的止血药物有生地黄、大蓟、小蓟、蒲黄、艾叶等，通常所用方剂为四生丸、咳血方等。

出自《太平惠民和剂局方》

四物汤：治血虚

歌 诀

四物地芍与归芎　血家百病此方通
八珍合入四君子　气血双疗功独崇
再加黄芪与肉桂　十全大补补方雄
十全除却芪地草　加粟煎之名胃风

四物汤正方

【组成】 熟地黄、白芍、当归、川芎各等份。

【用法】 以上药物研为粗末，每次取9克，加水煎煮，空腹热服，每日3次。

【功效】 补血调血。

【主治】 营血亏虚所致的心中悸动不安，头晕目眩，失眠，唇甲没有光泽，形体消瘦而乏力，月经不调、量少或闭经，脐腹作痛等症。

【禁忌】 大便溏泄或大失血的人忌用。

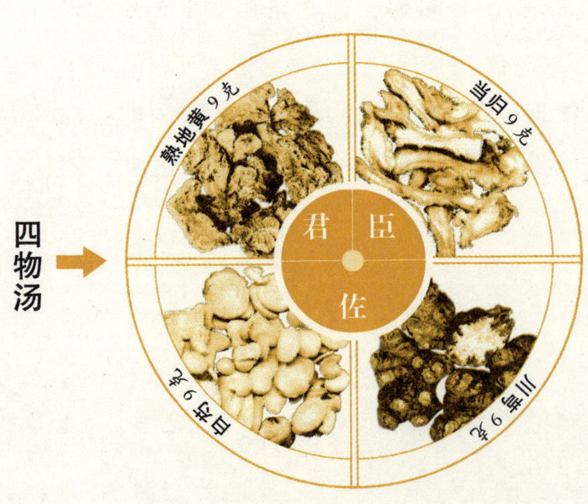

对症解方

本方主治血虚，兼治血滞而出现月经量少或闭经，脐腹作痛的病证。方中熟地黄为主药，能够滋阴补血。当归为辅药，既能加强熟地黄的补血的效力，又可以活血行滞，是调经的要药。白芍能够养血柔肝，缓急止痛；川芎可以活血行气；同为佐药。这些药合用，能很好地发挥本方补血调血的功效。

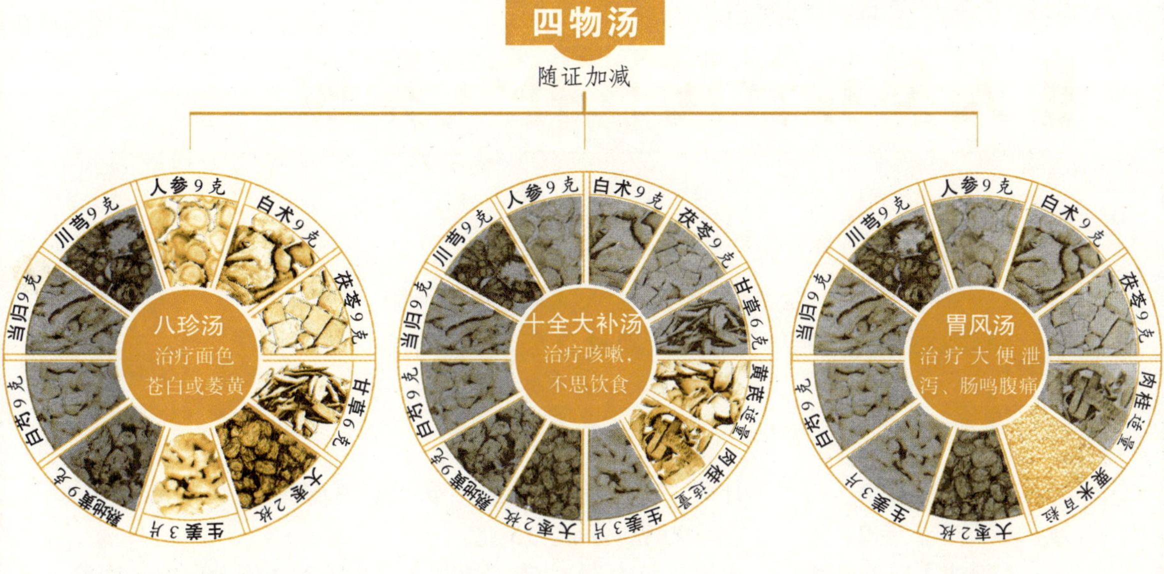

随证加减

八珍汤

因气血两虚而出现面色苍白或萎黄，头晕眼花，四肢困乏无力，少言懒语，心悸气短，食欲不振，舌质淡，舌苔薄白症状的，可以将四物汤加上四君子汤（人参、白术、茯苓、甘草），这8种药物各等份，每次取9克，再加3片生姜和2枚大枣煎服。（出自《瑞竹堂经验方》）

十全大补汤

气血亏虚，虚劳咳嗽，不思饮食，遗精，腰膝酸软，疮疡久不愈合，或是崩漏的，可以在八珍汤的基础上，加益气固表的黄芪和温补肾气的肉桂，来助阳固卫，增强补益气血的功效。以上10味药各等份，每次取6克，再加3片生姜和2枚大枣，一同煎煮，不拘时温服。（出自《太平惠民和剂局方》）

胃风汤

胃肠虚弱，外感风冷而出现肠鸣腹痛，腹泻，大便下血、内有食物颗粒症状的，可去除十全大补汤中的黄芪、熟地黄、炙甘草，再加粟米百粒，来增强益气补血、温胃祛风的功效。（出自《太平惠民和剂局方》）

出自《太平惠民和剂局方》

人参养营汤：补气养血

歌诀

人参养营即十全　除却川芎五味联
陈皮远志加姜枣　肺脾气血补方先

人参养营汤正方

【组成】人参、白术、甘草（炙）、当归、桂心、黄芪、陈皮各30克，茯苓、熟地黄、五味子各22克，白芍药90克，远志15克。

【用法】以上药物锉为粗末，每次取12克，再加3片生姜和2枚大枣，一同煎煮，空腹温服，每日3次。

【功效】益气补血，养心安神。

【主治】积劳成疾、脾肺气虚、营血不足所致的四肢困乏无力，食欲不振，口淡无味，心虚惊悸，失眠健忘，稍微活动即有汗出，咽唇干燥，形体消瘦，咳嗽气短，毛发脱落等症。

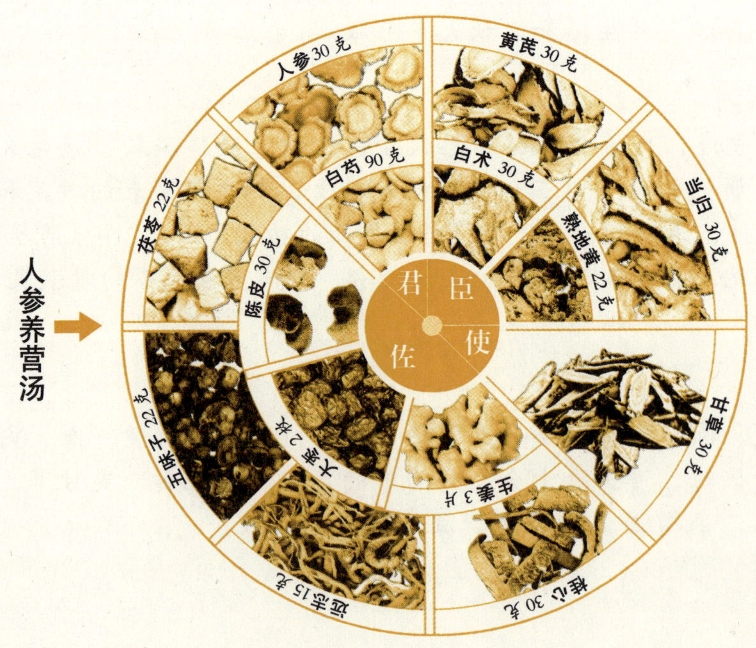

对症解方

本方主治脾肺气虚，营血不足。方中人参和白芍为主药，其中人参大补元气、补脾益肺，白芍补血敛阴，两药相配，益气补血。黄芪能够固表止汗，同时又可以加强人参的补脾益肺的功效；白术可以燥湿，同时还能加强人参的健脾益气的效力；当归和熟地黄则可以加强白芍补血的功效；同为辅药。茯苓能够健脾渗湿，宁心安神；陈皮可以理气健脾，使补血不滞；五味子能够敛阴止汗，与人参、黄芪同用，可以益气固表，增强补肺养心的功效；远志能够养心安神；桂心可以补阳活血，与方中补气补血的品物相配，能够温补阳气，有助气血的生长；生姜、大枣调补脾胃；同为佐药。炙甘草可以益气健脾，同时又能调和诸药，为使药。这些药合用，能很好地发挥本方益气补血、养心安神的功效。

出自严用和《济生方》

归脾汤：治气血不足

歌 诀

归脾汤用术参芪　归草茯神远志随
酸枣木香龙眼肉　煎加姜枣益心脾
怔忡健忘俱可却　肠风崩漏总能医

归脾汤正方

【组成】人参6克，白术、黄芪、当归、茯神、远志、龙眼肉、酸枣仁各3克，甘草（炙）1克，木香1.5克。

【用法】以上药物研为粗末，每次取12克，再加5片生姜和1枚大枣，一同煎服，每日2次。

【功效】健脾益气，补血养心。

【主治】（1）心脾两虚、气血不足而致的惊悸，心跳剧烈，失眠健忘，睡眠中汗出、醒后汗即自动停止，肢体困倦乏力，饮食减少，面色蜡黄，舌淡，苔薄、白等症。

（2）脾虚不能统血而致的便血，妇女在非经期阴道大量流血，月经提前，量多而颜色淡，甚至淋漓不止，或是白带量多、色味异常等症。

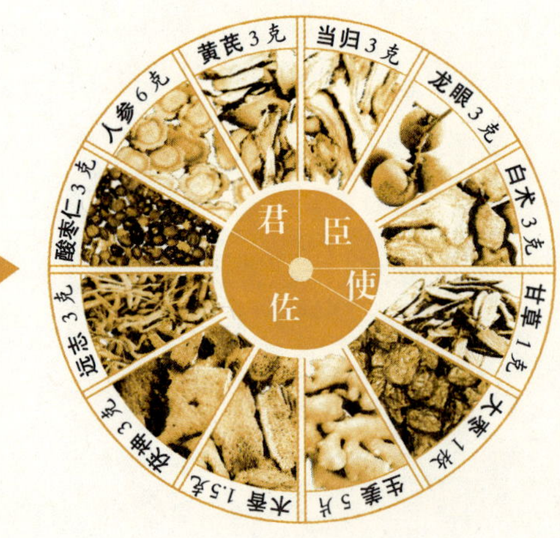

对症解方

本方主治思虑过度，劳伤心脾，气血不足；兼治脾虚而运化功能失常，出现白带量多的病证。方中人参、黄芪能够补脾益气，同为主药。当归、龙眼肉可以养心补血；白术能够健脾燥湿，同时还可以加强人参、黄芪的补脾益气功效；同为辅药。茯神、远志、酸枣仁可以宁心安神；木香、生姜、大枣能够理气醒脾，使补气血而不壅滞；同为佐药。配炙甘草来益气补中，并调和药性，为使药。这些药合用，能很好地发挥本方益气补血、健脾养心的功效。

出自杨士瀛《仁斋直指方论》

养心汤：补血宁心

歌 诀

养心汤用草芪参　二茯芎归柏子寻
夏曲远志兼桂味　再加酸枣总宁心

养心汤正方

【组成】甘草（炙）12克，黄芪（炙）、白茯苓、茯神、川芎、当归、半夏曲各15克，人参、远志、柏子仁、肉桂、五味子、酸枣仁各3克。

【用法】以上药物研为细末，每次取9克，再加5片生姜和2枚大枣，一同水煎，空腹温服，每日3次。

【功效】补血养心。

【主治】心虚血少而出现心神不宁，心中剧烈跳动等症。

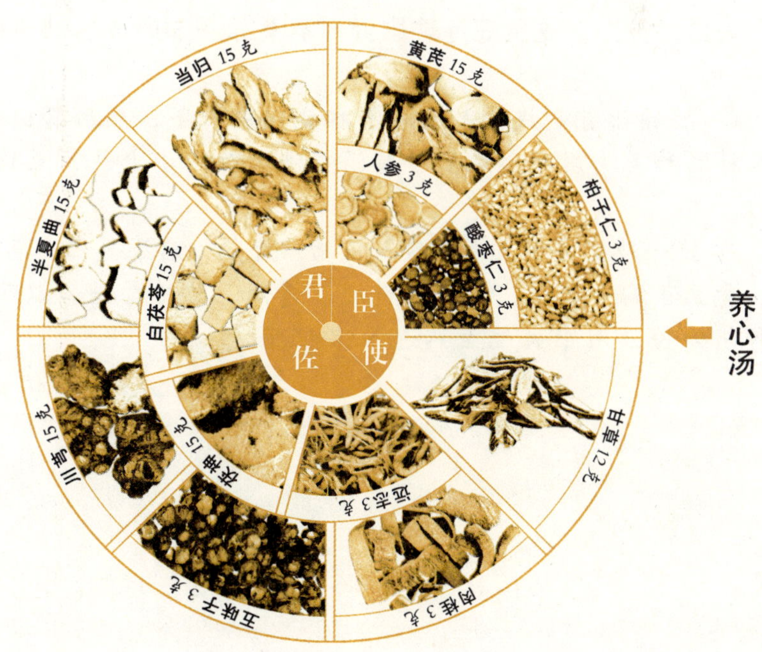

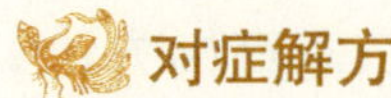

对症解方

本方主治心虚血少，心神不宁。方中当归能够补血养心，为主药。人参、黄芪可以补益心气，健脾益气，有助气血的生化；酸枣仁、柏子仁能够补血养心安神；同为辅药。白茯苓、茯神可以补益心脾，宁心安神；远志能够安神益智；半夏曲可以燥湿化痰；川芎能够行气活血；五味子能收敛心气，防止心气耗散；肉桂则温化阳气，有助气血的生长，加强补血养心的功效；同为佐药。配炙甘草来益气补心，并调和药性，为使药。这些药合用，能很好地发挥本方补血养心的功效。

心神不宁可用食物调养

李时珍在《本草纲目》中说：猪肝能补血；黄豆芽能补气养血。又说：龙眼肉能益心脾，补气血。所以，血虚或贫血的人可以常吃猪肝、黄豆芽、龙眼肉、蛋黄等。

食疗方二种

血虚、面色萎黄，吃豆腐炒猪肝　取豆腐150克，猪肝100克，油、盐、味精适量。将豆腐切丁，猪肝切片，先煎豆腐，后加入猪肝翻炒，待猪肝将熟时，加油、盐、味精翻炒几下即成。

失血性贫血，吃黄豆芽炖排骨　取黄豆芽500克，猪排骨1000克，大枣15克。

1. 将猪排骨剁成段，放入沸水锅内氽一下，然后捞出放入另一锅内，加入料酒和姜块用武火炖煮，待汤烧沸后改用小火炖，至猪排骨六成熟时捞出。

2. 将一炒锅置于火上，放入植物油烧热，后下葱丝、姜丝煸炒出香味，加入黄豆芽煸干水分，再放入料酒、酱油、猪排骨段，以及原汁、盐、白糖和胡椒粉，用中火炖至熟透入味即可。

出自张仲景《伤寒论》

当归四逆汤：治阳虚兼血虚

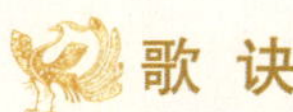

歌 诀

当归四逆桂枝芍　细辛甘草木通着
再加大枣治阴厥　脉细阳虚由血弱
内有久寒加姜茱　发表温中通经脉
不用附子及干姜　助阳过剂阴反灼

当归四逆汤正方

【组成】当归、桂枝、芍药、细辛各9克，甘草（炙）、木通各6克，大枣8枚。

【用法】加水煎煮，每日3次。

【功效】温经通脉，养血散寒。

【主治】阳虚又血虚，外感寒邪，而出现手脚冰冷，四肢疼痛，腰痛，舌淡苔白等症。

对症解方

本方主治阳虚血弱，经脉受寒的病证。方中当归性味辛甘温，能够补血和血；桂枝性味辛甘温，可以温阳散寒，温经通脉，祛除经脉中的寒邪；

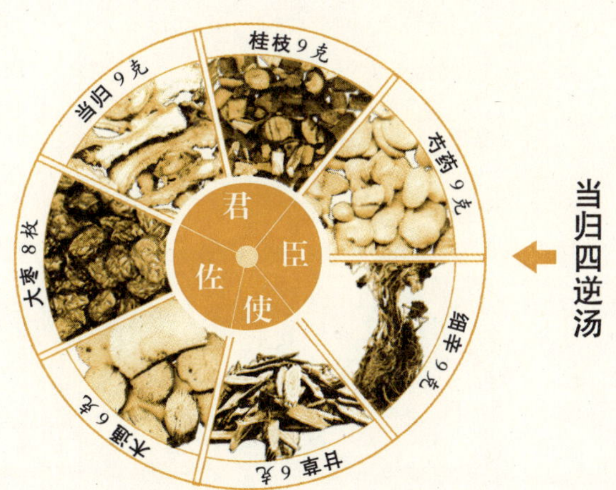

同为主药。芍药性味微寒酸苦，能够养血和营，与当归合用，可以补血虚；细辛能够加强桂枝温经散寒的功效；同为辅药。大枣可以益气补脾，以补血虚；木通能够通利血脉和关节，同时又可以防止桂枝、细辛的辛燥之性伤阴；炙甘草配芍药，可以养阴，配桂枝，能够温阳散寒；同为佐药。且炙甘草还能调和诸药，兼为使药。这些药合用，能很好地发挥本方温经通脉的功效。

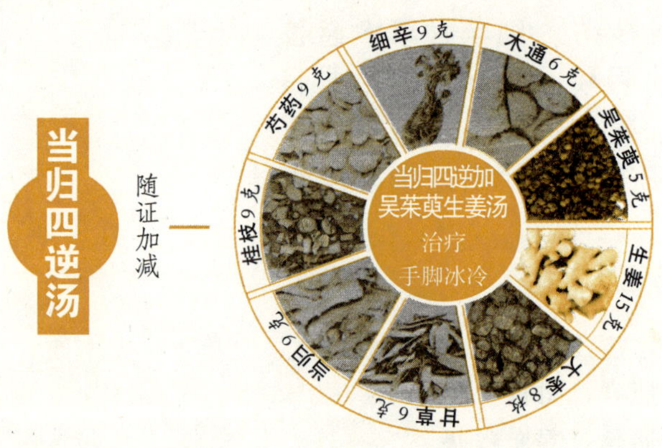

随证加减

当归四逆加吴茱萸生姜汤

因阳虚血弱，胃中有寒，经脉受寒而出现手脚冰冷，或是头顶痛，干呕症状的，可以在当归四逆汤的基础上，加吴茱萸5克、生姜15克，来增强温经活血的功效。（出自张仲景《伤寒论》）

出自张仲景《伤寒论》

桃仁承气汤：破血下淤

歌 诀

桃仁承气五般奇　甘草硝黄并桂枝
热结膀胱少腹胀　如狂蓄血最相宜

桃仁承气汤正方

【组成】大黄、桃仁各12克，甘草(炙)、芒硝、桂枝各6克。

【用法】先煎桃仁、大黄、桂枝、甘草这四味药约20分钟，然后放入芒硝冲化，置于火上微沸即可，分3次温服。

【功效】破血下淤。

【主治】血热互结于下焦，而出现肚脐以下胀满，小便量多，大便色黑，神志异常，烦渴，说胡话，甚至癫狂等症。

对症解方

本方主治血热互结于下焦的病证。方中桃仁性味苦甘平，能够破血下淤；大黄性味苦寒，可以下淤泻热，二药合用，淤热皆除；同为主药。桂枝能够通行血脉，加强桃仁的活血祛淤的效力；芒硝可以泻热软坚，加强大黄下淤泻热的功效，使淤热随大便排出；同为辅药。炙甘草能够护胃和中，同时又可以益气、调和诸药，缓和诸药峻烈之性，既祛淤又不伤及正气，为使药。这些药合用，能很好地发挥本方破血下淤的功效。

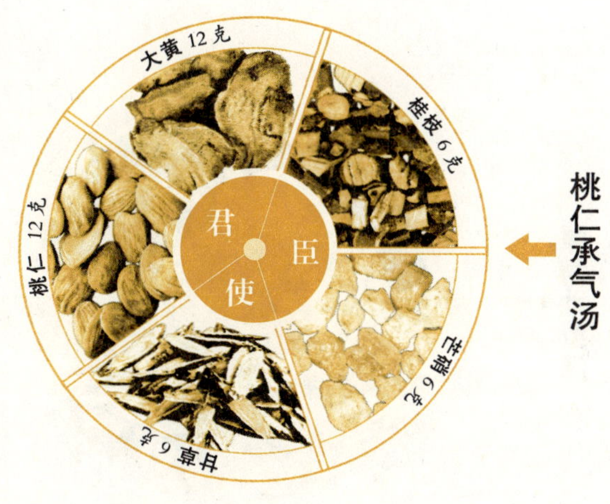

出自孙思邈《备急千金要方》

犀角地黄汤：治胃热吐血

歌诀

犀角地黄芍药丹　血升胃热火邪干
斑黄阳毒皆堪治　或益柴芩总伐肝

犀角地黄汤正方

【组成】犀角30克（水牛角替代，用量加大6倍），生地黄24克，芍药12克，牡丹皮9克。

【用法】在煎药时先煎水牛角，再下其他药物。

【功效】清热解毒，凉血散淤。

【主治】（1）伤寒温病，热入营血而出现发热，说胡话，发紫黑色斑，舌质红绛，起芒刺等；

（2）吐血，尿血，便血，非外伤的局部出血等症；

（3）蓄血留淤而致的神志异常，发狂，口燥咽干，健忘，大便色黑但容易排泄等。

【禁忌】阳气亏虚，失血量多，脾胃虚弱的人忌用。

犀角地黄汤

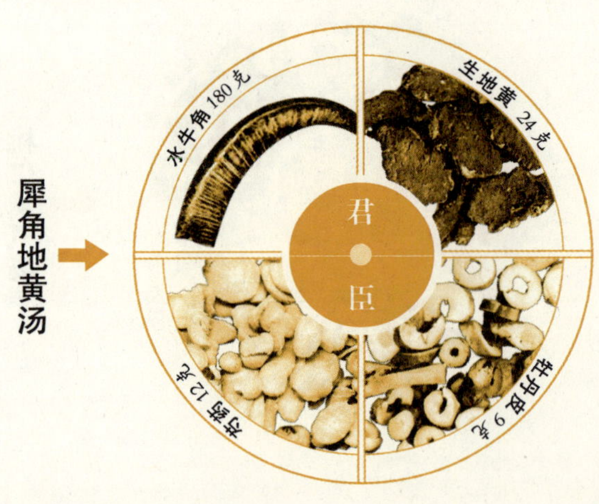

对症解方

本方主治热入营血，迫血妄行，兼治蓄血留淤的病证。方中用犀角（水牛角）性味咸苦寒，能够清除心、肝、胃三经血中的实热，以凉血解毒；生地黄性味甘苦寒，可以凉血止血，清热养阴；同为主药。芍药、牡丹皮能够清热凉血，活血散淤，止血而不留淤血，同时又可以化斑，同为辅药。这些药合用，能很好地发挥本方清热解毒、凉血散淤的功效。

出自朱丹溪《丹溪心法》

咳血方：治咳嗽痰血

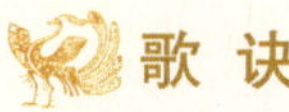

歌 诀

咳血方中诃子收　瓜蒌海石山栀投
青黛蜜丸口噙化　咳嗽痰血服之瘳

咳血方正方

【组成】诃子9克，瓜蒌仁、海石、栀子各12克，青黛6克。

【用法】以上药物研为细末，用白蜜和姜汁调匀后做成丸子含服。

【功效】清肝化痰，宁肺止咳。

【主治】肝火犯肺所致的咳血。出现咳嗽，痰稠带血，咯痰不爽，心烦易怒，胸胁作痛，口苦咽干，面颊红赤，便秘，舌红苔黄等症状。

【禁忌】肺肾阴虚及脾虚便溏的人忌用。

对症解方

本方主治肝火上逆、灼伤肺而出现咳血，兼治肺中津液受损而生痰的病证。方中青黛能够清肝泻火，凉血止血；山栀子可以清泻心肺的火，凉血除烦，同时又能够导热下行；同为主药。瓜蒌仁能清热化痰，润肺止咳；海石能清肺降火，软坚化痰；同为辅药。诃子为佐药，来敛肺止咳，下气降火。这些药合用，能很好地发挥本方清肝化痰、宁肺止咳的功效。

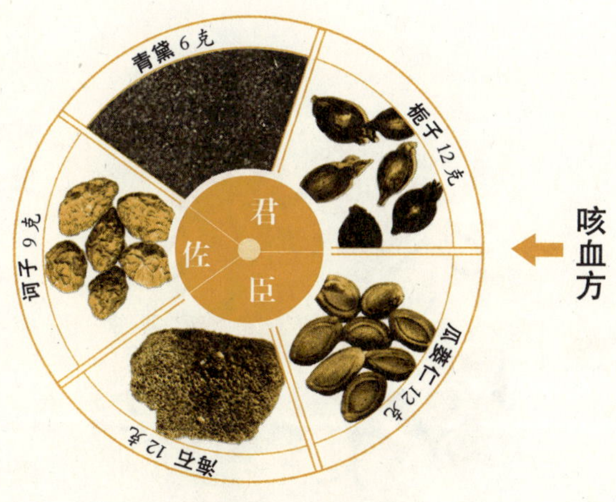

出自李东垣《兰室秘藏》

秦艽白术丸：治血痔便秘

歌 诀

秦艽白术丸东垣　归尾桃仁枳实攒
地榆泽泻皂角子　糊丸血痔便艰难
仍有苍术防风剂　润血疏血燥湿安

秦艽白术丸正方

【组成】秦艽、桃仁、皂角（烧至外面焦黑、里面焦黄）各30克，白术、当归尾（酒浸）、枳实、泽泻各15克，地榆9克。

【用法】以上药物研为细末，和桃仁泥研匀，用熟汤调成面糊状，然后做成如芡实一样大小的丸子。每次服50~70丸，空腹用白开水送下，每日3次。

【功效】疏风活血，润燥通便，凉血止血。

【主治】血痔所导致的脓血，大便干燥而硬，痛不可忍等症状。

【禁忌】服药期间，忌食生冷、硬物、酒及辛辣物。

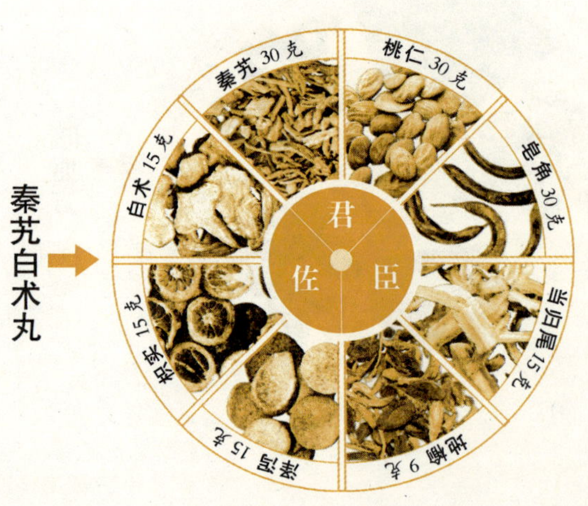

对症解方

方中秦艽能够散风除湿，同时又可以利大小便，导湿热随大小便排出；桃仁能够活血祛淤，润肠通便；同为主药。皂角可以润燥滑肠通便；当归尾能够加强桃仁活血祛淤、润肠通便的功效；地榆可以凉血止血；同为辅药。白术能够益气健脾；枳实可以下气破结，通利大便，调畅气机，加强活血祛淤消痔的效力；泽泻能渗利湿热，使湿热随小便排出；同为佐药。这些药合用，能很好地发挥本方疏风活血、润燥通便、凉血止血的功效。

随证加减

秦艽苍术汤

痔疮、痔漏、大便秘结疼痛的，可以在秦艽白术丸的基础上，去除枳实、白术、地榆（秦艽、桃仁、皂角各3克，当归尾、泽泻各0.9克），加苍术、防风各2.1克，黄柏1.5克，大黄0.9克，槟榔0.3克，来增强燥湿清热通便的功效。（出自《兰室秘藏》）

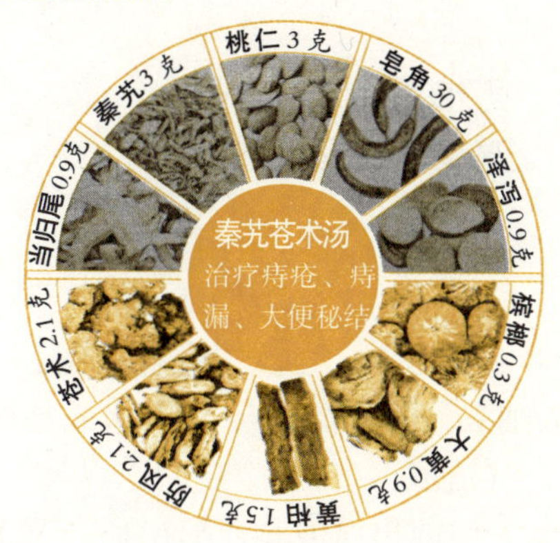

秦艽防风汤

痔漏，大便时疼痛的，可以在秦艽白术丸的基础上，去除枳实、皂角、地榆（秦艽、白术、当归身各4.5克，泽泻1.8克，桃仁30个），加防风4.5克，升麻、柴胡各0.6克，炙甘草1.8克，黄柏1.5克，橘皮、大黄各0.9克，红花0.5克，来增强清热行气，活血止痛的功效。（出自《兰室秘藏》）

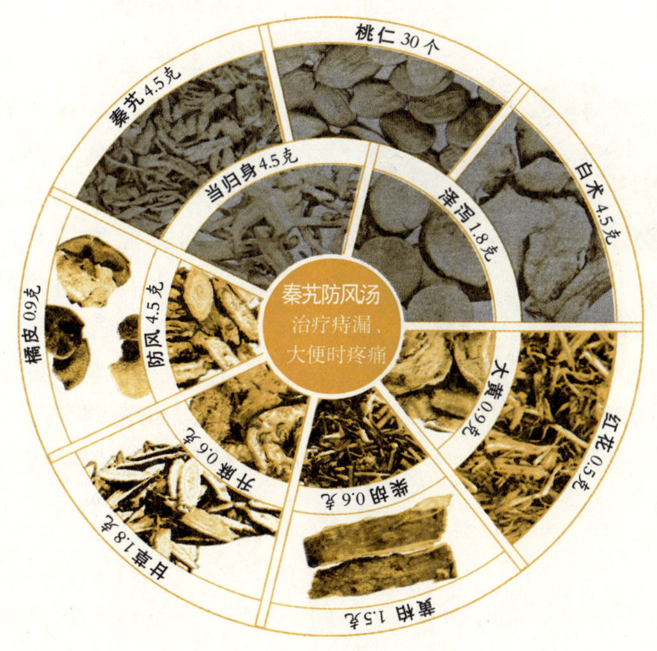

出自许叔微《本事方》

槐花散：治便血

歌 诀

槐花散用治肠风　侧柏黑荆枳壳充
为末等分米饮下　宽肠凉血逐风功

槐花散正方

【组成】槐花、侧柏叶、荆芥（炒黑）、枳壳各9克。

【用法】以上药物研为细末，每次取6克，用开水或是米汤调服，饭前空腹服用。

【功效】凉血清肠，行气疏风。

【主治】肠风脏毒下血。便前出血或是便后出血，又或是便中带血，以及痔疮出血，血色鲜红或晦暗，舌红等症。

【禁忌】方中药物性味寒凉，不宜久服。正气亏虚或是阴虚的人不宜服用。

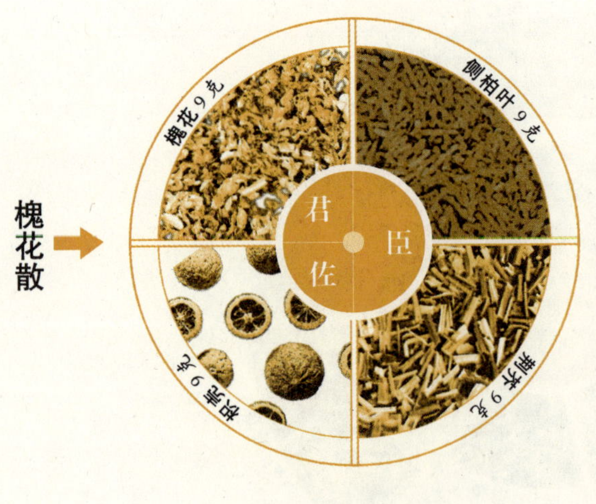

对症解方

本方主治肠风便血。方中槐花性味苦寒，入大肠经，能够泻热清肠，凉血止血，为主药。侧柏叶可以加强槐花凉血止血的效力；荆芥能够疏大肠之风，同时又可以止血；同为辅药。枳壳为佐药，能行气宽肠，使肠中的风热下行。用米汤送服，可以调养脾胃，补充津液。这些药合用，能很好地发挥本方凉血清肠、行气疏风的功效。

出自严用和《济生方》

小蓟饮子：治血淋

歌诀

小蓟饮子藕蒲黄　木通滑石生地襄
归草黑栀淡竹叶　血淋热结服之良

小蓟饮子正方

【组成】小蓟、藕节、蒲黄、木通、滑石、生地黄、当归（酒浸）、甘草（炙）、栀子（炒黑）、淡竹叶各9克。

【用法】以上药物研为粗末，每次取12克，饭前空腹温服，每日3次。

【功效】凉血止血，利尿通淋。

【主治】血淋、尿血证。血热搏结下焦所致的尿中带血，尿频，或是小便赤涩热痛，舌红等症。

对症解方

本方主治下焦热结的血淋、尿血证。方中小蓟能够凉血止血，为主药。生地黄可以凉血止血，养阴清热；藕节、蒲黄能够凉血止血，消除淤滞，使血止而不留淤血；同为辅药。滑石、淡竹叶、木通可以清热利尿通淋；栀子能清泻三焦之火，使湿热随小便排出；当归可以养血和血，引血归经，同时又能防止诸药过于寒凉，配伍生地黄，可以使利尿而不伤阴；同为佐药。配炙甘草来调和药性，为使药。这些药合用，能很好地发挥本方凉血止血、利尿通淋的功效。

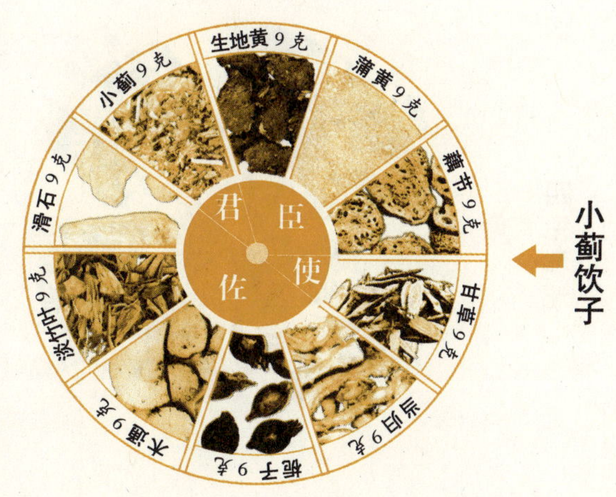

出自陈自明《妇人大全良方》

四生丸：治血热妄行

歌诀

四生丸用三般叶　侧柏艾荷生地协
等分生捣如泥煎　血热妄行止衄惬

四生丸正方

【组成】生侧柏叶、生艾叶、生荷叶、生地黄各9克。

【用法】将以上四味药捣烂，做成如鸡子大小般的丸子，每次服1丸，每日3次。

【功效】凉血止血。

【主治】血热妄行，血溢脉外而出现吐血，流鼻血，血色鲜红，口干咽燥，舌红等症。

【禁忌】本方只可暂用，一有疗效便停服。

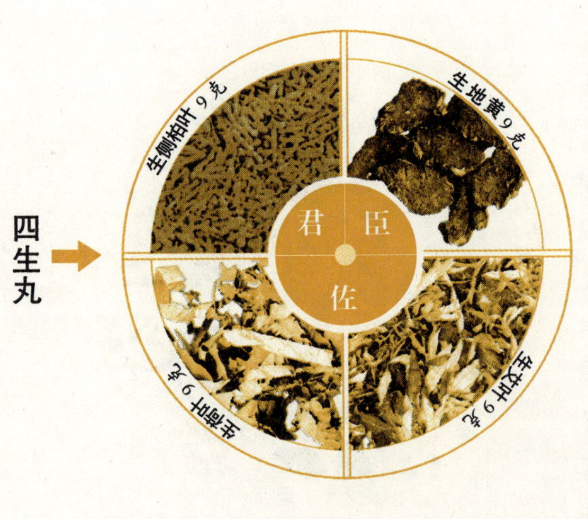

对症解方

本方主治血热妄行，血溢脉外的出血证。方中生侧柏叶为主药，能够凉血止血。生地黄为辅药，可以清热凉血，加强侧柏叶凉血止血的功效，同时又能养阴生津，防止血热伤阴。生荷叶可以清热凉血，止血散淤；生艾叶性味辛温不燥，能够止血祛淤，配伍荷叶，既可以加强本方止血的效力，又能够防止血止而留淤；同为佐药。这些药合用，能很好地发挥本方凉血止血的功效。

出自李东垣《医学发明》

复元活血汤：治损伤积血

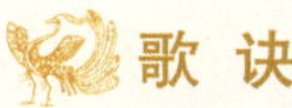

歌 诀

复元活血汤柴胡　花粉当归山甲入
桃仁红花大黄草　损伤淤血酒煎祛

复元活血汤正方

【组成】柴胡15克，天花粉、当归、桃仁（去皮尖）各9克，穿山甲（炮）、红花、甘草各6克，大黄（酒浸）30克。

【用法】以上药物研为粗末，每次取30克，水酒煎（水和酒的比例为3：1）后滤汁，温热服，每日3次。

【功效】活血祛淤，疏通肝络。

【主治】跌打损伤、淤血阻滞所致的胁肋剧痛。

对症解方

方中重用酒制大黄荡涤淤血败血，引淤血下行；柴胡能够疏肝调气，同时又可以引诸药归肝经，配伍大黄，一升一降，调畅气机，来增强散淤的效力，同为主药。当归、桃仁、红花为辅药，能够活血祛淤，消肿止痛。穿山甲可以破淤通络；天花粉能够入血分以消淤散结，同时又可以清热润燥；同为佐药。配甘草以缓急止痛，调和诸药，为使药。这些药合用，能很好地发挥本方活血祛淤、疏通肝络的功效。

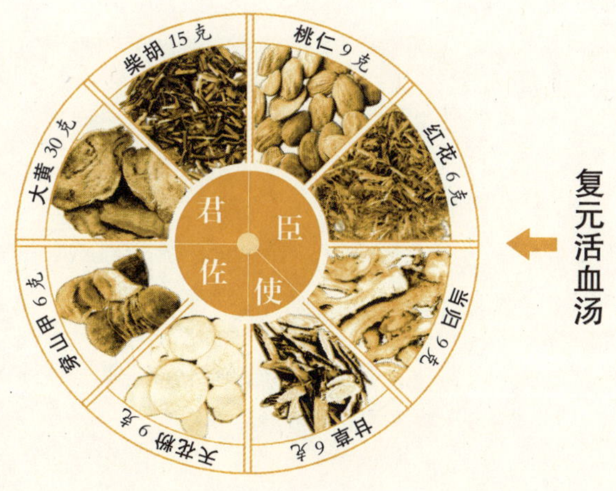

复元活血汤

卷 十

祛风之剂

祛风之剂，是由辛散祛风或是息风止痉药组成，以疏散外风或是平息内风，治疗各种风病。

风有外风和内风之分，外风是指风邪乘人体正气虚弱、营卫空疏而侵入，常会出现头痛怕风，肢体麻木，筋骨挛痛，关节屈伸不利，口眼歪斜等症状，通常所用的疏散外风的方剂为大秦艽汤、川芎茶调散。

内风是因为起居失常，饮食失节，以致脏腑功能失调，虚风内动，常会出现眩晕、抽搐、口眼歪斜、半身不遂，甚至突然昏倒、不省人事等症状。通常所用的平息内风的方剂为羚角钩藤汤。

出自孙思邈《备急千金要方》

小续命汤：治中风

歌 诀

小续命汤桂附芎　麻黄参芍杏防风
黄芩防己兼甘草　六经风中此方通

小续命汤正方

【组成】桂心、川芎、麻黄、人参、芍药、杏仁、黄芩、防己、甘草各3克，附子1枚，防风4.5克，生姜15克。

【用法】加水煎煮，分3次温服。

【功效】祛风散寒，益气养血，扶正除湿。

【主治】中风所致的突然昏倒，不省人事，筋脉痉挛，伸屈不利，半身不遂，口眼歪斜，言语困难，或是神气失散，嗜睡等症。

对症解方

本方主治人体正气不足，外感风邪，兼治感受寒、热、湿邪的病证。方中防风为主药，性味辛温，能够祛风解表，胜湿解痉。麻黄、生姜、桂心可以发散肌表，祛散风寒，通经活络，同为辅药。防己性味辛寒，能够祛风湿，止痛利水；杏仁性味苦温，可以疏散肺经风寒痰湿；人参能够补中益气；川芎、芍药可以补血和营；附子性味辛甘大热，能够助阳散寒；黄芩性味苦寒，可以清热泻火，防止温燥药物耗伤阴血；同为佐药。配甘草来调和药性，为使药。这些药合用，能很好地发挥本方辛温发散、扶正祛邪的功效。

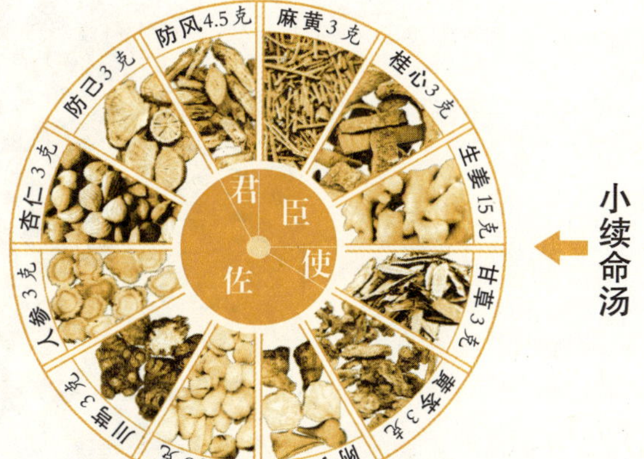

出自朱丹溪《丹溪心法》

大秦艽汤：治外感风邪

歌 诀

大秦艽汤羌独防　芎芷辛芩二地黄
石膏归芍苓甘术　风邪散见可通尝

大秦艽汤正方

【组成】秦艽90克，羌活、防风、白芷、黄芩、生地黄、熟地黄、茯苓、白术各30克，独活、川芎、石膏、当归、白芍、甘草（炙）各60克，细辛15克。

【用法】以上药物研为细末，每次取30克，加水煎服。

【功效】养血祛风，清热活血。

【主治】外感风邪初期出现手脚活动不利，舌体僵硬而不能言语，口眼歪斜，或是怕冷发热，口燥咽干，肢体疼痛等症。

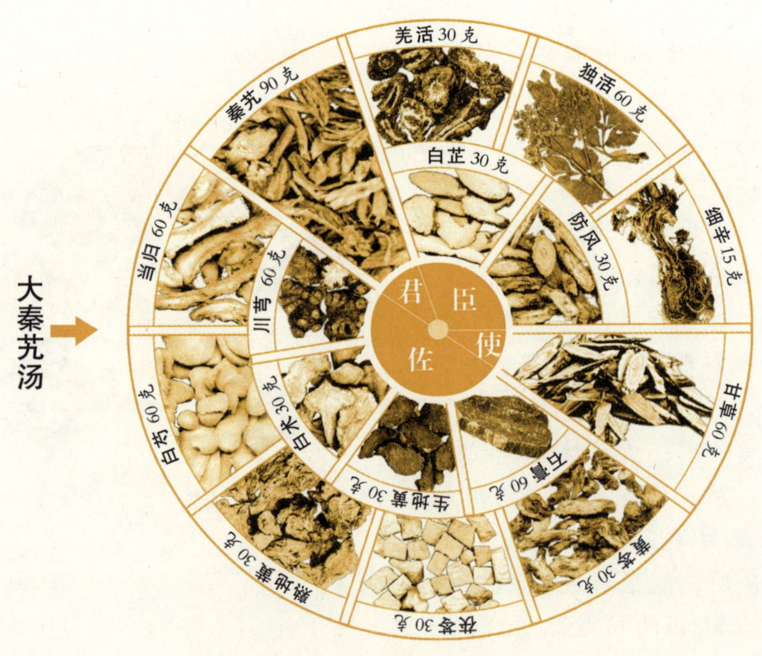

对症解方

本方主治风邪初入经络，兼治气血不足，有内热的病证。方中秦艽能够通行经络，祛散全身的风邪，为主药。独活、细辛可以散肾经风邪；羌活能够散膀胱经风邪；白芷可以散胃经风邪；而防风性味辛温，可以协同诸药散尽各经风邪；同为辅药。当归、白芍、熟地黄能够养血和血，柔肝舒筋，同时又可以防止辛燥药物耗伤阴血；川芎既能够行气活血，又可以散肝经的风邪；白术、茯苓能够益气健脾，有助气血生化；黄芩性味苦寒，可以清热燥湿，泻火解毒；石膏性味辛甘寒，能够解肌清热；生地黄可以清热凉血养阴；同为佐药。配甘草来调和诸药药性，为使药。这些药合用，能很好地发挥本方祛风清热、养血通络的功效。

出自《太平惠民和剂局方》

三生饮：治卒中痰厥

歌 诀

三生饮用乌附星　三皆生用木香听
加参对半扶元气　卒中痰迷服此灵
星香散亦治卒中　体肥不渴邪在经

三生饮正方

【组成】生川乌、生附子各15克，生南星30克，木香6克。

【用法】以上药物研为细末，每次取15克，再加15片生姜一同煎煮，不拘时候温服。

【功效】祛风除痰，助阳温经。

【主治】突然中风而致的突然昏倒，不省人事，口眼歪斜，半身不遂，痰多，咽喉痰鸣有声，四肢逆冷等症。

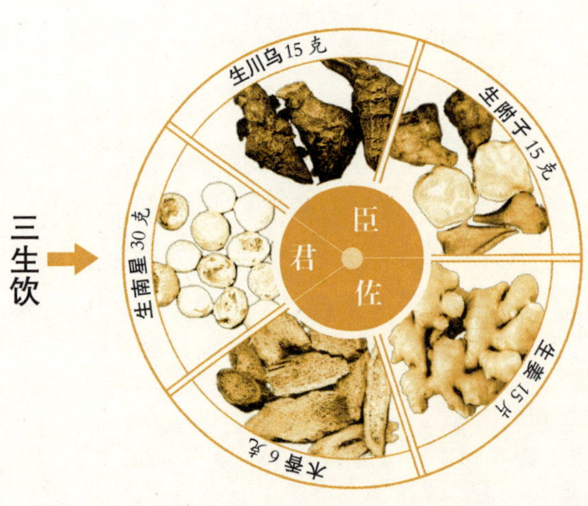

对症解方

本方主治风邪入侵，寒痰上涌，兼治阳气衰弱，气机阻滞，而出现四肢逆冷的病证。方中生南星为主药，性味温辛苦，能够祛风化痰，镇惊止痛。生川乌性味热辛苦，可以祛风除湿，温经止痛；生附子性味大热辛甘，能够补火助阳，祛风散寒，通行经络；同为辅药。木香可以理气化痰；生姜性味辛温，能够发散风寒，同时又可以制约生川乌、生附子、生南星的毒性；同为佐药。这些药合用，能很好地发挥本方祛风除痰、助阳温经的功效。

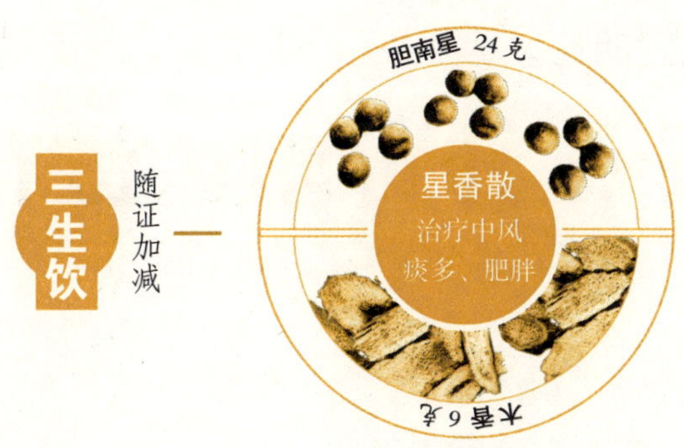

随证加减

星香散

中风痰多，肥胖而不口渴的，可以取胆南星24克，木香6克，研为末服用。天南星燥烈且有毒，胆南星是天南星加牛胆汁浸制而成，能够祛风化痰，其燥烈之性较天南星大大减弱，而补益肝胆之力则加强。（出自《医方集解》）

用饮食来改善中风状况

风痫发作时头强直视，不省人事，甚至牙关紧闭，饮独活防己酒 取独活、甘草、木防己各12克，干姜、细辛各15克，桂心60克，铁精30克，鸱头1枚，人参9克。将以上药物放入绢袋中，加酒4.5升，浸泡五昼夜。每服取55毫升，每日2次。

外感风邪而出现舌下肿胀，状似舌下又生小舌，或红或紫，饮食难下，言语不清，口流清涎，可饮用半夏酒 取黄酒500毫升，半夏20枚。将半夏水煮后，再浸泡5分钟，趁热加入黄酒密封。用时加热含漱，待酒冷后即吐出。

感受风邪而出现寒战、高烧、头痛、汗出、休克，吃杨桃膏 取杨桃1000克，将杨桃捣烂绞汁，小火煎至膏状，停火冷却后拌入白糖，装瓶备用。每次取10克，用开水冲服，每日3次。但要注意，杨桃性寒，多吃容易导致脾胃湿寒、大便稀薄泄泻。

出自刘完素《黄帝素问宣明论方》

地黄饮子：补肾阳，滋肾阴

歌诀

地黄饮子山茱斛　麦味菖蒲远志茯
苁蓉桂附巴戟天　少入薄荷姜枣服
喑厥风痱能治之　虚阳归肾阴精足

地黄饮子正方

【组成】熟地黄12克，山茱萸、石斛、麦冬、五味子、石菖蒲、远志、茯苓、肉苁蓉、肉桂、炮附子、巴戟天各15克。

【用法】以上药物研为细末，每次取9克，再加5片生姜和1枚大枣，以及薄荷叶6片，一同煎煮，睡前温服。

【功效】补肾阳，滋肾阴，开窍化痰。

【主治】肾虚痰浊所导致的舌体僵硬不能说话，足筋骨痿软不能行走，口干而不想喝水，脚冷面红等症。

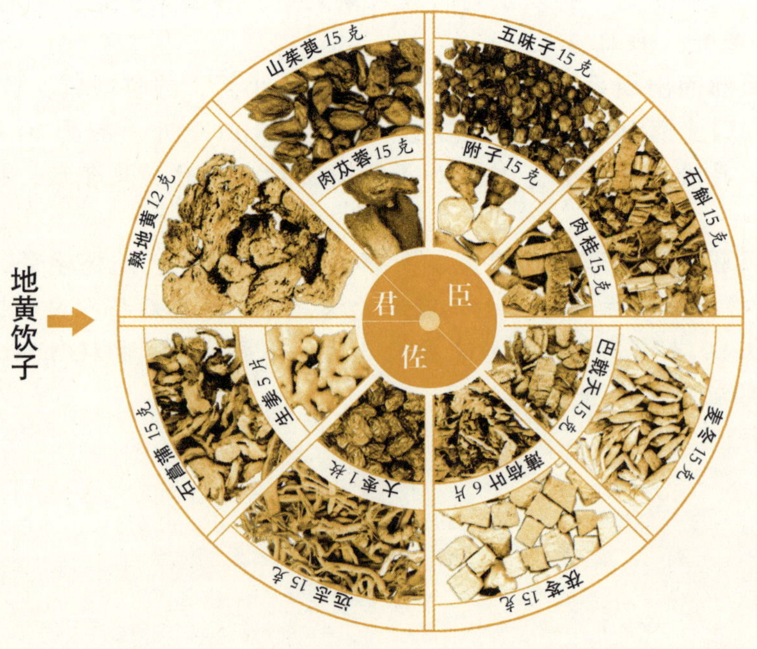

【禁忌】体内有火，或是肝阳之气亢盛，阳热比较明显的人不宜服用。

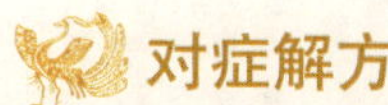

对症解方

方中熟地黄为主药，性味温甘，能够滋阴补血，益精填髓。巴戟天、肉苁蓉可以补肾助阳，强筋健骨；山茱萸、石斛能够加强熟地黄的补肾阴养肝的功效；麦冬、五味子可以补益肺肾之阴；附子、肉桂能够温补肾阳；同为辅药。石菖蒲、远志、茯苓可以交通心肾，开窍化痰；生姜、大枣能够调补脾胃，加强脾胃的升降运化功能；薄荷可以疏散风邪；同为佐药。这些药合用，能很好地发挥本方补肾阳、滋肾阴、开窍化痰的功效。

出自《医方集解》引朱丹溪方

独活汤：补肝安神，化痰开窍

歌诀

独活汤中羌独防　芎归辛桂参夏菖

茯神远志白薇草　瘛疭昏愦力能匡

独活汤正方

【组成】羌活、独活、防风、川芎、当归、细辛、桂心、人参、半夏、菖蒲、茯神、远志、白薇各15克，甘草（炙）7.5克。

【用法】以上药物研为粗末，每次取30克，再加少许生姜和大枣，水煎服。

【功效】疏风解表，扶正祛邪，补肝安神，化痰开窍。

【主治】肝虚受风所致的手脚痉挛，神志不清，或是发烧怕冷等症。

【禁忌】阴虚内风所致手指痉挛的人忌用。

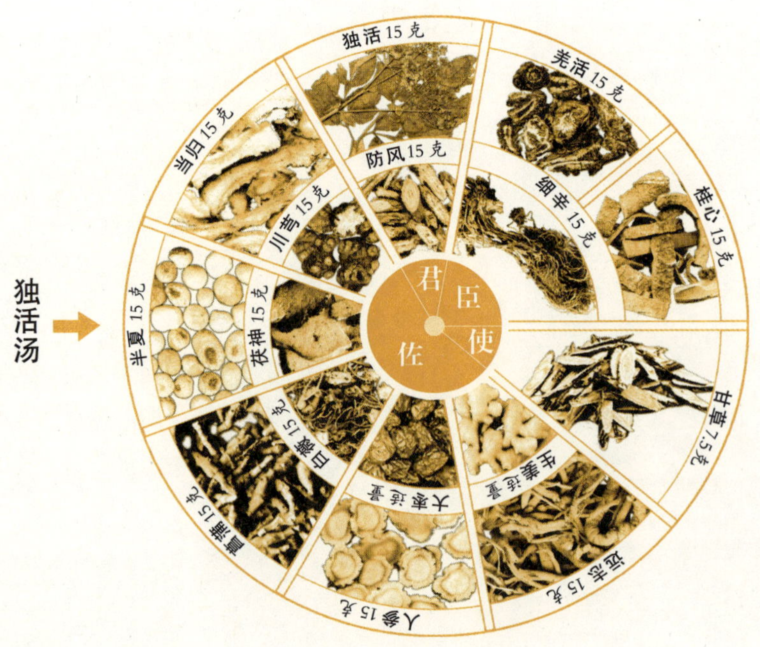

对症解方

方中独活、防风性味辛温，能够散风除湿，同为主药。羌活可以散寒祛风，除湿止痛，加强独活、防风的散风的效力；细辛、桂心能够散风寒，温经脉；同为辅药。当归、川芎能够散淤血，养新血，活血行气，祛风止痛；半夏可以除痰；菖蒲能够辟秽开窍，宣气逐痰；人参可以大补元气，补脾益肺；茯神、远志能够安神益智；白薇性味咸寒，可以清热凉血；加入生姜和大枣，能和营卫，补脾胃；同为佐药。配炙甘草来调和诸药，为使药。这些药合用，能很好地发挥本方疏风解表、扶正祛邪、补肝安神、化痰开窍的功效。

出自方贤《奇效良方》

顺风匀气散：治半身不遂

歌 诀

顺风匀气术乌沉　白芷天麻苏叶参
木瓜甘草青皮合　㖞僻偏枯口舌喑

顺风匀气散正方

【组成】白术6克，乌药4.5克，天麻、人参各1.5克，沉香、白芷、紫苏叶、木瓜、甘草（炙）、青皮各0.9克。

【用法】加生姜3片，水煎服，每日3次。

【功效】补气匀气，顺气祛风。

【主治】中风而出现半身不遂，口眼歪斜，舌体僵直不能说话等症。

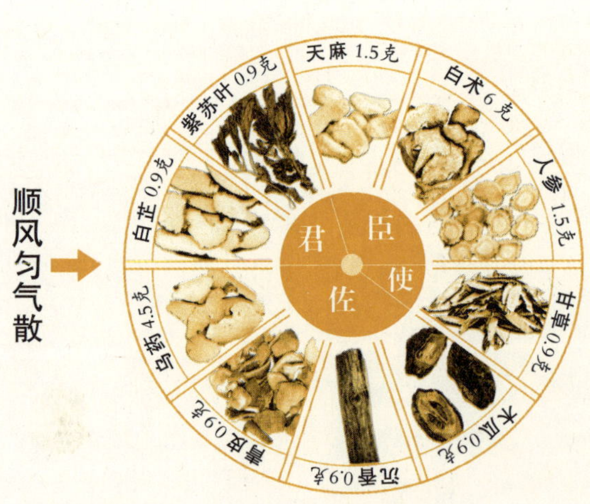

对症解方

方中白芷和紫苏叶为主药，能够疏散风邪，理气宽中。天麻可以平肝息风止痉；白术、人参能够补脾益气，扶助正气，同时又可以加强疏散外风的效力；同为辅药。乌药能够行气止痛，温肾散寒；青皮可以舒肝破气，散结消滞；沉香能够降气温中，暖肾纳气，乌药、青皮、沉香三药合用，能调畅气机，以行滞气；木瓜可以平肝舒筋；同为佐药。配炙甘草来调和诸药，为使药。这些药合用，能很好地发挥本方补气匀气、顺气祛风的功效。

出自朱丹溪《金匮钩玄》

上中下通用痛风方：治痛风

歌 诀

黄柏苍术天南星　桂枝防己及威灵
桃仁红花龙胆草　羌芷川芎神曲停
痛风湿热与痰血　上中下通用之听

上中下通用痛风方正方

【组成】酒炒黄柏、苍术、天南星各60克，桂枝、威灵仙、羌活各9克，桃仁、白芷各15克，红花4.5克，防己、龙胆草各1.5克，川芎、炒神曲各30克。

【用法】以上药物研为均匀细末，用神曲煮成糊，然后将药末放进糊中调匀，做成如梧桐子般大小的丸子，每次服用100丸，以温开水送下，每日2次。

【功效】疏风清热，活血止痛，祛湿化痰。

【主治】痛风。出现全身骨节疼痛。

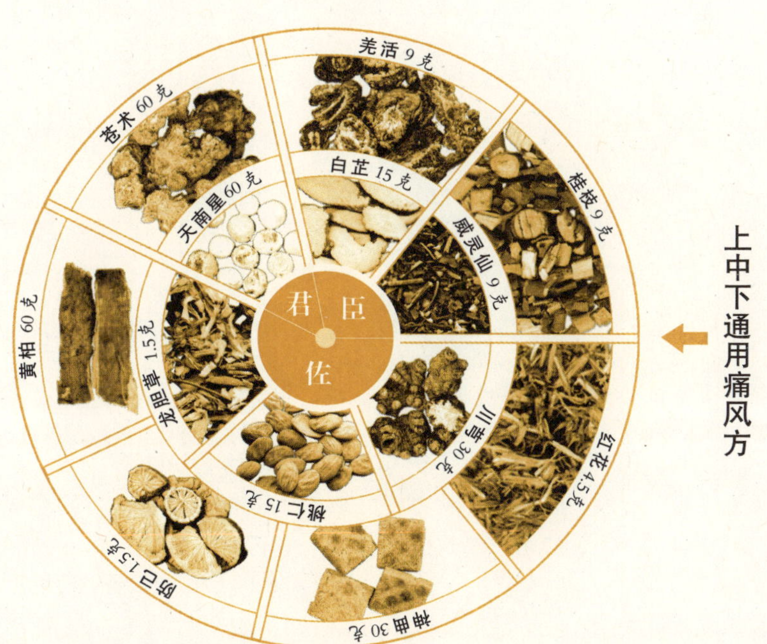

对症解方

方中苍术能够燥湿健脾，祛风散寒；天南星可以祛风、止痉、燥湿，同为主药。白芷能够止痛通窍，祛头面之风；羌活可以祛风止痛，除湿散寒，祛骨节之风湿；桂枝能够发汗解表，温经通阳，祛手臂之风；威灵仙可以祛风除湿，通络止痛；同为辅药。黄柏能够清热燥湿，泻火解毒；龙胆草可以泻肝胆实火；桃仁、红花能够活血祛淤；川芎可以活血行气，祛风止痛；防己能够祛风湿，止痛利水；炒神曲可以和胃消食，理气健脾；同为佐药。这些药合用，能很好地发挥本方疏风清热、活血止痛、祛湿化痰的功效。

出自孙思邈《备急千金要方》

独活寄生汤：治风寒湿痹 

歌 诀

独活寄生艽防辛　芎归地芍桂苓均
杜仲牛膝人参草　冷风顽痹屈能伸
若去寄生加芪续　汤名三痹古方珍

独活寄生汤正方

【组成】 独活 9 克，桑寄生、秦艽、防风、细辛、川芎、当归、干地黄、芍药、肉桂、茯苓、杜仲、牛膝、人参、甘草各 6 克。

【用法】 加水煎煮，分 3 次温服。

【功效】 除痹痛，补益肝肾，祛风湿。

【主治】 风寒湿痹日久，肝肾气血不足所致的腰膝疼痛，肢节屈伸不利，甚或是麻木不仁，怕寒喜温，心中悸动不安，呼吸短促，舌淡苔白等症。

【禁忌】 湿热实证的痹证病人忌用。

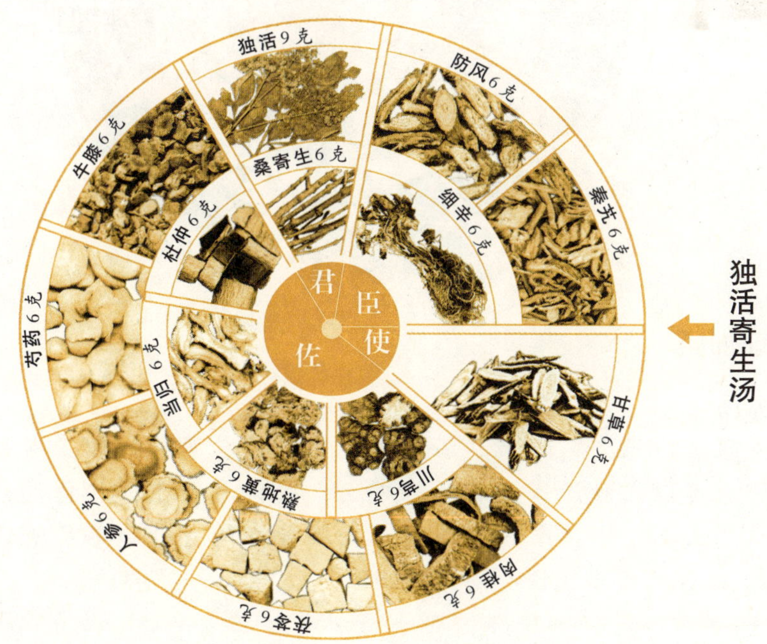

对症解方

方中独活能够散风除湿；桑寄生可以祛风湿，补肝肾，强筋骨；同为主药。防风能够祛风解表，胜湿止痛止痉；秦艽可以祛风湿，通络止痛，退虚热清湿热；细辛能够祛风散寒，行水开窍；同为辅药。川芎可以散淤血，养新血，活血行气，祛风止痛；当归能够补血活血；熟地黄可以滋阴补血；芍药能够行淤止痛，凉血消肿；杜仲、牛膝可以补肝肾，强筋骨；肉桂能够补阳祛寒，通利血脉；人参、茯苓可以补气健脾，扶助正气；同为佐药。配甘草来调和药性，为使药。这些药合用，能很好地发挥本方除痹痛、补益肝肾、祛风湿的功效。

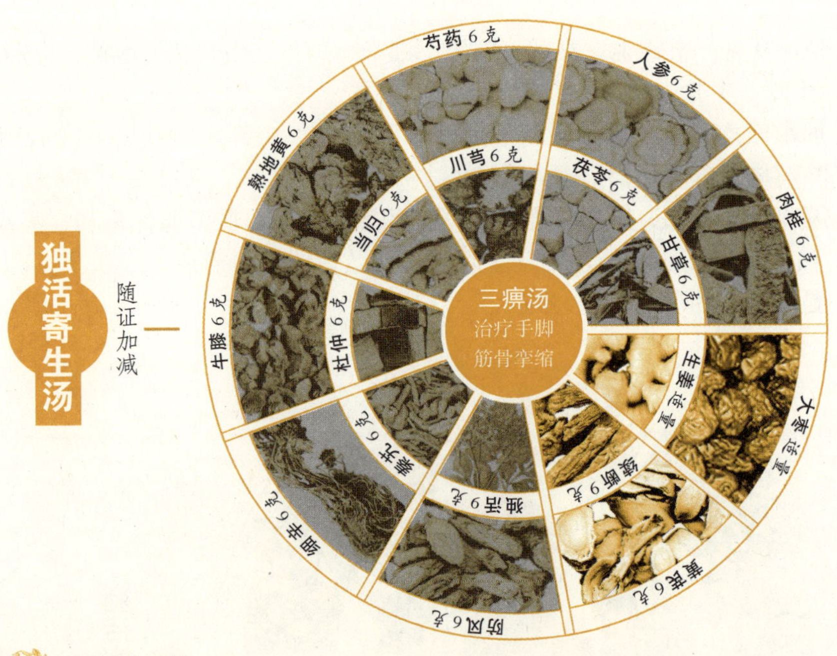

随证加减

三痹汤

因风寒湿痹日久，气血淤滞而出现手脚筋骨挛缩，伸屈不利，或是麻木不仁的，可以在独活寄生汤的基础上，去掉桑寄生，加黄芪6克来补气升阳，益胃固表；加续断6克以行血补肝肾，治疗肝肾不足所致的腰痛脚弱，并加生姜、大枣适量，水煎温服。（出自《妇人大全良方》）

出自《太平惠民和剂局方》

消风散：消风散热 

歌 诀

消风散内羌防荆　芎朴参苓陈草并
僵蚕蝉脱藿香入　为末茶调或酒行
头痛目昏项背急　顽麻瘾疹服之清

消风散正方

【组成】羌活、防风、川芎、人参、茯苓、僵蚕、蝉脱、藿香各60克，荆芥、厚朴、陈皮、甘草（炙）15克。

【用法】以上药物研为细末，每次取6克，用茶水调下，或是用酒调下，每日2次。

【功效】消风邪，散热邪，补中气，理脾气。

【主治】风热邪气上攻头目所致的头痛眼花，鼻嚏声重，颈背肌肉牵引紧缩不适，屈伸不利，发烧怕冷，皮肤瘙痒难忍，或是风热湿所致的疹子，胸腹闷胀等症。

对症解方

方中防风、蝉蜕能够疏散风热，其中蝉蜕还能止痒，同为主药。羌活、僵蚕、荆芥可以加强主药疏散风邪的功效，以止痛止痒；藿香能够散邪辟秽；同为辅药。川芎可以活血行气，祛风止痛；陈皮、厚朴能够行气燥湿，消积散满；人参、茯苓可以益气健脾；同为佐药。配炙甘草来调和药性，为使药。用茶水调下，可以防止升散中过分耗伤肺气；而用酒调服则可加速血液循环，有助于祛风。这些药合用，能很好地发挥本方消风邪、散热邪、补中气、理脾气的功效。

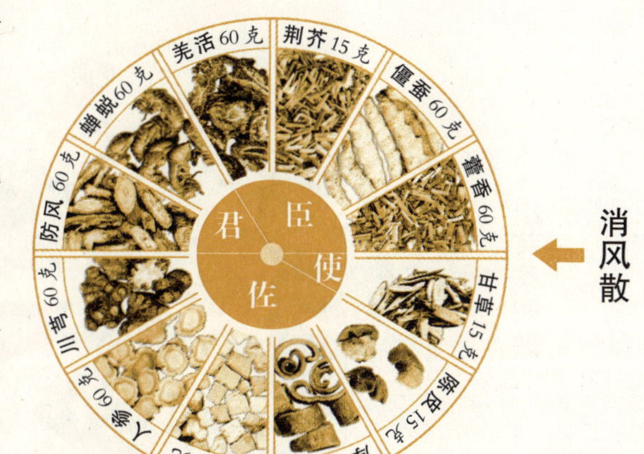

出自《太平惠民和剂局方》

川芎茶调散：治偏头痛

歌诀

川芎茶调散荆防　辛芷薄荷甘草羌
目昏鼻塞风攻上　正偏头痛悉能康
方内若加僵蚕菊　菊花茶调用亦臧

川芎茶调散正方

【组成】川芎、荆芥各12克，防风、白芷、甘草（炙）、羌活各6克，细辛3克，薄荷24克。

【用法】以上药物研为细末，每次取6克，饭后清茶调服，每日2次。

【功效】疏风止痛。

【主治】外感风邪的头痛。出现偏头痛或头顶痛，头昏目眩，发烧怕风，鼻塞，舌苔薄、白等症。

【禁忌】因气虚、血虚，或肝肾阴虚、肝阳上亢、肝风内动所致头痛的人忌用。

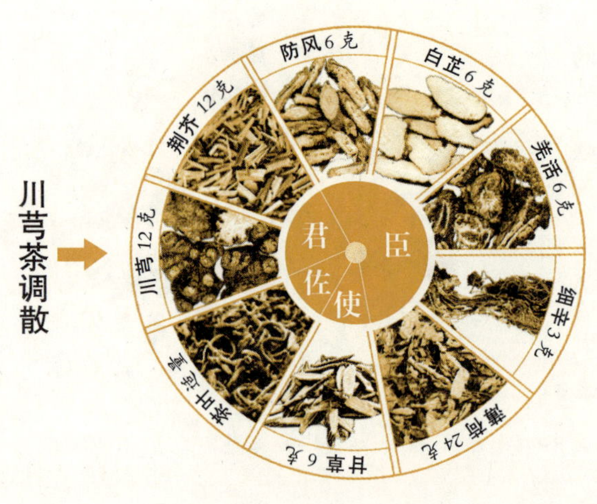

对症解方

方中川芎性味辛温，能够祛风活血止头痛；荆芥性温而不燥，轻扬升散，既能够散风寒，又可以散风热；同为主药。防风、白芷、羌活、细辛能够疏风止痛；薄荷疏风散热，辟秽解毒，清利头目，消散上部风热；同为辅药。茶叶性味苦寒，可以制约治风药物过于温燥与升散，使升中有降，为佐药。配炙甘草来调和药性，为使药。这些药合用，能很好地发挥本方疏风止痛的功效。

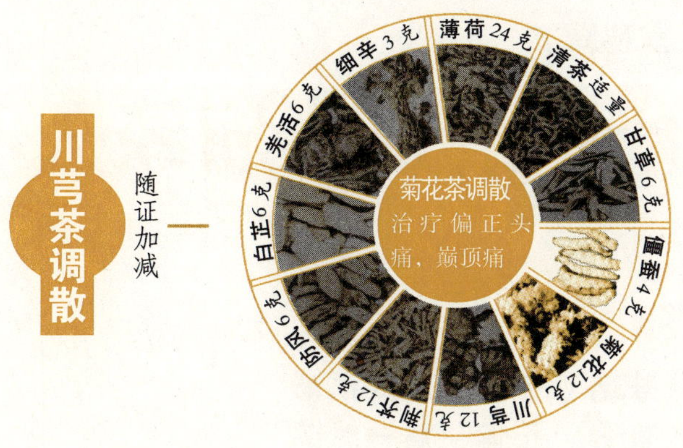

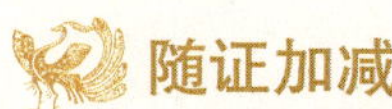

随证加减

菊花茶调散

因风热上犯而出现偏正头痛，头顶痛，头晕眼花的，可以在川芎茶调散的基础上，加僵蚕4克、菊花12克，来增强疏散风热的功效。以上药物共研为细末，每次取6克，饭后以清茶调下。（出自《医方集解》）

出自李东垣《兰室秘藏》

清空膏：治偏头痛经久不愈

歌诀

清空芎草柴芩连　羌防升之入顶巅
为末茶调如膏服　正偏头痛一时蠲

清空膏正方

【组成】川芎15克，甘草（炙）45克，柴胡21克，黄芩90克，黄连、羌活、防风各30克。

【用法】以上药物研为细末，每次取6克，用茶调成膏状，饭后用白开水送下。

【功效】清热祛风，止痛除湿，凉肝息风。

【主治】风湿热上壅所致的偏头痛经久不愈，或感受时令邪气，热重寒轻，头痛目眩等症。

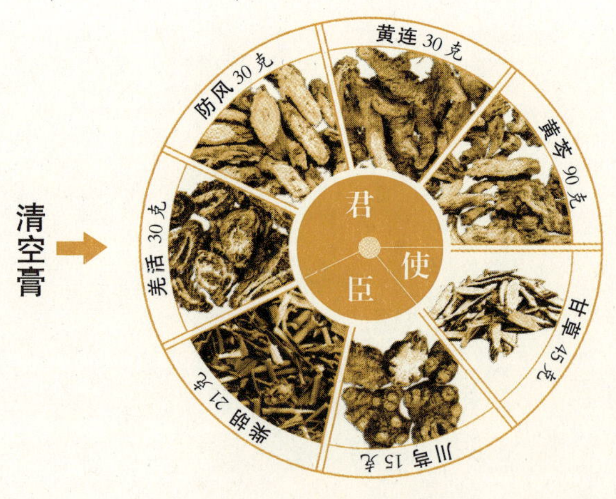

对症解方

方中羌活、防风性味辛散，能够祛风除湿；黄连、黄芩可以清热燥湿；四药同用，能上升到头顶以去湿热；同为主药。柴胡可以疏肝解郁，疏风清热；川芎性味辛散，能够祛风行气，活血止痛；同为辅药。配炙甘草来调补脾胃，调和药性，为使药。这些药合用，能很好地发挥本方祛风除湿、清热止痛的功效。

出自陈自明《妇人大全良方》

人参荆芥散：治妇人血风劳

歌 诀

人参荆芥散熟地　防风柴枳芎归比
酸枣鳖羚桂术甘　血风劳作风虚治

人参荆芥散正方

【组成】人参、荆芥、熟地黄、柴胡、枳壳、酸枣仁（炒）、鳖甲（炙）、羚羊角、白术各2.1克，防风、川芎、当归、桂心、甘草各1.5克。

【用法】以上药物研为细末，再加3片生姜，一同煎服。

【功效】益气健脾，疏风清热，补肝养血。

【主治】妇女血风劳。失血、感受邪毒等所致精血不足，脏器亏损，而出现发烧，身体疼痛，头昏，眼睛干涩，睡眠中出汗、醒后汗即停止，面颊红赤，口干舌燥，月经不调，面黄肌瘦，腹痛等症。

【禁忌】孕妇忌服。

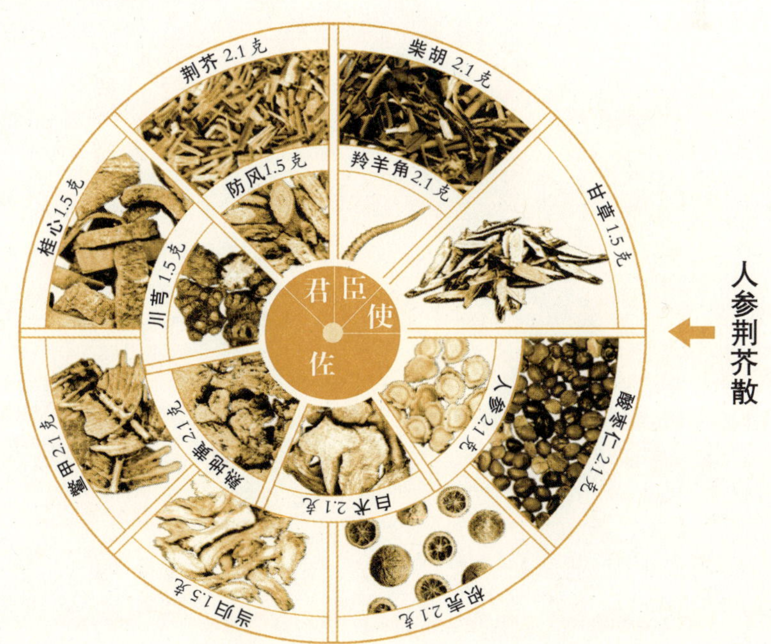

对症解方

方中荆芥、防风能够疏散风邪，荆芥同时还能疏散血中风热，同为主药。柴胡能够疏肝解郁，和解退热，以泻肝火；羚羊角可以凉肝息风，平肝明目；同为辅药。熟地黄能够滋阴养血；炙鳖甲可以滋阴清热；当归、川芎能够养血活血调经；人参、白术可以补气健脾，有助气血化生；枳壳能够行气宽中；桂心可以温通经脉；炒酸枣仁能够补肝养心敛汗；同为佐药。配甘草来调和药性，为使药。这些药合用，能很好地发挥本方益气健脾、疏风清热、补肝养血的功效。

卷十一

祛寒之剂

祛寒之剂，即温里剂，是由温热的药物组成，以祛除寒邪，扶助阳气，治疗里寒证。里寒是说寒不在肌表，而在脏腑经络，里寒证通常是表寒没有解除而传入体内，或是外邪直接侵入体内，又或是脏腑阳虚所导致。

祛寒之剂有温中祛寒、回阳救逆、温经散寒三类。

温中祛寒剂能够温补脾胃阳气，治疗脾胃虚寒所致的腹部冷痛，手脚不温，呕吐腹泻，不思饮食，口淡不渴等病症，通常所用方剂为吴茱萸汤。

回阳救逆剂能够破阴回阳、益气固脱，治疗阴盛阳衰所致的手至肘部、脚至膝部发冷，精神委靡，怕冷蜷卧，呕吐腹痛，泻下如水、并伴有未消化的食物残渣等病证，通常所用方剂为四逆汤。

温经散寒剂能够温散阴寒、通利血脉，治疗寒凝经脉所致的痛经，肢体痹痛，冻疮等病证，通常所用方剂为当归四逆汤。

出自张仲景《伤寒论》

理中汤：补气健脾

歌诀

理中汤主理中乡　甘草人参术黑姜
呕利腹痛阴寒盛　或加附子总回阳

理中汤正方

【组成】甘草（炙）、人参、白术、干姜各90克。

【用法】加水煎煮，分3次温服。也可制成蜜丸，每丸重9克，每次服1丸，温开水送下，每日2～3次。

【功效】补气健脾，温中祛寒。

【主治】脾胃虚寒所致的腹痛，呕吐，大便溏泄，畏寒肢冷，口不渴，不思饮食，舌质淡，舌淡苔白或白滑等；或是阳虚失血，便血，吐血，流鼻血，血色暗淡，血质清稀；小儿因吐泻、泄泻或药物损伤脾胃，而出现肢体逆冷，口鼻气微，手脚微搐；又或是病后喜唾涎沫；霍乱吐泻，以及胸中憋闷、疼痛等症。

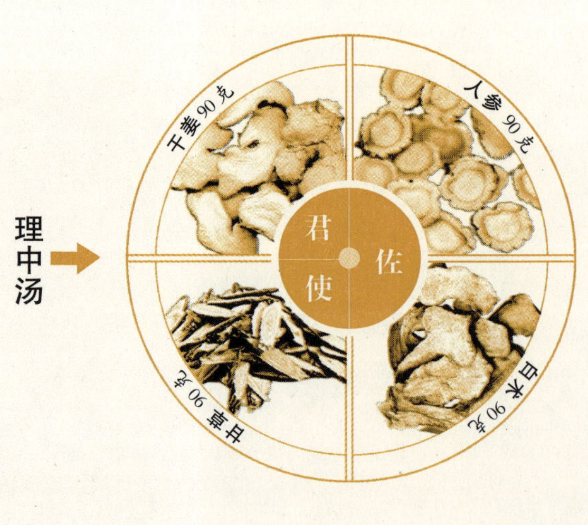

对症解方

本方主治脾胃有寒，兼治脾胃气虚，脾的运化功能失常，而出现呕吐腹痛，不思饮食的病证。方中干姜为主药，性味大辛大热，能够温中祛寒，扶阳抑阴。人参可以大补元气；白术能够补气健脾，燥湿利水，加强脾的运化功能；同为佐药。配炙甘草来补脾和胃，同时又能调和诸药，为使药。这些药合用，能很好地发挥本方补气健脾、温中祛寒的功效。

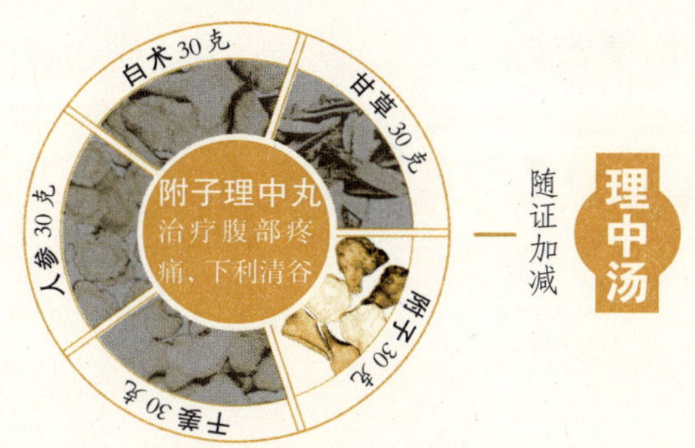

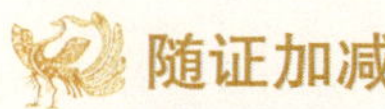

随证加减

附子理中丸

因脾胃虚寒较甚，或是脾肾阳虚而出现腹部疼痛，四肢牵引紧缩不适，霍乱吐泻的，可以在理中汤的基础上，加附子（干姜、人参、白术、炙甘草、附子各30克）来增强补火助阳、散寒止痛的功效。以上药物研为细末，用蜜调和做成丸子，每丸重3克，每次服1丸，以温开水送下，小儿酌情减量，孕妇禁用。（出自《阎氏小儿方论》）

食疗方三种

脾肾阳虚所致的畏寒肢冷、腰膝酸软，可食用黑豆炖狗肉 取狗肉500克，黑豆100克，生姜、花椒和食盐适量。先将狗肉切块，并把黑豆、生姜及花椒一同放入沸水锅中，转而用小火炖至烂熟，起锅前加入少许食盐调味即可。

受寒引起的偏头痛，喝艾草老姜汤 取老姜6片，干艾草50克。将艾草洗净、切段，老姜洗净切薄片，再加3000毫升水，用大火煮沸后，改用小火熬煮约45分钟，至汤汁剩下一半即可，然后去渣取汤。每次取150～200毫升，早晚各服1次，不可过量。喝不完的药汁，可以放在冰箱里冷藏。

肝肾亏虚引起的腰脊冷痛，吃枸杞羊肾粥 取羊肾1只，羊肉100克，枸杞叶250克，葱白2根，粳米100克，细盐少许。先将羊肾剖洗干净，去掉内膜切丝，再把羊肉洗净切碎，用枸杞叶加水煎汁去渣，然后放入羊肾、羊肉、葱白和粳米加水一起煮粥，待粥成后，加入适量细盐即可。每天早晚食用。

出自张仲景《伤寒论》

真武汤：壮肾阳

歌 诀

真武汤壮肾中阳　茯苓术芍附生姜
少阴腹痛有水气　悸眩瞤惕保安康

真武汤正方

【组成】茯苓、芍药、附子（炮）、生姜各9克，白术6克。

【用法】加水煎煮，每日3次。

【功效】温阳利水。

【主治】（1）脾肾阳虚，水气内停所致的畏寒肢冷，小便不利，心中悸动不安，头晕目眩，四肢沉重疼痛，甚至肢体浮肿，或是腹痛腹泻，舌苔发白，不渴等症；

（2）太阳病发汗太过，阳虚水泛所致的汗出不解，发热不止，心悸，头晕目眩等症。

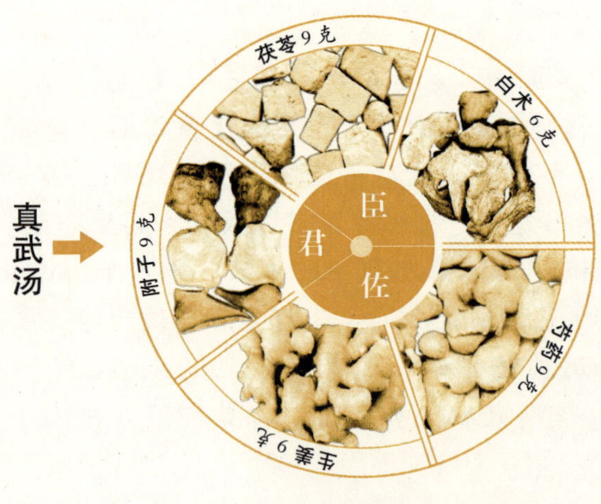

对症解方

方中炮附子性味大辛大热，能够温肾助阳，化气行水，为主药。白术可以补气健脾，燥湿利水；茯苓能够利水化饮，健脾宁心，使水气随小便排出；同为辅药。芍药性味苦酸微寒，可以养阴，使利水而不伤阴，且能柔肝缓急止痛；生姜性味辛温，既可以加强附子温阳散寒的功效，又能够协助白术、茯苓温散水寒；同为佐药。这些药合用，能很好地发挥本方温阳利水的功效。

出自张仲景《伤寒论》

四逆汤：治四肢逆冷

歌诀

四逆汤中姜附草　三阴厥逆太阳沉
或益姜葱参芍桔　通阳复脉力能任

四逆汤正方

【组成】干姜4.5克，附子9克，甘草（炙）6克。

【功效】回阳救逆，温中逐寒。

【用法】加水煎煮，附子先煎1小时，待药味散出后，再放入其余药物同煎。取汁分2次温服。

【主治】肾阳虚所致的身痛怕冷，四肢逆冷，不发烧，腹痛腹泻，呕吐不渴，精神倦怠，嗜睡，舌苔白滑，或是太阳病误汗伤及阳气等。

【禁忌】体内有热而表现出寒证的人忌用。

对症解方

本方主治肾阳虚，体内寒邪亢盛，兼治脾失温煦，运化功能失常，而出现呕吐的病证。方中附子为主药，能够祛寒救逆，温肾壮阳。干姜性味辛热，可以温中逐寒，助阳通脉，为辅药。炙甘草性味甘温，既能够温中益气，又可以调和诸药，解生附子之毒，缓和干姜、附子辛热燥烈的药性，为佐使药。这些药合用，能很好地发挥本方回阳救逆、温中逐寒的功效。

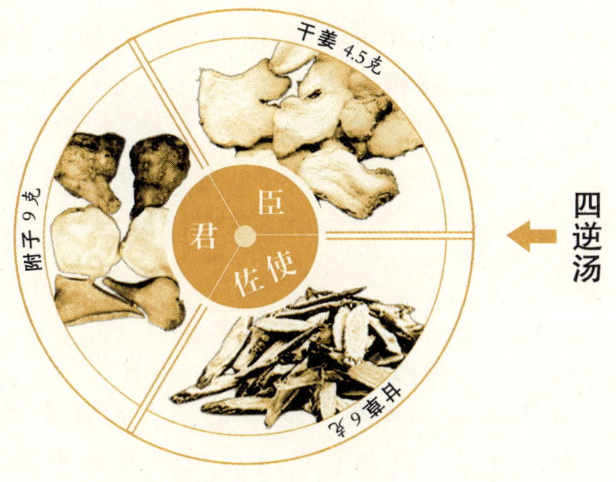

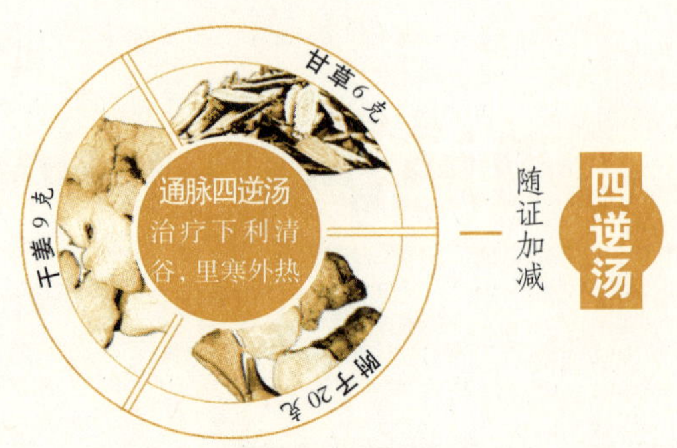

随证加减

通脉四逆汤

腹泻，里寒外热，手脚逆冷，身体不怕冷，面色红赤，或腹痛，或干呕，或咽痛的，可以在四逆汤的基础上加大附子、干姜用量（附子20克，干姜9克，炙甘草6克），来增强回阳救逆、温中逐寒的功效。（《出自伤寒论》）

肾阳虚可用食物调养

李时珍在《本草纲目》中说：胡椒能暖肠胃，除寒湿；羊肉可以温中暖肾；又说：狗肉能温肾壮阳。所以，脏腑经络有寒的人可以常吃羊肉和胡椒、牛肉、狗肉、茴香等。

食疗方三种

脘腹冷痛、食少呕吐、四肢逆冷，喝胡椒牛肉汤 取胡椒、大茴香各10克，牛肉500克，大蒜1头，酱油、味精适量。先将牛肉挑去筋膜洗净，切成大块；胡椒、大茴香洗净，大蒜洗净切片；再把以上原料放入沸水锅内，转用小火煲2小时，调入酱油、味精即可。

寒湿腰痛，转侧不利，遇到阴雨天加重，可经常喝茶醋饮 取茶叶加水1000毫升，煎取500毫升，然后放入食醋200毫升，再煎5分钟。分2次饮用。

因肾阳亏虚、命门火不足，不能温养脾胃所致的每天清晨天未亮前就肠鸣泄泻，可喝羊肉薏米汤 取薏米25克，羊肉250克，生姜1片，花椒、茴香各适量。将羊肉洗净切丁，用开水焯去腥味，然后与薏米加水共煮，并放入生姜、花椒、茴香，用武火烧开，再用小火炖1个小时。喝汤吃肉，一周2次。

出自张仲景《伤寒论》

白通加猪胆汁汤：治肾阳衰微

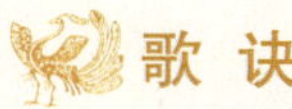

歌 诀

白通加尿猪胆汁　干姜附子兼葱白
热因寒用妙义深　阴盛格阳厥无脉

白通加猪胆汁汤正方

【组成】童尿 25 毫升，猪胆汁 5 毫升，干姜 30 克，生附子 1 枚，葱白 4 根。

【用法】生附子先煎 1 小时，再放入葱白、干姜同煎，去渣取汁，然后放入猪胆汁和童尿，分 2 次温服。

【功效】破阴回阳，宣通上下。

【主治】肾阳衰微、阴寒过盛而致的腹泻不止，四肢逆冷，心烦干呕等症状。

对症解方

方中生附子性味大辛大热，能够温肾壮阳，祛寒救逆，为主药。干姜性味辛热，可以加强附子温阳散寒的效力；葱白性味辛温，能够发汗解表，通阳散寒，宣通上下阳气；同为辅药。猪胆汁性味苦寒可以降逆，童尿性味咸寒，能够清心泻火，退热除烦，二药同用，可以使温热药物更好地发挥药力，同为佐药。这些药的配伍，能很好地发挥本方破阴回阳、宣通上下的功效。

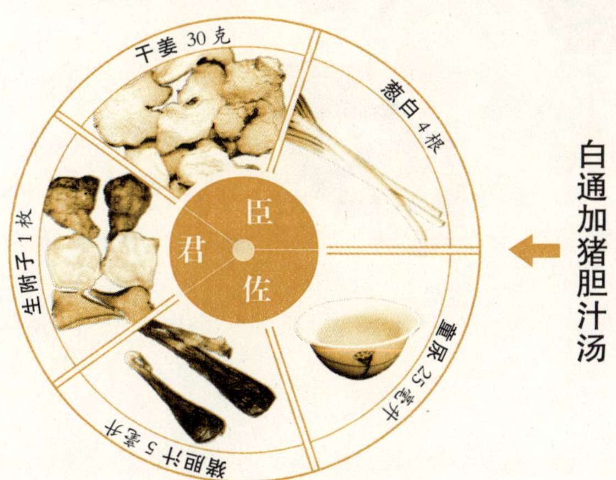

出自张仲景《伤寒论》

吴茱萸汤：治脾胃虚寒

歌诀

吴茱萸汤人参枣　重用生姜温胃好
阳明寒呕少阴利　厥阴头痛皆能保

吴茱萸汤正方

【组成】吴茱萸、人参各9克，大枣4枚，生姜18克。

【用法】加水煎服，每日3次。

【功效】降逆止呕，温中补虚。

【主治】脾胃虚寒所致的心下郁积，胀满不舒，腹痛，呕吐酸水，饭后欲呕，手脚冰冷，舌苔白滑，心烦不宁，或是头痛，干呕，吐清沫等症状。

【禁忌】胃热呕吐，阴虚呕吐，或肝阳上亢所致头痛的人禁用。

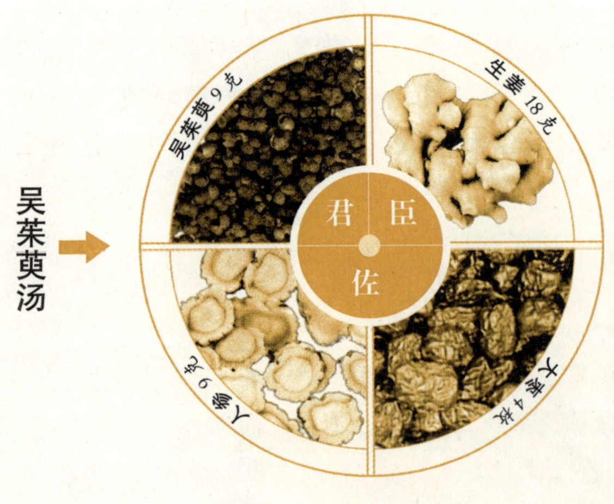

对症解方

本方主治胃中有寒，兼治胃气虚而出现呕吐腹泻的病证。方中吴茱萸性味苦辛大热，既能够温胃散寒以止呕，又可以温肾以止泻，为主药。生姜为辅药，能够温胃散寒，降逆止呕，加强吴茱萸温胃散寒、下气降逆的功效。人参、大枣能补益脾气，同为佐药。这些药合用，能很好地发挥本方降逆止呕、温中补虚的功效。

出自朱肱《活人书》

益元汤：补益元阳

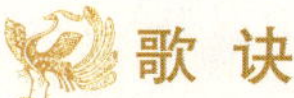

歌诀

益元艾附与干姜　麦味知连参草将
姜枣葱煎入童便　内寒外热名戴阳

益元汤正方

【组成】艾叶、麦冬、知母、甘草（炙）各3克，附子（炮）、干姜、黄连、人参各1.5克，五味子9粒。

【用法】加3片生姜、3枚大枣以及3根葱白，水煎去渣，再加童尿1勺冷服。

【功效】补益元阳，驱逐阴寒，引火归原。

【主治】肾阳衰微、阴寒过盛所致的发烧脸红，烦躁不安等症。

【禁忌】真热证的人禁用。

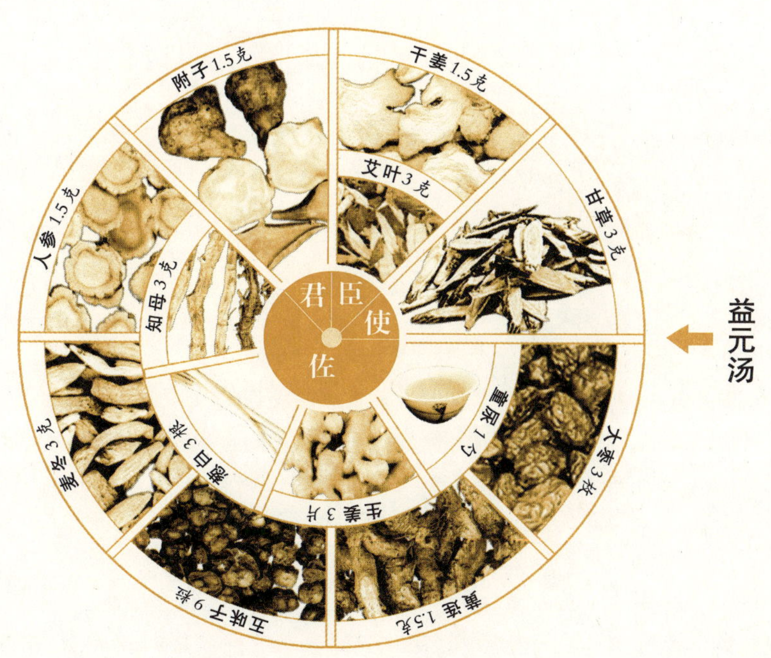

对症解方

方中炮附子为主药，能够温里逐寒，温壮肾阳。干姜和艾叶为辅药，可以温中祛寒，通经络，二药合用能够协助炮附子补阳散寒。人参可以补脾益气，加强本方温补阳气的功效；麦冬、五味子能够养阴生津，润肺清心，敛气固涩，防止阳气耗散；黄连可以清热泻火；知母能够滋阴润燥；生姜、大枣可以调补脾胃；葱白能够散寒通阳；加入童尿冷服，既可以防止吐药，又能滋阴降火；同为佐药。配炙甘草来补脾和胃，调和诸药，为使药。这些药合用，能很好地发挥本方补益元阳、驱逐阴寒、引火归原的功效。

出自陶华《伤寒六书》

回阳救急汤：治寒邪内盛

歌 诀

回阳救急用六君　桂附干姜五味群
加麝三厘或胆汁　三阴寒厥见奇勋

回阳救急汤正方

【组成】白术、茯苓、半夏、熟附子各9克，人参、陈皮、甘草（炙）、干姜各6克，肉桂、五味子各3克。

【用法】加3片生姜水煎，服用时加0.1克麝香（研末）调服。

【功效】回阳救急，益气生脉。

【主治】寒邪内盛、阳气衰微而致的呕吐腹泻，腹痛，口不渴，怕冷，喜蜷卧于床，四肢冰冷，嗜睡，或是指甲口唇青紫，或身体寒战，或呕吐清水，舌淡苔白等症。

对症解方

方中熟附子为主药，能够回阳救逆，补火助阳，散寒止痛。干姜、肉桂可以补火助阳，祛寒救逆，同为辅药。人参、白术、茯苓、陈皮、半夏（六君子汤）能够健脾补气，同时又可以除去阳虚水湿所生的痰饮；五味子能够收敛固涩，益气生脉；生姜可以温中散寒，同时又能够加强半夏和胃降逆止呕的功效；麝香能够开窍醒神，通十二经血脉，引导阳气迅速流布全身；同为佐药。配炙甘草来补脾和胃，同时又可以调和诸药，为使药。这些药合用，能很好地发挥本方回阳救急、益气生脉的功效。

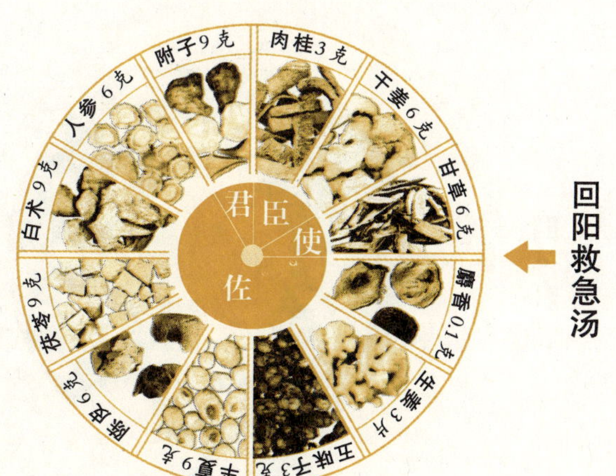

出自王肯堂《证治准绳》

四神丸：治脾肾虚寒

歌诀

四神故纸吴茱萸　肉蔻五味四般须
大枣百枚姜八两　五更肾泻火衰扶

四神丸正方

【组成】补骨脂120克，吴茱萸30克，肉豆蔻、五味子各60克。

【用法】以上药物研为细末，然后将生姜240克，大枣100枚同煮，煮熟取枣肉和药末捣匀做成丸，每次服6~9克，临睡时淡盐汤或是白开水送下。

【功效】温补脾肾，涩肠止泻。

【主治】脾肾虚寒所致的凌晨四五点钟腹泻，食欲不振，消化不良，或是久泻不愈，腹痛喜温，腰膝肢冷，神倦乏力，舌淡苔白等症。

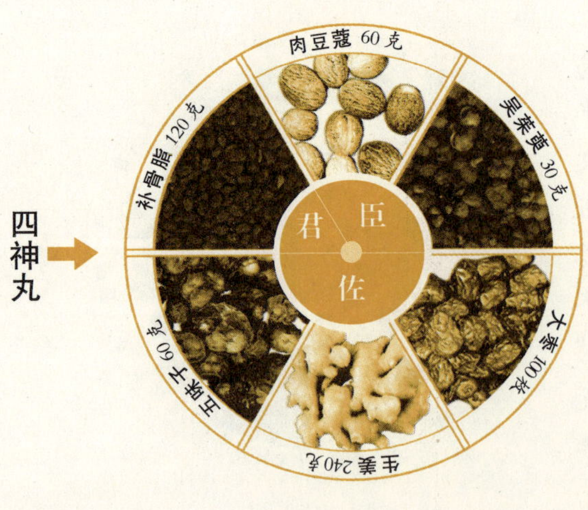

对症解方

本方主治脾肾阳虚有寒，凌晨腹泻，兼治脾胃气虚，脾的运化功能失常，而出现食欲不振，消化不良的病证。方中补骨脂为主药，能够补肾壮阳，固精缩尿，温脾止泻。吴茱萸可以温中暖肾散寒；肉豆蔻能够温暖脾胃，固肠止泻；同为辅药。五味子可以补肾固涩，益气生津；生姜能够温胃散寒；大枣可以补中益气，调补脾胃；同为佐药。这些药合用，能很好地发挥本方温肾暖脾，涩肠止泻的功效。

出自李东垣《内外伤辨惑论》

厚朴温中汤：治虚寒胀满

歌 诀

厚朴温中陈草苓　干姜草蔻木香停
煎服加姜治腹痛　虚寒胀满用皆灵

厚朴温中汤正方

【组成】厚朴（姜制）、陈皮各30克，草豆蔻、茯苓、甘草（炙）、木香各15克，干姜2克。

【用法】以上药物研为粗末，每次取15克，再加3片生姜一同煎服。

【功效】温中行气，燥湿除满。

【主治】脾胃寒湿气滞所致的胸腹胀满疼痛，食欲不振，舌苔白腻，肢体困倦乏力等症。

对症解方

方中厚朴性味辛苦温燥，能够燥湿除满，温中行气，为主药。陈皮性味辛苦温，可以理气调中，燥湿化痰；草豆蔻性味辛温，能够温中散寒，同时又可以燥湿；同为辅药。干姜、生姜能够温脾暖胃以散寒；木香可以行气止痛，健脾消食；茯苓能够补益脾气，利水化饮；同为佐药。炙甘草能调和诸药，为使药。这些药合用，能很好地发挥本方温中理气、燥湿除满功效。

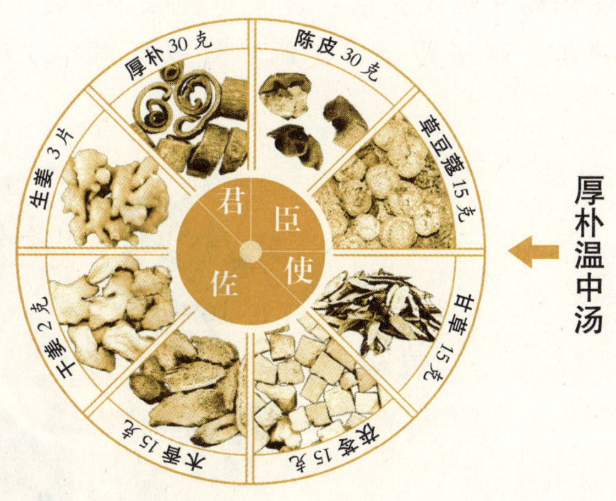

出自《医方集解》

导气汤：治寒疝

歌 诀

寒疝痛用导气汤　川楝茴香与木香
吴茱萸以长流水　散寒通气和小肠

导气汤正方

【组成】川楝子12克，小茴香6克，木香9克，吴茱萸3克。

【用法】加水煎服，每日3次。

【功效】散寒止痛，理气疏肝。

【主治】寒凝气滞所致的阴囊冷痛，冷结硬如石，或是牵引睾丸疼痛等症。

对症解方

本方主治寒邪入侵肝经，气机阻滞的病证。方中川楝子能够舒肝行气止痛；小茴香可以温肝肾，散寒止痛；同为主药。木香性味辛苦温，能够调畅气机以止痛；吴茱萸性味辛苦热，可以散寒止痛，疏肝下气；同为辅药。这些药合用，能很好地发挥本方疏肝理气、止痛散寒的功效。

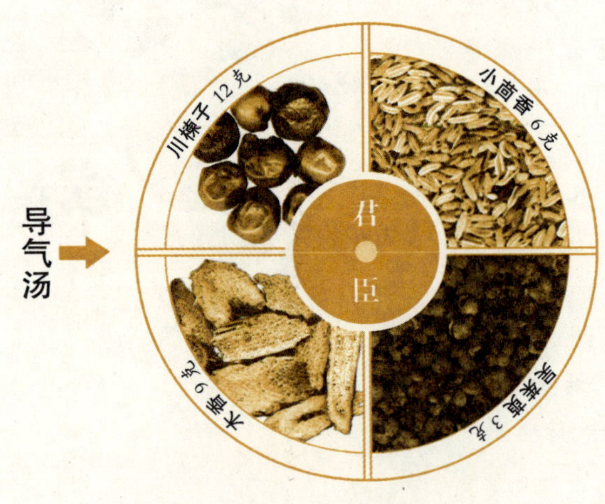

出自朱丹溪《丹溪心法》

疝气汤：治疝气疼痛

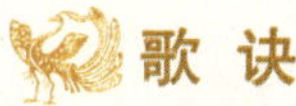

歌诀

疝气方用荔枝核　栀子山楂枳壳益
再入吴茱入厥阴　长流水煎疝痛释

疝气汤正方

【组成】荔枝核、栀子、山楂（炒）、枳壳、吴茱萸各等份。
【用法】以上药物研为粗末，每次取6克，水煎服，每日3次。
【功效】散寒祛湿，理气止痛。
【主治】寒湿气滞所致的疝气疼痛，或是牵引睾丸疼痛等症。

对症解方

本方主治寒湿入侵肝经，气机阻滞，兼治气郁化热，以及血液循环不畅而致的血淤的病证。方中荔枝核为主药，能够行气散结，祛寒止痛。吴茱萸性味辛热，可以散寒燥湿，疏肝理气；枳壳能够行气破结；同为辅药。山楂可以化滞消积；栀子性味苦寒，能够泻火除烦，凉血解毒，引湿热随小便排出；同为佐药。这些药合用，能很好地发挥本方散寒祛湿、理气止痛的功效。

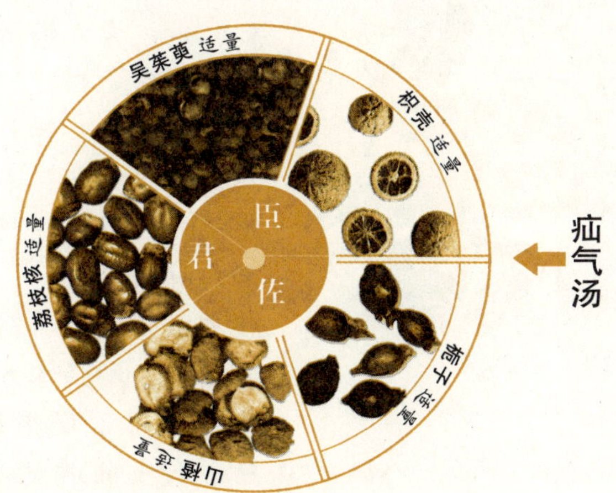

出自严用和《济生方》

橘核丸：治癞疝

歌诀

橘核丸中川楝桂　朴实延胡藻带昆
桃仁二木酒糊合　癞疝痛顽盐酒吞

橘核丸正方

【组成】橘核、川楝子（炒）、海藻、昆布、桃仁各30克，桂心、厚朴、枳实（炒）、延胡索（炒）、木香、木通各15克。

【用法】以上药物研为细末，放入酒中煮糊，做成如梧桐子般大小的丸子，每次服70丸，空腹以盐汤或温酒送下。

【功效】软坚散结，行气止痛。

【主治】寒湿客于肝脉、肝经气血郁滞所致的睾丸肿胀偏坠，甚至坚硬如石，牵引脐腹，阴囊肿大，病情轻的出黄水，重的则流脓溃烂。

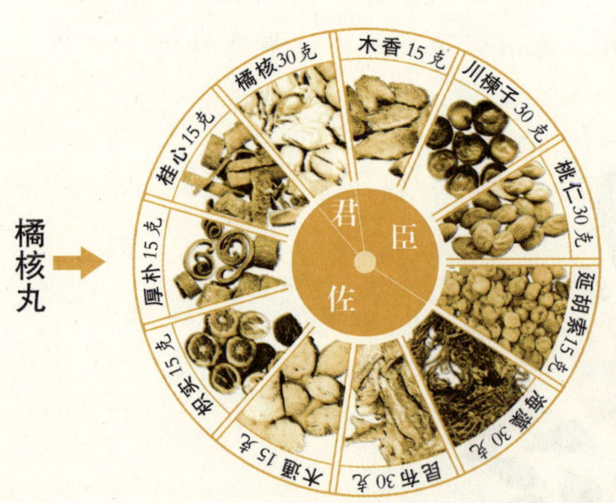

对症解方

方中橘核性味苦平，入肝经，能够理气散结止痛，为主药。木香、炒川楝子可以加强橘核行气止痛的功效；桃仁、延胡索能够活血祛淤，其中延胡索还能行气止痛；同为辅药。桂心可以温肾暖肝祛寒；厚朴、炒枳实能够下气消积，燥湿除痞；木通可以通利血脉，去除湿热，引湿热随小便排出；昆布、海藻能够软坚散结；同为佐药。用盐汤送服可以软坚，引药下行；酒则能加速血液循环，增强本方行气活血的功效。这些药合用，能很好地发挥本方软坚散结、行气止痛的功效。

卷十二

祛暑之剂

暑是说火热之邪，所以祛暑之剂也就是清热祛暑的药剂，由辛凉性寒的药物组成，以治疗夏季的各种暑病。

祛暑之剂有祛暑清热、清暑益气、清暑利湿、祛暑解表等四种。暑病常会出现身热、面赤、心烦、小便短赤、舌红等症状。而暑邪属阳，容易耗气伤津，所以往往还会出现口渴喜饮、体倦少气等症状，通常所用的清暑益气方剂为生脉散；又因暑热多夹杂湿邪，人体感受了湿热二邪，就可能兼有呕吐、小便不利等症状，通常所用的清暑利湿方剂为六一散；人们在夏季贪凉，不避风寒，因此还可能会出现怕冷无汗等表寒症状，通常所用的祛暑解表方剂为三物香薷饮。

出自《太平惠民和剂局方》

三物香薷饮：祛暑化湿

歌诀

三物香薷豆朴先　若云热盛加黄连
或加苓草名五物　利湿祛暑木爪宣
再加参芪与陈术　兼治内伤十味全
二香合入香苏饮　仍有藿薷香葛传

三物香薷饮正方

【组成】香薷 10 克，白扁豆 5 克，厚朴（姜制）5 克。

【用法】以上药物研为粗末，水煎去渣，冷后服用，连服 2 次，不拘时候。

【功效】祛暑解表，化湿和中。

【主治】夏季乘凉或是喝冷饮，外感于寒，内伤于湿，而出现发烧怕冷，头痛无汗，四肢乏力，胸闷，腹痛吐泻，舌苔白腻等症。

对症解方

方中香薷为主药，既能够发汗解表散寒，又可以祛暑化湿和胃。厚朴为辅药，性味辛苦温，能够行气除湿以散满。白扁豆为佐药，可以补脾祛湿，同时又能消暑。这些药合用，能很好地发挥本方散暑除温、化湿和中的功效。

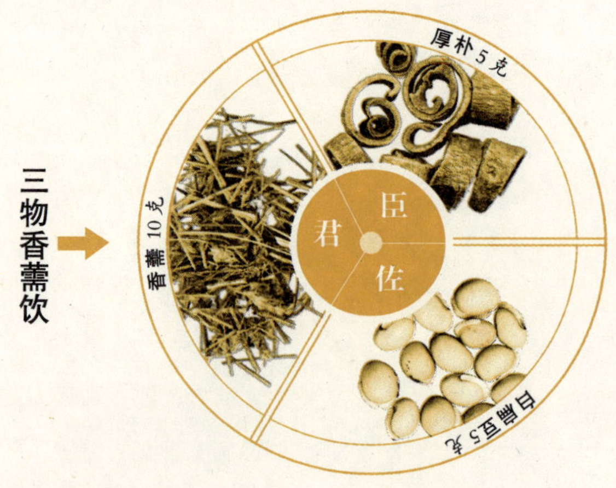

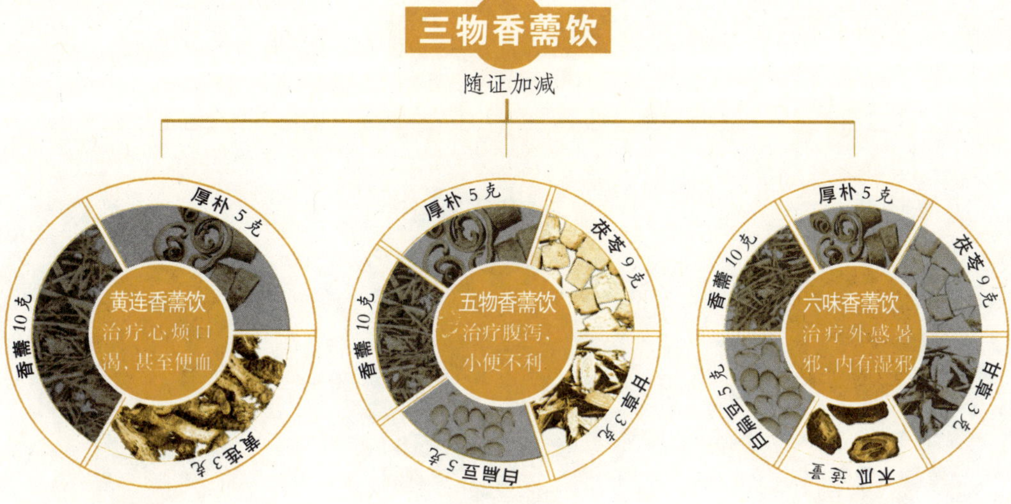

随证加减

黄连香薷饮

中暑而致发烧，心烦口渴，或是大便下血的，可以在三物香薷饮的基础上，去掉白扁豆，加入泻心火的黄连3克，来增强清热祛暑的功效。小孩和孕妇慎用。（出自《医方集解》）

五物香薷饮

中暑而致腹泻，小便不利的，可以在三物香薷饮的基础上，加利水渗湿、健脾宁心的茯苓9克，加益气补脾的甘草3克，来增强祛暑除湿和中的功效。（出自《医方集解》）

六味香薷饮

中暑而湿盛的，可以在五物香薷饮的基础上，加和胃化湿的木瓜，来增强祛暑利湿的功效。（出自《医方集解》）

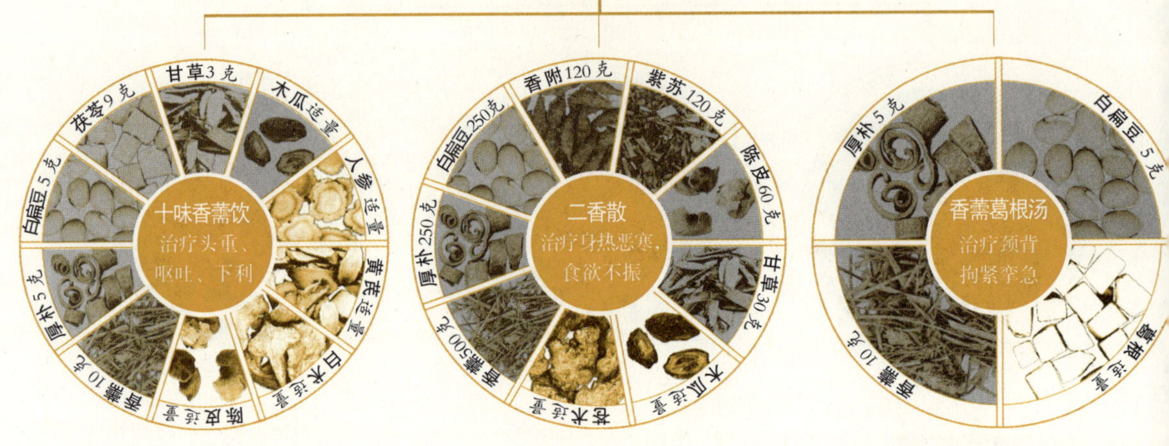

十味香薷饮

因内伤暑湿而致头重，呕吐腹泻，身体困倦，神志昏沉的，可以在六味香薷饮的基础上，加补肺益气的人参、黄芪和补脾调中的白术、陈皮，来增强祛暑解表、健脾化湿的功效。(出自《百一选方》)

二香散

因夏季风寒感冒，内有湿邪，而致发烧怕冷，食欲不振，腹部胀满不舒的，可以在三物香薷饮和香苏饮（香附、紫苏、陈皮、甘草）的基础上，再加和胃化湿的木瓜和燥湿健脾的苍术，来增强祛暑解表、理气祛湿的功效。(出自《医方集解》)

香薷葛根汤

因夏季外感风邪而致颈背肌肉痉挛，或是外感寒邪而致腹泻的，可以在三物香薷饮的基础上，加性味辛甘凉的葛根，来解表祛暑，化湿舒筋。(出自《医方集解》)

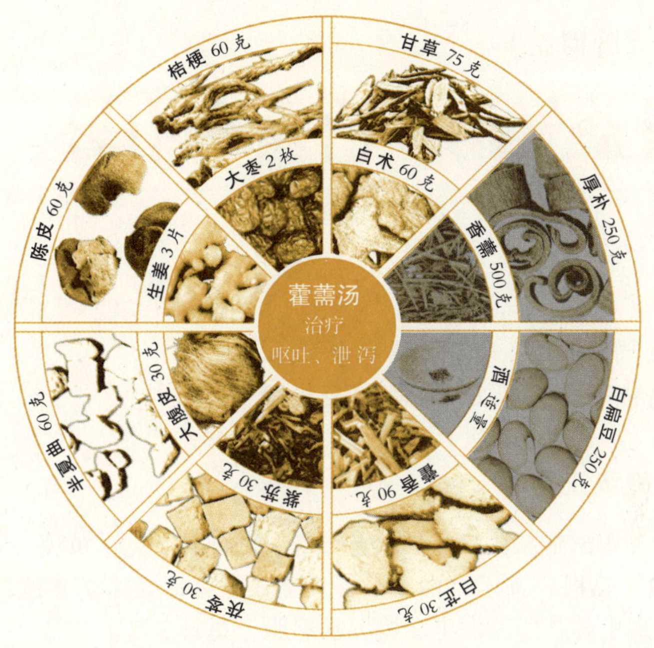

藿薷汤

中暑发病而出现呕吐腹泻的，可以用藿香正气散合三物香薷饮，以增强理气和中、祛暑解表的功效，但婴孩和孕妇要慎用。（出自《医方集解》）

出自李东垣《脾胃论》

清暑益气汤：治夏季中暑

歌诀

清暑益气参草芪　当归麦味青陈皮
曲柏葛根苍白术　升麻泽泻姜枣随

清暑益气汤正方

【组成】人参5克，甘草（炙）、当归身、麦冬各2克，黄芪、青皮、陈皮、神曲（炒）、黄柏、葛根、苍术、白术、泽泻各1.5克，五味子9粒，升麻3克。

【用法】加生姜2片，大枣2枚，水煎服，每日3次。

【功效】清暑益气，健脾祛湿。

【主治】夏季中暑，气津两伤所致的发烧头痛，口渴，稍微活动即出汗，四肢倦怠无力，食欲不振，胸中胀满，呼吸急促，身体沉重，大便稀薄，小便短赤等症。

对症解方

本方主治夏季中暑，兼治暑湿耗气伤津，湿邪伤脾，而出现胸中胀满，食欲下降的病证。方中升麻能够清解暑热，助升清气；苍术性味芳香燥烈，可以健脾燥湿，同为主药。葛根能够加强升麻、苍术清热解暑的功效，同时又可以生津止渴；黄柏能够清热燥湿；泽泻可以利水渗湿，使湿热随小便排出；同为辅药。黄芪、人参能够益气固表，扶正敛汗；白术可以健脾补气，与泽泻同用可以利水渗湿，除腹满泄泻；麦冬能够养阴清热；五味子可以保肺生津敛汗；当归身能够养血和阴；青皮、陈皮理气和中；炒神曲可以健胃消食；同为佐药。炙甘草能调和诸药，为使药。这些药合用，能很好地发挥本方清暑益气、健脾祛湿的功效。

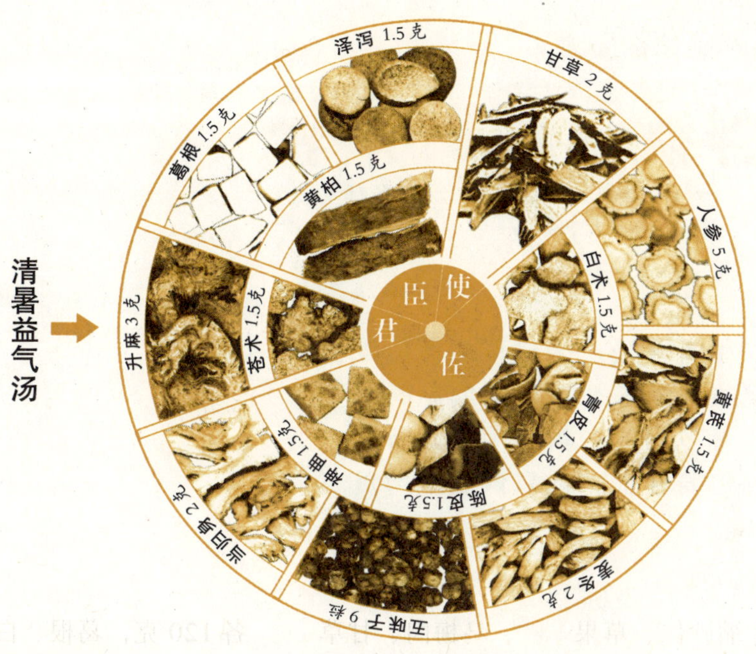

食疗方二种

夏季发热不退、口干烦渴，喝葛根粥 取葛根粉20克，粳米50克。将粳米洗净后入锅，加水适量煮粥，待熟烂时，放入葛根粉再煮片刻即可。

预防夏季中暑，可常喝苦瓜莲肉汤 取苦瓜30克，莲叶1张，猪瘦肉50克。将苦瓜、鲜莲叶、猪瘦肉均切片入锅，加清水适量，大火煮沸后，再用小火煮约1小时，熟后调味即可。

出自《太平惠民和剂局方》

缩脾饮：温脾消暑

歌 诀

缩脾饮用清暑气　砂仁草果乌梅暨
甘草葛根扁豆加　吐泻烦渴温脾胃
古人治暑多用温　暑为阴证此所谓
大顺杏仁姜桂甘　散寒燥温斯为贵

缩脾饮正方

【组成】缩砂仁、草果（煨）、乌梅肉、甘草（炙）各120克，葛根、白扁豆各60克。

【用法】研为粗末，每次取12克，水煎冷服，每日3次。

【功效】温脾消暑，生津除烦。

【主治】外感暑湿、伤及脾胃而致呕吐腹泻，烦躁，口渴等症，以及夏季饮酒过量等。

【禁忌】服药期间，禁食冷饮。

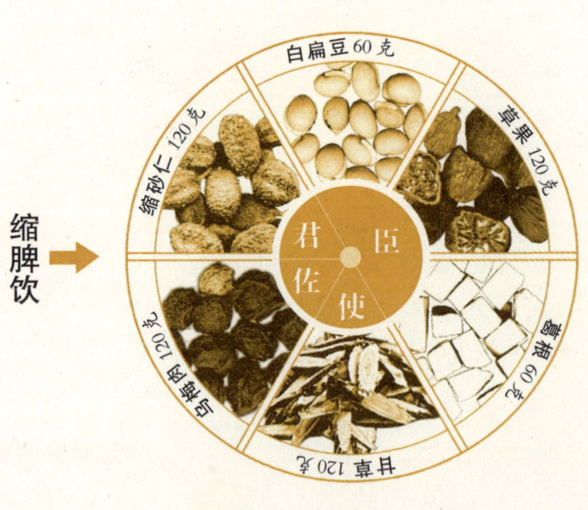

对症解方

此方是古人用温药治中暑的代表方之一。方中缩砂仁为主药，性味辛温芳香，能够醒脾和胃，理气化湿。白扁豆可以清暑化湿；煨草果能够温脾燥湿；葛根可以解暑散热，同时又能够鼓舞胃气上升以生津止渴；同为辅药。乌梅肉可以生津止渴，消除暑热，为佐药。炙甘草能够益气健脾，加强脾的运化功能，同时又能调和诸药，为使药。这些药合用，能很好地发挥本方温脾消暑、生津除烦的功效。

大顺散
治疗
脾胃不调
肉桂 适量
杏仁 适量
甘草 适量
干姜 适量
随证加减
缩脾饮

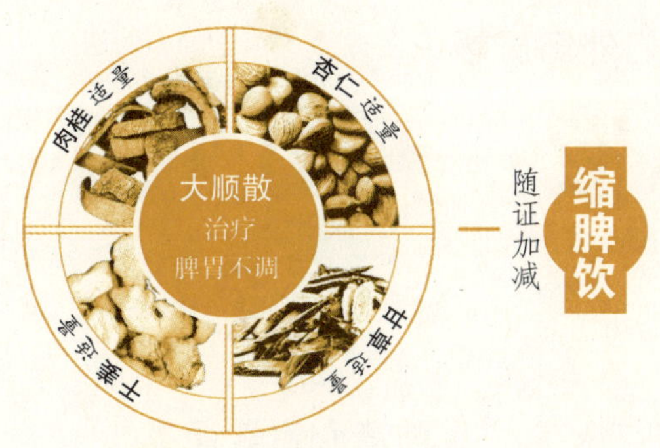

随证加减

大顺散

因外感暑邪，又过食生冷而致脾胃受湿，升降功能失常，脏腑不调，出现饮食减少，全身酸软无力，呕吐腹泻，下利清谷的，可以取干姜、肉桂、杏仁（去皮尖）、甘草各等份，将甘草用白砂炒至八分黄熟，再放入干姜同炒，姜裂后添加杏仁同炒，直至杏仁不作声，便用筛滤净，然后添加肉桂，一起捣碎为散，每次取 6 克，温水冲服，每日 3 次。（出自《太平惠民和剂局方》）

外感暑湿可用食物调养

李时珍在《本草纲目》中说：绿豆能清热解毒；葛根可以清热、降火、排毒；又说：苦瓜能疗热病烦渴以及中暑。所以，外感暑热的人可以常吃绿豆、苦瓜、葛根、莲子、薄荷和西瓜等。

食疗方二种

夏季口干烦渴，喝木瓜蜂蜜糖水 取木瓜 1 个、蜂蜜适量、水适量。将木瓜洗净刨皮去瓤，切片，再放入煲中，加适量水煲沸后改用中火煲 30 分钟，放蜂蜜调味即可。

脾虚湿热内盛，喝冬瓜三豆汤 取冬瓜 250 克，蚕豆 50 克，绿豆 50 克，扁豆 15 克。将冬瓜洗净，去皮切块，同蚕豆、绿豆、扁豆一起放入砂锅中，加水适量，熬煮约 1 小时即成。

出自李东垣《内外伤辨惑论》

生脉散：养阴润肺

歌 诀

生脉麦味与人参　保肺清心治暑淫
气少汗多兼口渴　病危脉绝急煎斟

生脉散正方

【组成】麦冬、人参各9克，五味子6克。

【用法】加水煎服，不拘时候。

【功效】益气生津，养阴润肺。

【主治】(1)暑热耗气伤阴而致的汗多，气短，身体困倦无力，咽干口渴等症；(2)久咳肺虚，气阴两伤而致的呛咳少痰，气短，不自觉汗出，口干舌燥等症。

【禁忌】外邪未解或是暑病热盛，气阴未伤的人忌用。

对症解方

方中人参为主药，性味甘平，能够大补肺气，益气生津；麦冬为辅药，性味甘寒，可以养阴生津，润肺清热；五味子为佐药，性味酸温，能够生津敛肺止汗。三药合用，能很好地发挥本方益气生津、养阴润肺的功效。

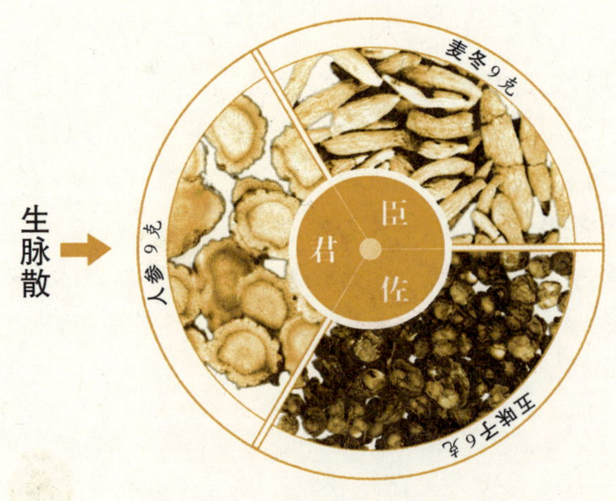

出自刘完素《伤寒直格》

六一散：清暑利湿

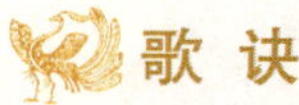

歌诀

六一滑石同甘草　解肌行水兼清燥
统治表里及三焦　热渴暑烦泻痢保
益元碧玉与鸡苏　砂黛薄荷加之好

六一散正方

【组成】滑石180克，甘草30克。
【用法】研为细末，每次取9克，加蜜少许，温水调下，每日3次。
【功效】祛暑利湿。
【主治】外感暑湿所致的发烧，心烦口渴，小便不利，腹泻等症。
【禁忌】阴虚，内无湿热，或是小便清长的人，以及孕妇忌服。

对症解方

方中滑石为主药，性味甘淡寒，能够清热利小便，止烦渴，使湿热随小便排出。甘草为辅药，可以清热和中，同滑石相配，性味甘寒以生津，通利小便而不伤津液。两药合用，能很好地发挥本方祛暑利湿的功效。

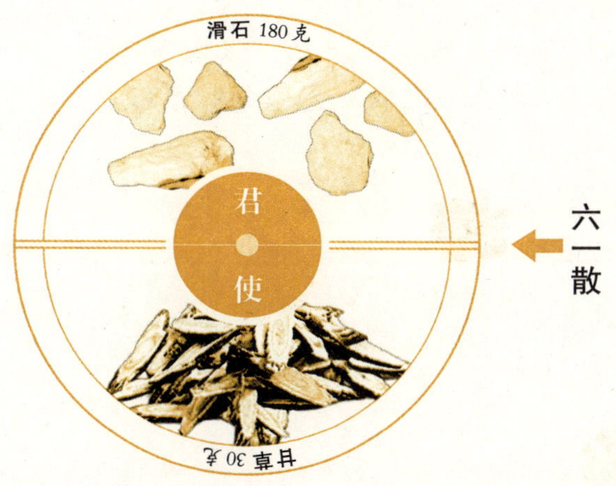

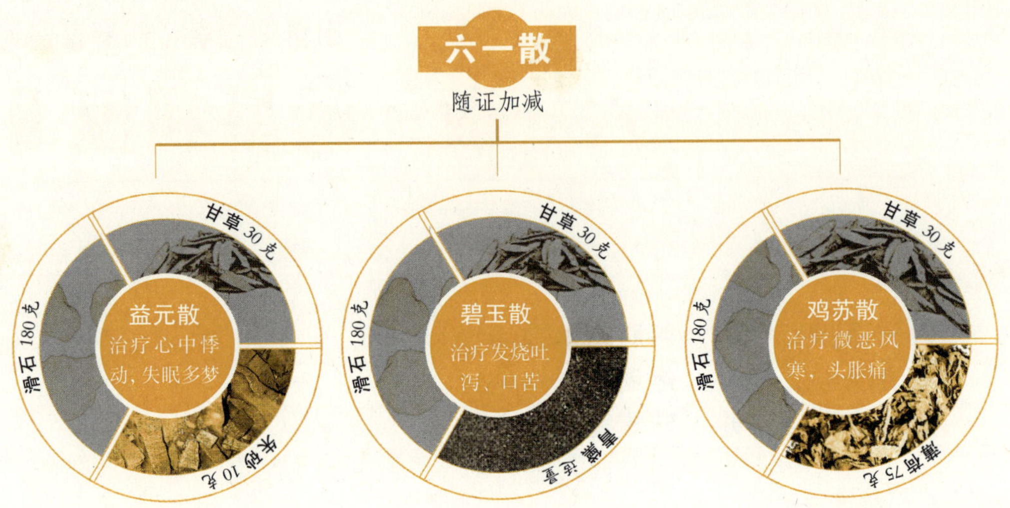

随证加减

益元散

中暑而致心中悸动，失眠多梦的，可以在六一散的基础上，加清心安神的朱砂 10 克，每次取 6 克，用灯芯汤送服，来增强清心祛暑、益气安神的功效。孕妇忌服。(出自《伤寒直格》)

碧玉散

外感暑湿，内有肝胆郁热，而致发烧吐泻，口苦，口舌生疮，咽痛的，可在六一散的基础上，加适量的青黛，每次 9 克，加蜜少许，用温水送服。(出自《伤寒直格》)

鸡苏散

中暑而致微怕风寒，头胀痛，咳嗽不爽的，可以在六一散的基础上，加薄荷 75 克，每次取 9 克，加水煎服。(出自《伤寒直格》)

卷十三

利湿之剂

利湿之剂，也就是祛湿剂，是由祛湿或逐水药组成，用来治疗水湿病的药剂。

湿邪为病，分为外湿和内湿：外湿多是因居住湿地，阴雨湿蒸，汗出沾衣致使邪从外侵，伤及肌表、经络，症见怕冷发热、头胀身重、肢节酸痛，或是面目浮肿等；内湿多是因恣意食生冷之物，过饮酒酪、肥甘，致使湿从内生，伤及脏腑，通常会出现脘腹胀满、呕吐、泄利、水肿淋浊、黄疸、痿痹等症状。又肌表与脏腑表里相关，外湿可以内侵脏腑，内湿也外溢肌肤，所以外湿、内湿又常内外相引，相兼为病。

水湿为病，与肺、脾、肾三脏密切相关。脾虚则生湿，肾虚则水泛，所以在治疗上又需要结合脏腑辨证施治。湿为阴邪，其性重浊黏腻，最易阻碍气机。气机阻滞，又使得湿邪不能运化，所以祛湿之剂中常配有理气之品，以求气化则湿化。

祛湿之剂多由芳香温燥或是甘淡渗利之药组成，容易耗伤阴津，所以身体阴虚津亏、病后体弱，以及孕妇都要慎用。

出自张仲景《伤寒论》

五苓散：利水渗湿

歌诀

五苓散治太阳腑　白术泽泻猪茯苓
膀胱化气添官桂　利便消暑烦渴清
除桂名为四苓散　无寒但渴服之灵
猪苓汤除桂与术　加入阿胶滑石停
此方和湿兼泻热　疸黄便闭渴呕宁

五苓散正方

【组成】白术、猪苓、茯苓各12克，泽泻20克，桂枝8克。

【用法】以上药物研为细末，每次用米汤调服6克，服药后多喝温水，汗出则愈，每日3次。

【功效】利水渗湿，温阳化气。

【主治】(1)蓄水证。出现烦渴欲饮，小便不利，发烧头痛，或是喝水即吐等症；(2)水湿内停而出现水肿，腹泻，小便不利，霍乱吐泻，中暑烦渴等症；(3)痰饮。出现脐下悸动，头眩，口吐清水，或是气短喘咳等症。

【禁忌】汤剂不宜久煎；有湿热的人忌用，且本方不宜常服。

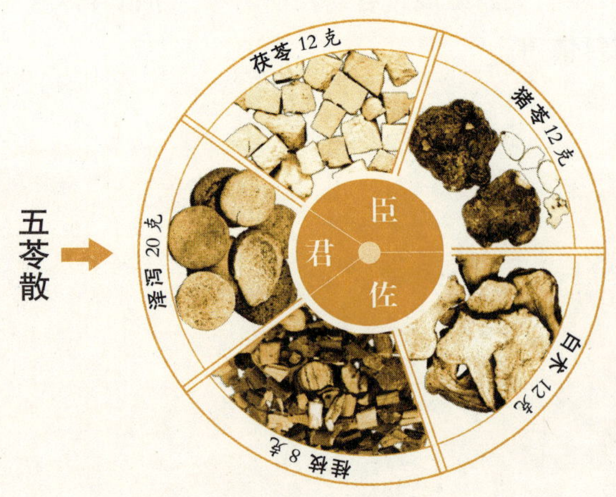

对症解方

方中泽泻性味甘淡寒，能够直达膀胱，渗湿利水，为主药。猪苓、茯苓可以加强泽泻渗湿利水的效力，通利小便，同为辅药。白术能够健脾燥湿，加强脾运化水湿的功能；桂枝既能够解除表邪，又可以加强膀胱的气化功能；同为佐药。这些药合用，能很好地发挥本方利水渗湿、温阳化气的功效。

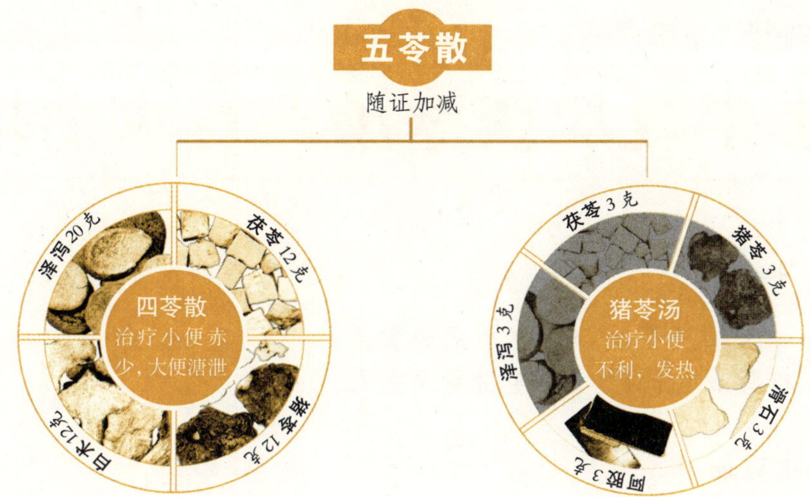

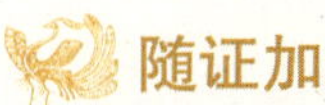

随证加减

四苓散

水湿内停而出现小便赤短，大便溏泄，但没有发烧头痛的，可以在五苓散的基础上，去除发汗解表的桂枝，以上药物研末后每次取9克，加水煎服，每日2次。（出自《明医指掌》）

猪苓汤

水热互结而出现小便不利，发烧，口渴，心烦失眠，或是咳嗽，恶心呕吐，腹泻的，可以在五苓散的基础上，去除桂枝、白术，加养阴的阿胶和清热利尿的滑石，即用泽泻、猪苓、茯苓、阿胶、滑石各3克，加水煎煮，阿胶烊化，分3次温服。本方还可以治疗血淋，小便涩痛、点滴难出，小腹胀满等症。（出自《伤寒论》）

出自张仲景《金匮要略》

小半夏加茯苓汤：行水消痞

歌诀

小半夏加茯苓汤　行水散痞有生姜
加桂除夏治悸厥　茯苓甘草汤名彰

小半夏加茯苓汤正方

【组成】半夏、茯苓、生姜各 12 克。

【用法】加水煎服，分 2 次温服。

【功效】行水消痞，和胃止呕。

【主治】胸膈间有水饮所致的突然呕吐，心下积聚，满闷不舒，头晕目眩，心中悸动不安等症。

对症解方

方中茯苓为主药，性味甘淡寒，能够健脾渗湿利水，引膈间水饮随小便排出。生姜、半夏性味辛温，既能够行散水湿，又可以和胃降逆以止呕，同为辅药。这些药合用，能很好地发挥本方行水消痞、和胃止呕的功效。

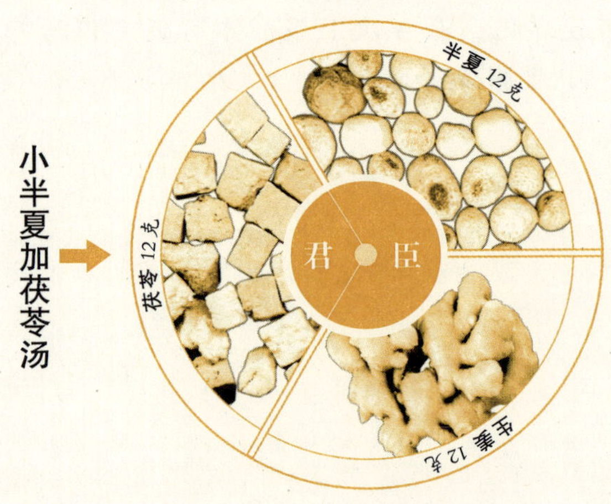

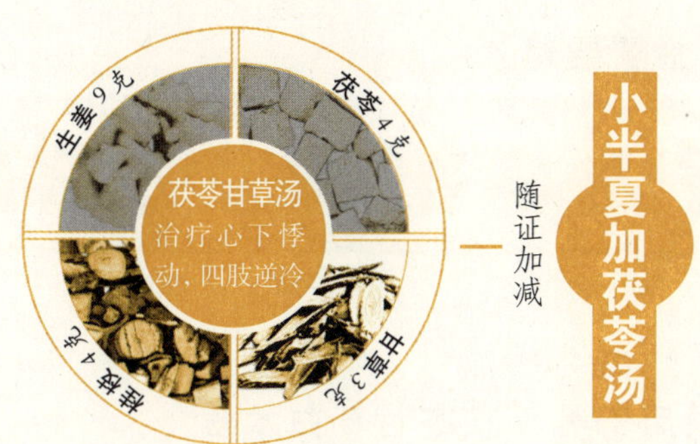

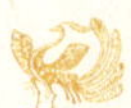

随证加减

茯苓甘草汤

因水饮停在心下而致心下悸动，口不渴，四肢逆冷的，可以在小半夏汤的基础上，去掉半夏，加桂枝来通阳化气；加炙甘草以补脾和中，增强茯苓健脾利水的效力。即用茯苓4克，桂枝4克，生姜9克，炙甘草3克，加水煎煮，分3次温服。（出自《伤寒论》）

出自张仲景《金匮要略》

肾着汤：治湿伤腰肾

歌 诀

肾着汤内用干姜　茯苓甘草白术襄
伤湿身痛与腰冷　亦名甘姜苓术汤
黄芪防己除姜茯　术甘姜枣共煎尝
此治风水与诸湿　身重汗出服之良

肾着汤正方

【组成】干姜、茯苓各12克，甘草、白术各6克。

【用法】水煎去渣，每日3次。

【功效】温脾、散寒、除湿。

【主治】寒湿之邪伤肾所致的身体困重，腰下冷痛，口不渴，小便量多，饮食没有变化，舌淡苔白等症。

【禁忌】婴孩慎用。

对症解方

方中干姜为主药，能够温中祛寒；茯苓、白术为辅药，可以健脾除湿；甘草为使药，能够调和诸药，同时又可以补气健脾。这些药合用，能很好地发挥本方温脾、散寒、除湿的功效。

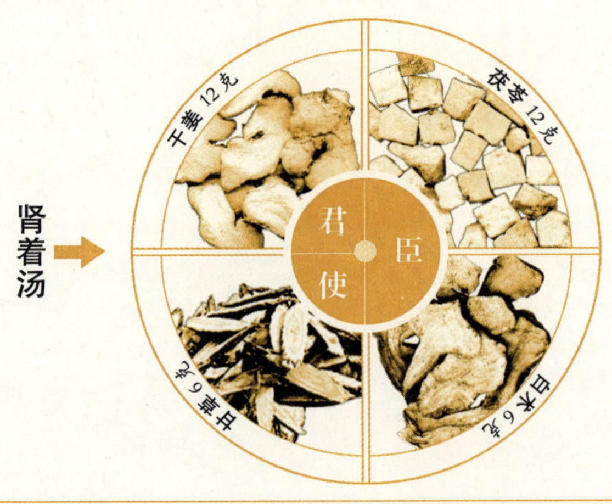

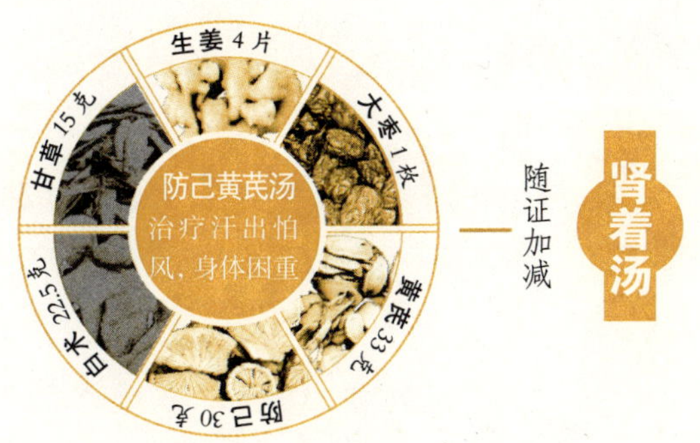

随证加减

防己黄芪汤

水肿或是风湿而致出汗怕风，身体困重，小便不利，舌淡苔白的，可用防己30克、黄芪33克、甘草15克、白术22.5克，以上药物研末后每次取15克，加生姜4片、大枣1枚，水煎温服。(出自《金匮要略》)

湿伤腰肾可用食物调养

李时珍在《本草纲目》中说：冬瓜能利水消肿；青鱼可以益气化湿；《神农本草经》说：赤小豆主下水。所以，水湿为病的人可以常吃青鱼、冬瓜、赤小豆、绿豆、西瓜、绿茶等。

食疗方二种

因肾阳虚，肾疏泄气化功能失常，使水液无法气化，停留体内，影响膀胱排出水液，导致腿部浮肿无力，可以喝青鱼韭菜汤 取青鱼1条(约500克)，韭菜100克。将青鱼洗净，去除内脏和鳞，韭菜切段，放进鱼腹内，加水适量煮熟。放少许盐，食肉喝汤。

肝脾虚弱，水湿内阻而引起全身水肿、小便不利，喝赤小豆冬瓜鲤鱼汤 取鲤鱼250～300克，冬瓜250克，赤小豆60克。将鲤鱼剖洗干净，同冬瓜、赤小豆一起放入锅内，再加适量水煮成汤。分两次食用。

出自《医方集解》引河间方

舟车丸：治水肿水胀

歌 诀

舟车牵牛及大黄　遂戟芫花又木香
青皮橘皮加轻粉　燥实阳水却相当

舟车丸正方

【组成】黑牵牛（炒）120克，大黄（酒浸）60克，甘遂、大戟（面裹煨）、芫花（醋炒）、青皮（炒）、陈皮各30克，木香15克，轻粉3克。

【用法】以上药物研为细末，用水调匀后做成丸子，空腹用温开水服下。初服每次1.5克，每日3次，以大便通畅为度，若是大便不通，次日用量增加到2克，再逐渐加到3克。

【功效】逐水消肿。

【主治】水肿水胀，口渴气粗，腹部坚满，大便秘结，小便不畅等症。

【禁忌】非身体壮实的人忌用。

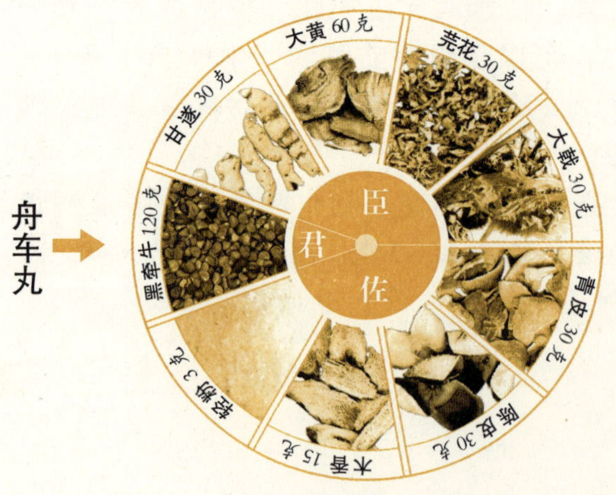

对症解方

方中黑牵牛为主药，性味苦寒，能够通利大小便，下气行水。甘遂、芫花、大戟可以攻积逐水，消肿散结；大黄能够加强黑牵牛荡涤胃肠、泻热通便的效力；同为辅药。青皮、陈皮、木香可以行气破滞，散满除胀；轻粉能够通窍利水，协助诸药分消水湿；同为佐药。这些药合用，能很好地发挥本方逐水消肿的功效。

出自严用和《济世方》

疏凿饮子：逐水消肿

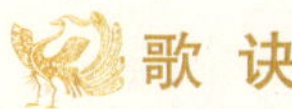

歌 诀

疏凿槟榔及商陆　苓皮大腹同椒目
赤豆艽羌泻木通　煎益姜皮阳水服

疏凿饮子正方

【组成】 槟榔、商陆、茯苓皮、大腹皮、秦艽、赤小豆、椒目、羌活、泽泻、木通各等份。

【用法】 以上药物研为细末，每次取 12 克，加生姜 5 片（或加生姜皮），水煎服，每日 3 次。

【功效】 疏风解表，逐水消肿。

【主治】 水热壅盛所致的遍身水肿，喘息急促，口渴，大便秘结，小便不通等症。

对症解方

方中商陆为主药，性味苦寒，能够逐水通便，消除水肿。赤小豆、泽泻、木通可以利水祛湿，使水湿随小便排出；椒目性味苦寒，能够加强商陆行水消肿的功效；同为辅药。茯苓皮、生姜、大腹皮可以行皮肤中的水湿；羌活、秦艽能够疏风解表，使水湿随肌表而散；槟榔可以行气利水；同为佐药。这些药合用，能很好地发挥本方疏风解表、逐水消肿的功效。

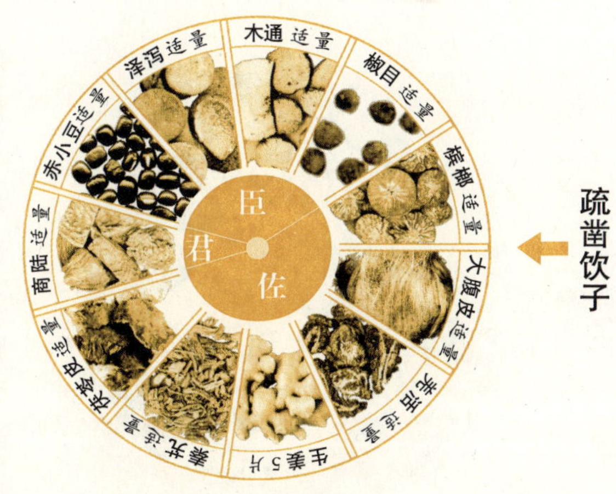

出自严用和《济生方》

实脾饮：治阳虚水肿

歌诀

实脾苓术与木瓜　甘草木香大腹加
草蔻附姜兼厚朴　虚寒阴木效堪夸

实脾饮正方

【组成】茯苓、白术、木瓜、木香、大腹皮、草豆蔻、附子、干姜（炮）、厚朴各30克，甘草（炙）15克。

【用法】每次取12克，加生姜5片、大枣1枚，水煎服。

【功效】温阳健脾，行气利水。

【主治】阳虚水肿而致腰以下肿胀严重，胸腹胀满，手脚不温，口中不渴，大便溏薄，舌苔厚腻等症。

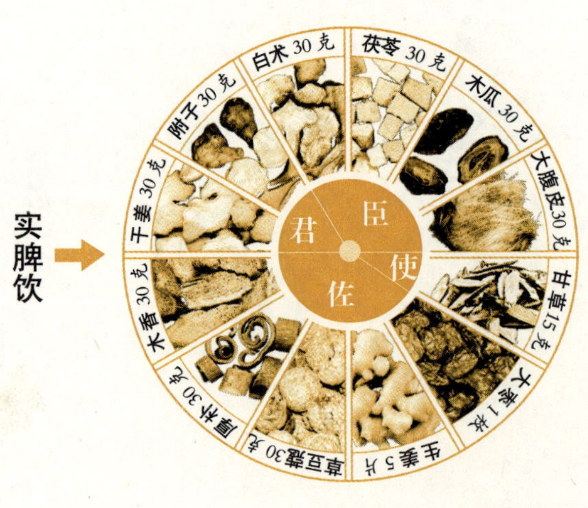

对症解方

方中干姜能够温补脾阳，加强脾运化水湿的功能；附子能温肾暖脾，加强膀胱的气化功能；同为主药。白术能够健脾燥湿；茯苓可以健脾渗湿，使水湿从小便中排出；木瓜性味芳香，能够醒脾化湿；大腹皮可以下气宽中，行水消肿；同为辅药。厚朴、木香能够行气消胀，导水下行；草豆蔻可以健脾燥湿，温中散寒；生姜、大枣能调补脾胃；同为佐药。甘草能调和诸药，同时又能补益脾气，为使药。这些药合用，能很好地发挥本方温阳健脾、行气利水的功效。

出自《中藏经》

五皮饮：治脾虚肤肿

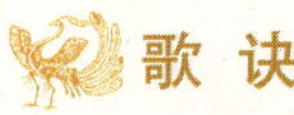

歌诀

五皮饮用五般皮　陈茯姜桑大腹奇
或用五加易桑白　脾虚肤胀此方司

五皮饮正方

【组成】陈皮、茯苓皮、生姜皮、桑白皮、大腹皮各9克。

【用法】研为粗末，每次取9克，水煎，温服。

【功效】行气健脾，利水消肿。

【主治】脾虚湿盛所致的全身浮肿，肢体沉重，心腹胀满，喘息急促，小便不利，舌苔白腻等症。也可以用来治疗妊娠水肿。

对症解方

本方主治脾虚湿盛所致的肌肤水肿。方中茯苓皮为主药，能够淡渗利湿，行水消肿。生姜皮、大腹皮为辅药，可以加强茯苓皮行水消肿的功效。陈皮能够理气健脾，和胃燥湿；桑白皮可以泻肺平喘，同时又能够肃降肺气，调通水道，利水消肿；同为佐药。这些药合用，能很好地发挥本方行气健脾、利水消肿的功效。

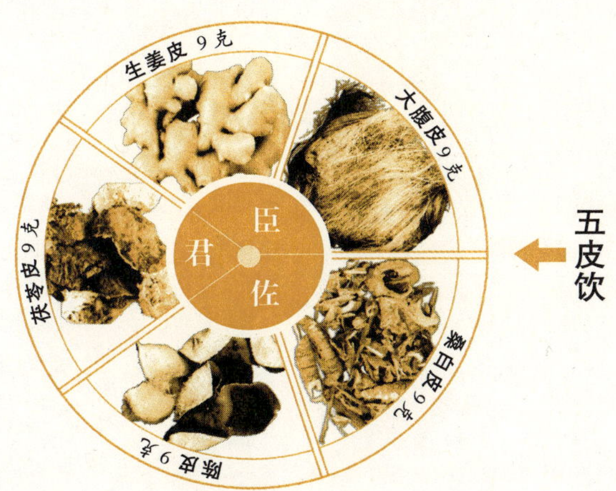

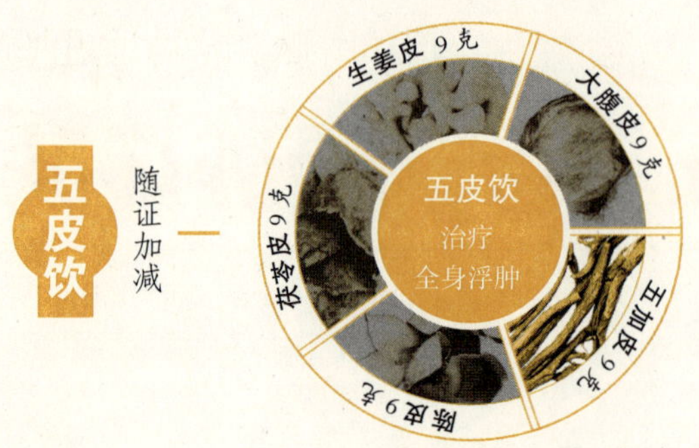

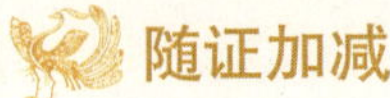

随证加减

五皮饮

可以将五皮饮中的桑白皮换为五加皮，功效、主治与原方基本相同。五加皮与桑白皮相比，性偏温，但同样具有利水祛湿的功效。

出自李东垣《内外伤辨惑论》

羌活胜湿汤：祛风湿、止疼痛 

歌诀

羌活胜湿羌独芎　针蔓藁本与防风
湿气在表头腰重　发汗升阳有异功
风能胜湿升能降　不与行水渗湿同
若除独活芎蔓草　除温升麻苍术充

羌活胜湿汤正方

【组成】羌活、独活各6克，蔓荆子2克，川芎、藁本、防风、甘草（炙）各3克。

【用法】加水煎煮，饭前空腹服。

【功效】祛风胜湿止痛。

【主治】湿气在肌表而致的头重头痛，腰背重痛，或全身都痛，发低烧，舌苔发白等症。

对症解方

方中羌活能够祛上半身风湿，独活可以除下半身风湿，二药合用，通治全身上下的风湿，舒利关节，同为主药。防风、藁本为辅药，能够祛风胜湿止痛，协助羌活、独活辛温解表，使湿气随汗液排出。川芎可以活血行气，祛风止痛；蔓荆子能够祛风胜湿；同为佐药。炙甘草能调和诸药，为使药。这些药合用，能很好地发挥本方祛风胜湿止痛的功效。

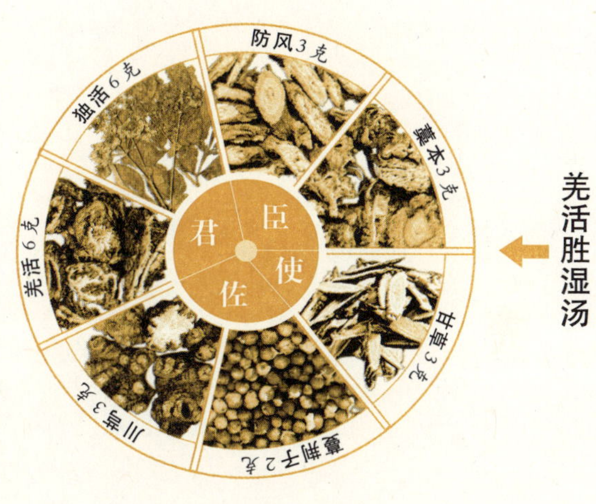

羌活胜湿汤
随证加减
羌活除湿汤
治疗
全身疼痛
藁本3克
大枣1枚
生姜3片
升麻6克
苍术6克
羌活6克
防风3克

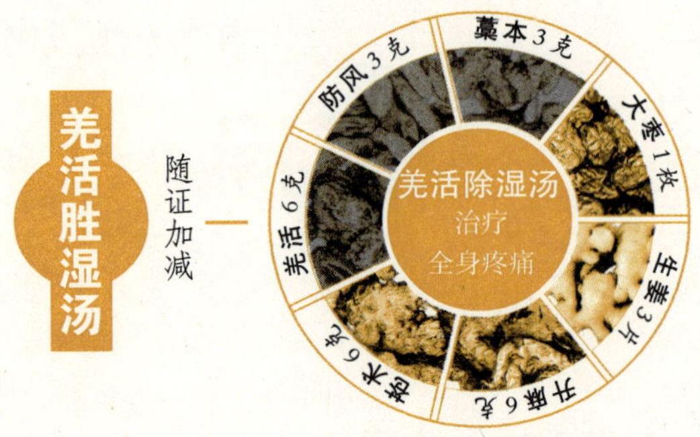

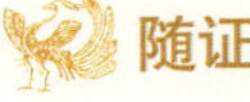

随证加减

羌活除湿汤

风湿邪气相互搏结而出现全身疼痛的，可以在羌活胜湿汤的基础上，去除独活、川芎、蔓荆子和炙甘草，加升麻6克、苍术6克，来增强祛风解表、除湿止痛的功效。以上药物研为末，每次取15克，再加3片生姜和1枚大枣，一同煎服，不拘时候，但最好在腹稍空时服用。（出自《内外伤辨惑论》）

出自方贤《奇效良方》

大橘皮汤：治水肿腹泻

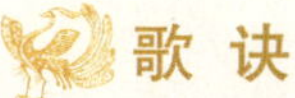

歌诀

大橘皮汤治湿热　五苓六一二方缀
陈皮木香槟榔增　能消水肿及泻泄

大橘皮汤正方

【**组成**】赤茯苓4.5克，猪苓、泽泻、白术、木香、槟榔各3克，肉桂、甘草各2克，滑石12克，橘皮9克。

【**用法**】加5片生姜，水煎服，每日3次。

【**功效**】清热利湿，理气行水。

【**主治**】湿热内盛所致的心腹胀满，小便不利，腹泻，水肿等症。

对症解方

方中的滑石为主药，能够清热利湿。赤茯苓、猪苓、泽泻为辅药，可以利水渗湿泻热，并助君药清热利湿，使湿热随小便而去。木香、橘皮、槟榔、肉桂、白术为佐药，其中木香、橘皮理气行气；槟榔行气利水；肉桂温阳化气；白术健脾燥湿。甘草为使药，能够调合诸药。这些药合用，能很好地发挥本方清热利湿、理气行水的功效。

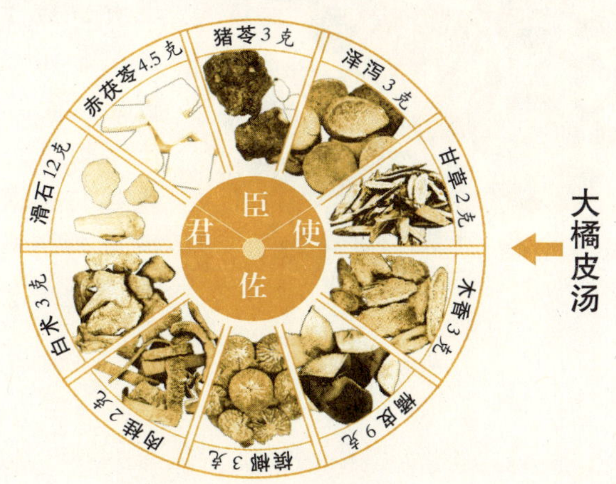

出自张仲景《伤寒论》

茵陈蒿汤：治黄疸

歌诀

茵陈蒿汤治疸黄　阴阳寒热细推详
阳黄大黄栀子入　阴黄附子与干姜
亦有不用茵陈者　仲景柏皮栀子汤

茵陈蒿汤正方

【组成】茵陈18克，大黄6克，栀子12克。

【用法】水煎，先煮茵陈20分钟，再放入余下两味药，文火煮沸，分3次服。

【功效】清热，利湿，退黄。

【主治】湿热黄疸所致的全身上下面目全黄，颜色鲜明如橘子皮，腹部微微胀满，口渴，小便不利，舌苔黄腻等症。

【禁忌】孕妇慎用。

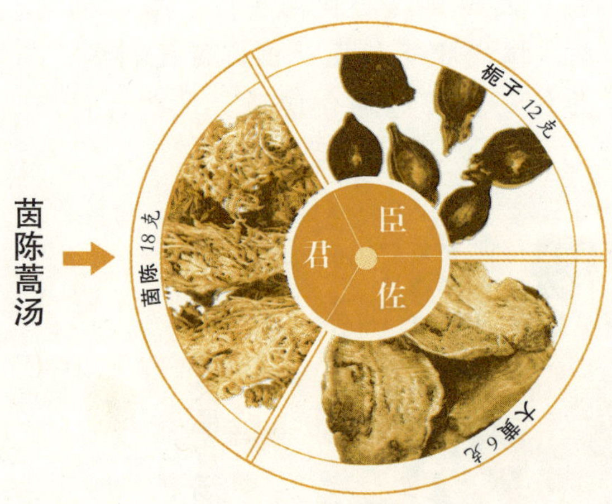

对症解方

方中茵陈为主药，性味苦寒，能够清热祛湿，疏肝利胆以退黄；栀子为辅药，可以清热泻火，导湿热随小便排出；大黄为佐药，能够通畅腑气，导泻淤热，使湿热随大便排出。这些药合用，能很好地发挥本方清热、利湿、退黄的功效。本方清热与利湿并重，适用于湿热都重的黄疸。

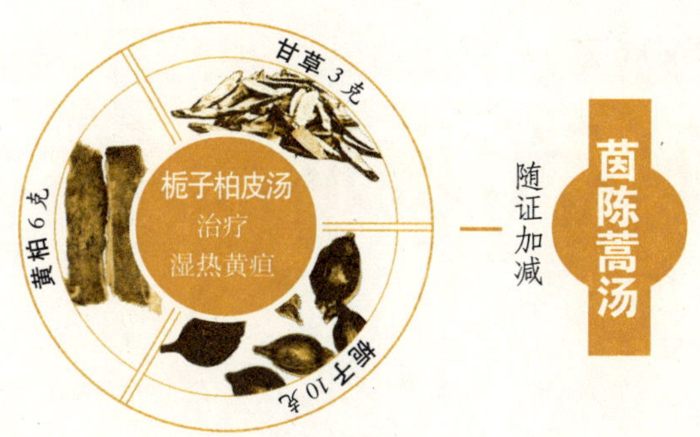

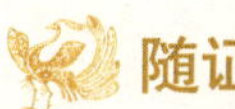

随证加减

栀子柏皮汤

湿热黄疸而致发烧、发黄的，可以取黄柏6克、炙甘草3克、栀子10克，一起水煎，分2次温服。由于本方清热之力大于利湿，适用于热重于湿的黄疸。（出自《伤寒论》）

出自《太平惠民和剂局方》

八正散：治淋痛尿血

歌诀

八正木通与车前　萹蓄大黄滑石研
草梢瞿麦兼栀子　煎加灯草痛淋蠲

八正散正方

【组成】木通、车前子、萹蓄、大黄、滑石、甘草梢、瞿麦、栀子各500克。

【用法】以上药物研为粗末，每次取6克，加适量灯芯草同煎，临睡前温服。

【功效】清热泻火，利水通淋。

【主治】湿热下注膀胱的热淋、血淋。出现尿频尿急、涩痛、淋沥不畅甚至不通，小便浑浊色赤，小腹急满，咽干口燥，舌苔黄腻等症。

【禁忌】孕妇慎用。

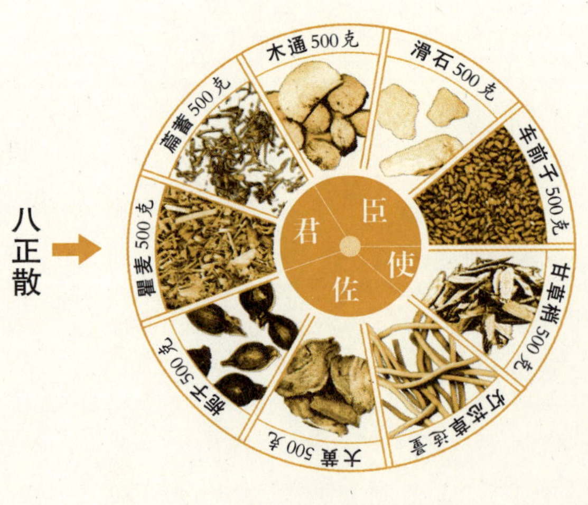

对症解方

方中瞿麦、萹蓄为主药，能够祛除膀胱湿热，利水通淋。木通、滑石、车前子为辅药，可以加强瞿麦、萹蓄清热利水通淋的效力。栀子能够清泻三焦湿热，引湿热随小便排出；大黄可以泻热降火；煎时加灯芯草以加强本方清热利尿的功效；同为佐药。甘草梢能缓急和中，同时又能调和诸药，为使药。这些药合用，能很好地发挥本方清热泻火、利水通淋的功效。

出自杨倓《杨氏家藏方》

萆薢分清饮：治膏淋白浊

歌诀

萆薢分清石菖蒲　草梢乌药益智俱
或益茯苓盐煎服　通心固肾浊精驱
缩泉益智同乌药　山药糊丸便数需

萆薢分清饮正方

【组成】川萆薢、石菖蒲、乌药、益智仁各30克，甘草梢15克。

【用法】研为粗末，每次取12克，加盐一撮，水煎服。

【功效】利湿化浊，温暖下元。

【主治】肾虚受寒的膏淋、白浊。出现尿频，尿中浑浊、色如淘米水、凝如膏糊，舌淡苔白等症。

【禁忌】湿热白浊的人忌用。

对症解方

方中川萆薢为主药，能够渗湿化蚀。石菖蒲为辅药，既能够加强川萆薢祛湿化浊的功效，又可以安神宁心。乌药能温肾祛寒，又可以调气；益智仁能够温肾阳，固精缩尿；同为佐药。甘草梢可以调和诸药；盐则能引诸药直达肾和膀胱；同为使药。这些药合用，能很好地发挥本方利湿化浊，温暖下元的功效。

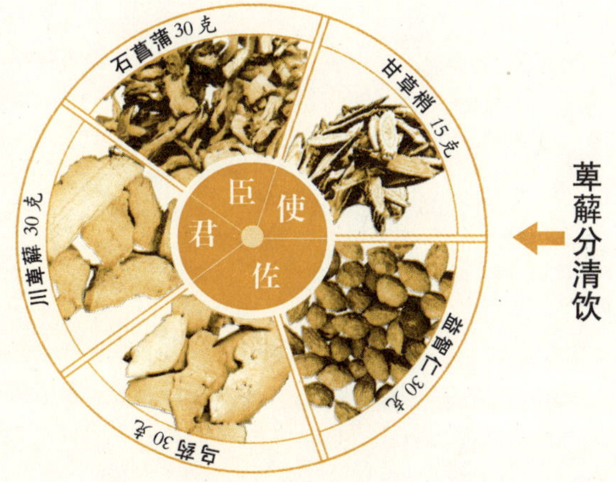

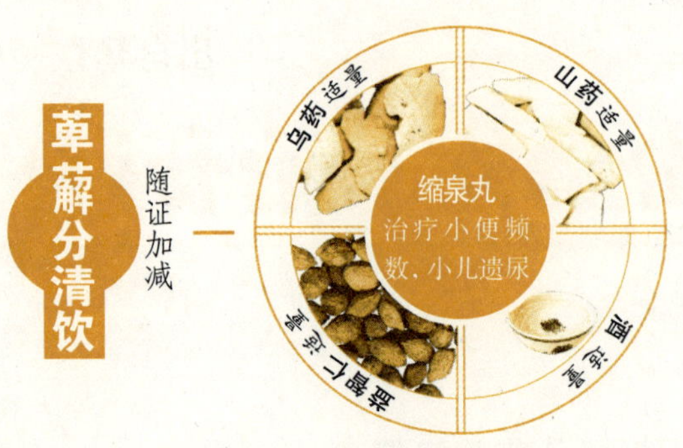

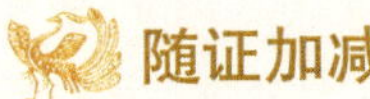

随证加减

缩泉丸

肾阳不足而出现小便频繁，以及小儿遗尿的，可取等量的益智仁和乌药共研为细末，再用酒煮山药成糊，然后放入药末和匀，做成如梧桐子般大小的丸子，每次服70粒，用盐酒或是米汤送下。（出自《妇人良方》）

出自李东垣《兰室秘藏》

当归拈痛汤：治脚气疮疡

歌诀

当归拈痛羌防升　猪泽茵陈芩葛朋
二术苦参知母草　疮疡湿热服皆应

当归拈痛汤正方

【组成】当归、防风、猪苓、泽泻、苍术、知母各9克，羌活、茵陈、甘草（炙）各15克，升麻、黄芩、白术各3克，葛根、苦参、人参各6克。

【用法】研为粗末，每次取30克，水煎服，每日3次。

【功效】疏风止痛，除湿泻热。

【主治】湿热相搏结所致的全身肢节烦痛，肩背沉重，或是全身疼痛，又或是脚气肿痛，脚膝生疮，脓水不绝，舌苔白腻微黄等症。

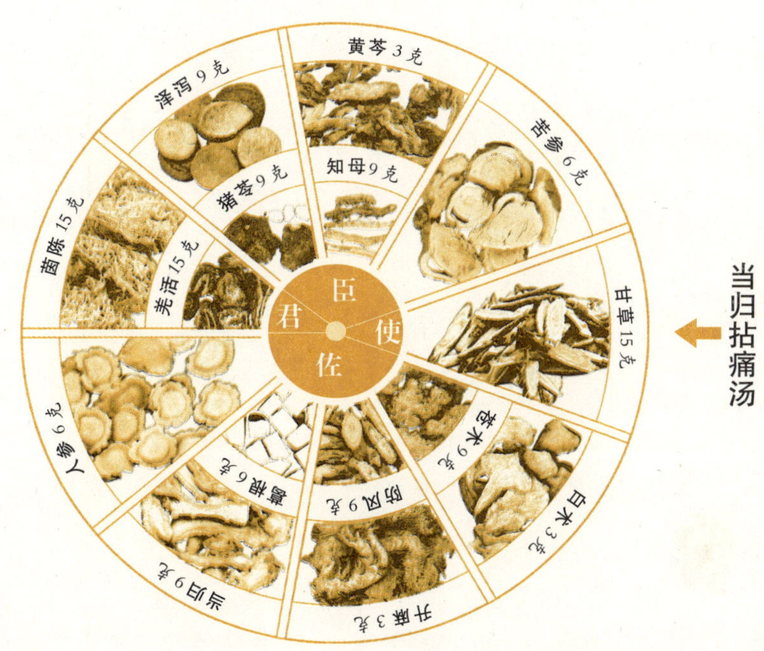

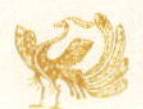对症解方

方中羌活能够祛风除湿以止全身重痛；茵陈可以清泻湿热；同为主药。泽泻、猪苓能够淡渗利湿；苦参、黄芩、知母可以清热燥湿以除烦；同为辅药。防风能够疏散关节中的风湿，与升麻、葛根一同升发脾胃清阳，以发散肌肉中的风湿；苍术、白术可以燥湿健脾；当归能够养血活血，又可以防止苦燥的药物耗伤阴血；人参能够益气健脾，扶正祛邪；同为佐药。炙甘草能调和诸药，为使药。这些药合用，能很好地发挥本方疏风止痛、除湿泻热的功效。

卷十四

润燥之剂

润是说滋润、润泽，燥是说干燥，所以润燥之剂就是清泻燥邪、生津益血的药剂，由辛凉甘润或是甘凉滋润的药物组成，来滋润脏腑，治疗各种燥证。

燥证分外燥和内燥两种：外燥是感受了秋天的燥气所致的病证，凉燥多可见到怕冷身热、咳嗽胸痛、头痛鼻塞、唇燥咽干、苔薄白等症，治疗时多用温散肺寒、清凉润燥的药物，以肘后葱豉汤等为代表方剂；温燥怕冷时间较短，肺热伤津的情况较重，常会出现身热心烦、口渴咽痛、咳嗽少痰、痰中带血、胸痛、头痛、舌尖边质红等症状，治疗时多用清肺润燥的药物，以清燥救肺汤等为代表方剂。

内燥则是由于长期饮酒，或是房劳太过，或是热病后期津液受劫，又或是误服温燥的药物等耗损阴液，引动内火所致的病证。常见的症状有咳嗽、咽燥、口干少津，或是咳血、咯血，又或是皮肤干燥、筋脉失荣等阴亏肺燥证。在治疗时可以选用琼玉膏、滋燥养营汤等养阴调肺的方剂；若是噎膈反胃等火胜津枯的胃中干燥证，可以选用五汁安中饮等清胃火、生胃津的方剂；若是大便秘结等血虚阴亏的大肠燥涩证，可以选用活血润燥生津饮等滋阴润肠的方剂。此外，如口干舌燥、渴饮善饥等内热消渴伤津证，可以选用消渴方、白茯苓丸等清火生津、止渴的方剂；而如果是心烦不安、下痢等病后虚火伤津证，可以选用阿胶鸡子黄汤等滋阴清火除烦的方剂。

出自张仲景《伤寒论》

炙甘草汤：治虚劳肺痿

歌诀

炙甘草汤参姜桂　麦冬生地大麻仁
大枣阿胶加酒服　虚劳肺痿效如神

炙甘草汤正方

【组成】甘草（炙）12克，人参、阿胶各6克，生姜、桂枝各9克，麦冬、大麻仁各10克，生地黄50克，大枣10枚。

【用法】用清酒和水煎煮取汁，再放入阿胶，待烊化消尽后，分3次温服。

【功效】滋阴养血，温阳益气，复脉止悸。

【主治】（1）阴血不足、阳气虚弱所致的脉搏跳动有间歇，心中悸动，身体虚弱，气短，舌光亮少苔等症。

（2）虚劳肺痿而致的咳吐清沫，形体消瘦，气短，心中虚烦，失眠，不自觉地汗出，或是睡眠中出汗而醒时汗停，口燥咽干，大便干结等症。

【禁忌】阴虚火旺以致燥热的人忌用。

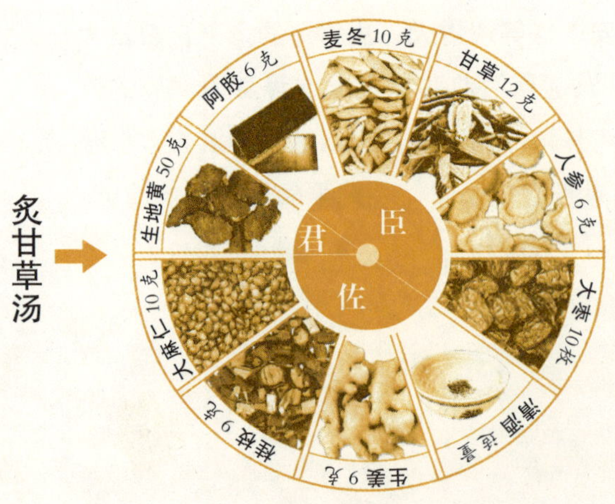

对症解方

方中生地黄为主药，能够滋阴养血。阿胶、麦冬可以加强生地黄滋阴养血的功效；炙甘草、人参、大枣能够益心气，补脾气，有助气血化生；同为辅药。大麻仁可以润燥通便，同时又能够补虚；桂枝、生姜和清酒性味辛温，可以通阳复脉，使脉道通畅，气血流通；同为佐药。这些药合用，能很好地发挥本方滋阴养血、温阳益气、复脉止悸的功效。

出自孙一奎《赤水玄珠》

滋燥养营汤：润燥养血

歌诀

滋燥养营两地黄　芩甘归芍及艽防
爪枯肤燥兼风秘　火燥金伤血液亡

滋燥养营汤正方

【组成】生地黄、熟地黄、黄芩（酒炒）、当归、白芍（炒）、秦艽各3克，甘草、防风各1.5克。

【用法】加水煎服，每日3次。

【功效】润燥养血。

【主治】火热伤肺、血虚外燥所致的皮肤干燥，褶纹明显，筋脉紧缩，屈伸不利，指甲干枯，大便秘结等症。

对症解方

方中生地黄、熟地黄为主药，能够滋阴补血，补肝润肺。当归、炒白芍为辅药，可以养血和血润燥，加强生地黄、熟地黄补血的效力。黄芩能够清泻肺热以润泽皮肤；秦艽可以舒筋通络；防风能够祛风除热；同为佐药。甘草能调和诸药，为使药。这些药合用，能很好地发挥本方润燥养血的功效。

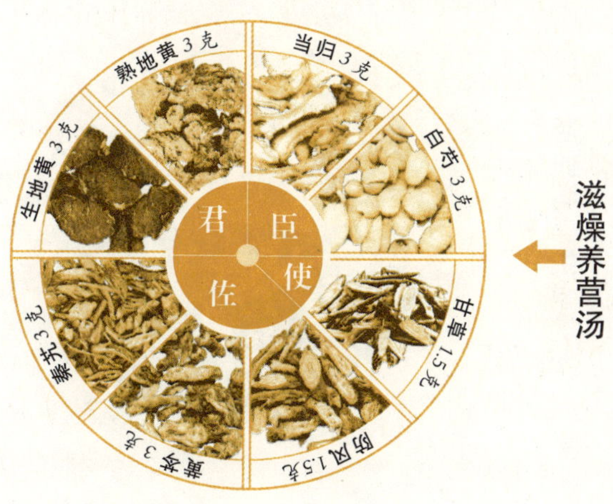

出自《医方集解》引丹溪方

活血润燥生津饮：活血通便

歌诀

活血润燥生津饮　二冬熟地兼瓜蒌
桃仁红花及归芍　利秘通幽善泽枯

活血润燥生津饮正方

【组成】天冬、麦冬、瓜蒌仁各2.5克，熟地黄、当归、白芍各3克，桃仁、红花各1.5克。

【用法】加水煎服。

【功效】润燥生津，活血通便。

【主治】内燥血枯所致的津液枯少，口干，大便秘结，皮肤干燥等症。

对症解方

方中熟地黄、当归为主药，能滋阴养血润燥。白芍可以加强熟地黄、当归益阴养血润燥的效力；天冬、麦冬、瓜蒌仁可以滋阴润燥，生津润肠通便；同为辅药。桃仁、红花为佐药，能够活血祛淤，其中桃仁又可以润肠通便。这些药合用，能很好地发挥本方润燥生津、活血通便的功效。

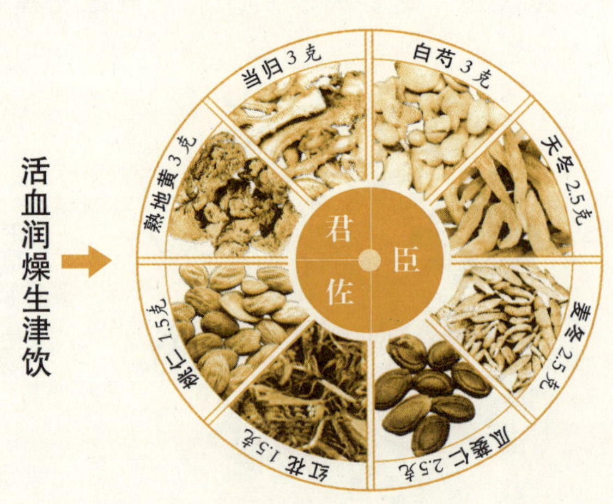

出自朱丹溪《丹溪心法》

韭汁牛乳饮：治反胃噎膈

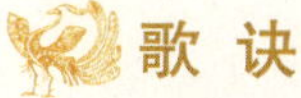

歌诀

韭汁牛乳反胃滋　养营散淤润肠奇
五汁安中姜梨藕　三般加入用随宜

韭汁牛乳饮正方

【组成】韭菜汁50毫升，牛乳200毫升。

【用法】将鲜韭菜捣碎取汁，用牛乳调匀后小口地喝，如果有痰，可以再加10毫升姜汁。

【功效】润燥养血，润肠化淤。

【主治】胃中淤血阻滞、血枯胃燥所致的饭后胃痛甚至反胃，大便秘结等症。

对症解方

方中牛乳为主药，性味甘温，能够润燥养血；韭菜汁为辅药，性味辛温，可以化淤益胃。二药合用，能很好地发挥本方散淤润肠、滋燥养血的功效。

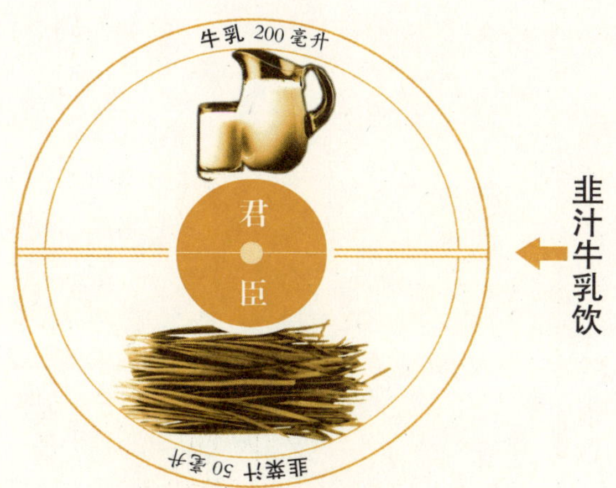

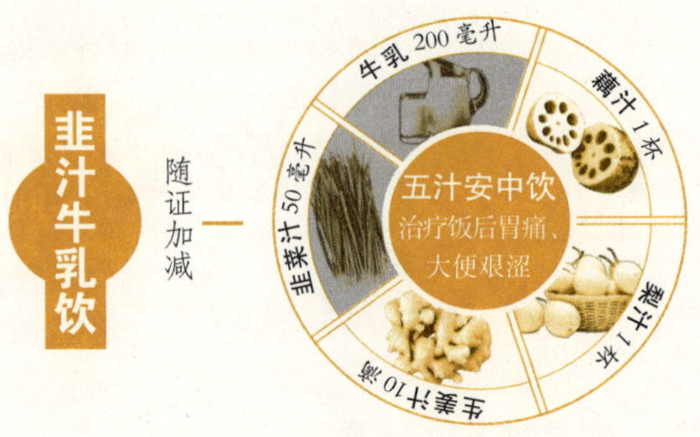

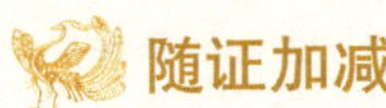

随证加减

五汁安中饮

因胃中有寒痰淤血或是胃燥血枯，而出现饭后胃痛、反胃打嗝、大便艰涩、口干咽燥、胸膈胀闷、隐隐作痛的，可以在韭汁牛乳饮的基础上，加温胃散痰的生姜汁 10 滴、润燥消痰的梨汁 1 杯、益胃化淤的藕汁 1 杯，来增强润燥养血、消淤化痰的功效。（出自《汤头歌诀》引张任候方）

出自李东垣《脾胃论》

润肠丸：补虚润燥，滑肠通便 

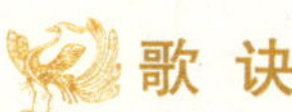

歌 诀

润肠丸用归尾羌　桃仁麻仁及大黄

或加艽防皂角子　风秘血秘善通肠

润肠丸正方

【组成】当归尾、羌活、大黄各15克，桃仁、大麻仁各30克。

【用法】先将桃仁、麻仁研成泥，其余三药共研成细末，再用白蜜炼和匀做成如梧桐子般大小的丸子，每次取10克（30~50丸），用白开水送下。

【功效】润肠通便，疏风活血。

【主治】脾胃有火，血虚肠燥，津液不足。出现大便秘涩、食欲不振等症状。

【禁忌】单纯属阴虚或是津液不足的便秘人慎用。

对症解方

方中麻仁为主药，能够补虚润燥，滑肠通便。当归尾可以养血活血，润肠通便；桃仁既能够加强麻仁润肠通便的效力，又可以活血祛淤；大黄能够清泻肠胃的燥热，通便逐淤；同为辅药。羌活为佐药，能够疏散风邪。这些药合用，能很好地发挥本方润肠通便、疏风活血的功效。

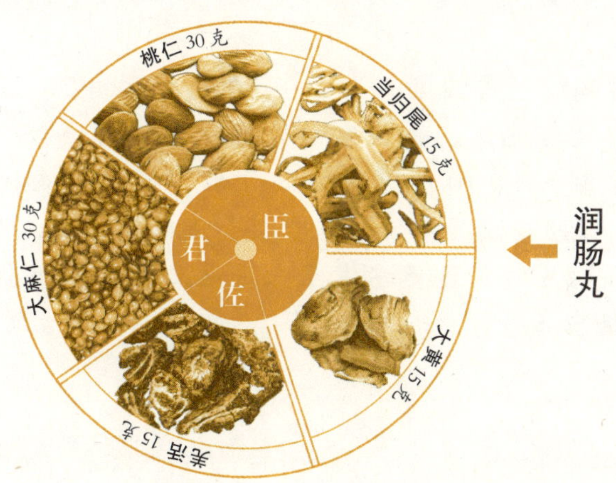

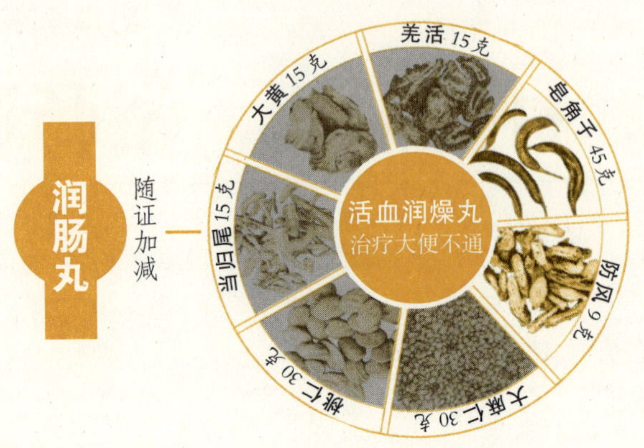

随证加减

活血润燥丸

可以在润肠丸的基础上，加防风9克、皂角子45克，来增强祛风除湿通便的功效。（出自《兰室秘藏》）

脾胃有火，血虚肠燥，津液不足，可用食物调养

李时珍在《本草纲目》中说：蜂蜜能和营卫、润脏腑，梨能生津润燥；又说：甘蔗能滋阴润燥，生津止渴。所以，津液不足的人可以常吃蜂蜜、梨、甘蔗、荸荠、银耳和芝麻等。

食疗方三种

老年人肠燥便秘，妇女产后血虚便秘，可吃红糖番薯　取番薯500克，生姜3片，红糖适量。将番薯削皮切小块，加适量水煮熟，再放入生姜红糖煮片刻即可。

肠燥便秘者喝蜂蜜香油汤　取蜂蜜50克，麻油25克，温开水约1000毫升。先搅拌蜂蜜起泡沫，再边搅动边将麻油缓慢地渗入蜂蜜，一起搅拌均匀。然后徐徐倒入1000毫升左右的开水，搅至成液状即可食用。

阴虚燥热、有痰吃蜜饯雪梨　取雪梨或鸭梨500克，蜂蜜100～200克。先将梨去皮核、切片，加适量水煮至七成熟，再放入蜂蜜，用小火煮至熟透，然后收入瓶中备食。

出自李东垣《脾胃论》

通幽汤：治噎塞便秘 

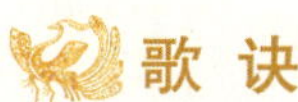

歌 诀

通幽汤中二地俱　桃仁红花归草濡
升麻升清以降浊　噎塞便秘此方需
有加麻仁大黄者　当归润肠汤名殊

通幽汤正方

【组成】熟地黄、生地黄各1.5克，桃仁、红花、当归身、甘草(炙)、升麻各3克。

【用法】水煎温服。

【功效】养血活血，润燥通幽。

【主治】幽门不通而上冲、吸门不开所致的吞咽哽噎不顺，饮食难下，气不得上下，大便艰难等症。

对症解方

胃不能正常地受纳饮食水谷，津液阴血就不足，血枯不润就会出现大便艰难的症状。方中当归身、生地黄为主药，能够补血滋阴，润燥通便。熟地黄可以加强当归身、生地黄滋阴补血润燥的效力；桃仁、红花能够活血祛淤，润肠通便；同为辅药。升麻为佐药，可以引诸药入胃，同时又能够散郁热，升清阳，来加强本方通幽通便的效力。炙甘草既能益气和中，又可以调和诸药，为使药。这些药合用，能很好地发挥本方养血活血、润燥通幽的功效。

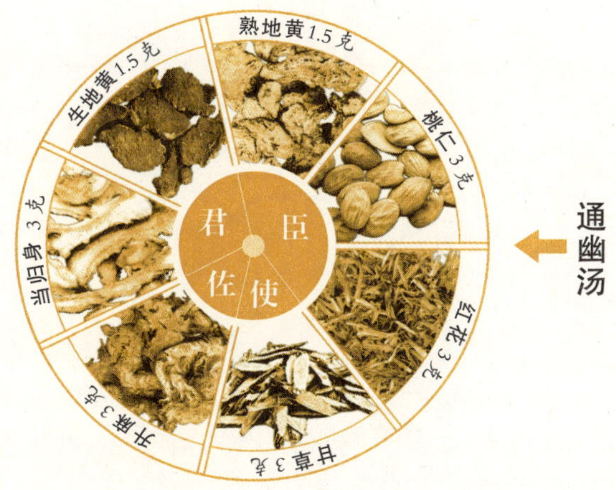

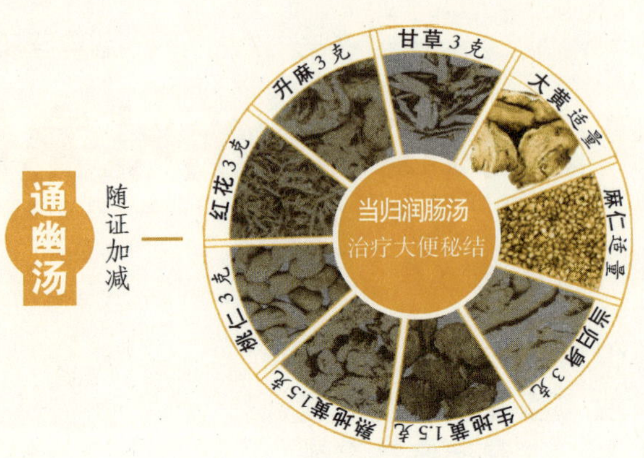

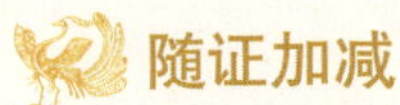

随证加减

当归润肠汤

可以在通幽汤的基础上，加润肠通便的麻仁和清热泻火的大黄。本方功效、主治与通幽汤基本相同，但是润肠通便的效力强于通幽汤，更适用于肠内燥热、大便秘结的病人。（出自《兰室秘藏》）

出自《太平圣惠方》

搜风顺气丸：治风热便秘

歌诀

搜风顺气大黄蒸　郁李麻仁山药增
防独车前及槟枳　菟丝牛膝山茱仍
中风风秘及气秘　肠风下血总堪凭

搜风顺气丸正方

【组成】大黄（九蒸九晒）150克，郁李仁、火麻仁、山药（酒蒸）、车前子、怀牛膝（酒蒸）、山茱萸各60克，防风、独活、槟榔、菟丝子、枳壳（炒）各30克。

【用法】以上药物研为细末，用白蜜调匀做成，如梧桐子一般大小的丸子，每次取9克，以清茶、温酒或米汤送下，每日2次。

【功效】补益肝肾，润燥通便，搜风顺气。

【主治】风热的便秘，出现大便秘结，小便不畅，全身瘙痒等症。也可治肠风下血，中风瘫痪。

【禁忌】服药期间忌食生冷、辛辣油腻之物。过敏体质的人慎用；孕妇忌服。

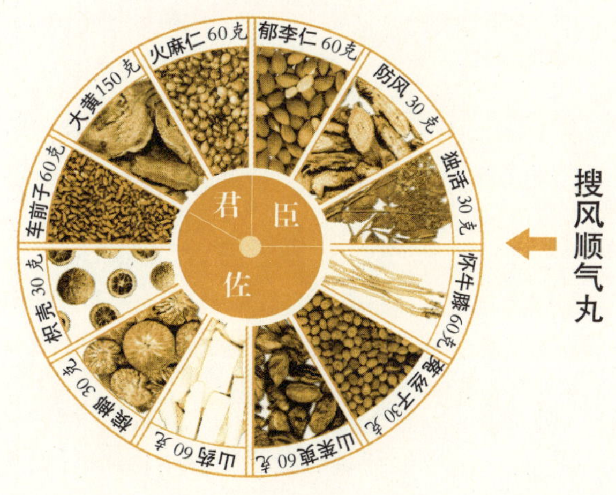

对症解方

方中大黄性味苦寒，能够泻热通便，祛除燥结；火麻仁可以润燥通便；同为主药。郁李仁能够加强火麻仁的润肠通便的效力；防风、独活可以搜风顺气以散风邪；同为辅药。车前子能够淡渗利湿；枳壳、槟榔可以下气宽肠，破滞顺气；山药能够补气养阴，以助润燥；山茱萸、菟丝子可以补肝益肾，补阴壮阳；怀牛膝能够补肝益肾，强壮筋骨，又可以引诸药下行；同为佐药。这些药合用，能很好地发挥本方补益肝肾，润燥通便，搜风顺气的功效。

出自朱丹溪《丹溪心法》

消渴方：治消渴（糖尿病）

歌 诀

消渴方中花粉连　藕汁地汁牛乳研
或加姜蜜为膏服　泻火生津益血痊

消渴方正方

【组成】天花粉12克，黄连6克，藕汁100毫升，生地黄15克，牛乳100毫升。

【用法】将黄连末、天花粉末放入藕汁、生地黄汁、牛乳、生姜汁和蜂蜜的混合液中，调匀服用。

【功效】泻火生津，益血润燥。

【主治】胃热消渴而致饮食水谷消耗加快，吃得多，饿得快，口渴欲饮等症。

【禁忌】消渴证出现小便频多，浊尿如膏脂的，忌用本方。

对症解方

方中黄连性味苦寒，能够泻心火，清胃热；天花粉性味甘寒，可以清热润燥，生津止渴；同为主药。藕汁能够降火生津；生地黄可以清热养阴以滋肾水；牛乳能够补血润燥；同为辅药。再加生姜汁以和胃降逆，鼓舞胃气；加蜂蜜来清热润燥，又能够调和诸药；同为佐药。这些药合用，能很好地发挥本方泻火生津，益血润燥的功效。

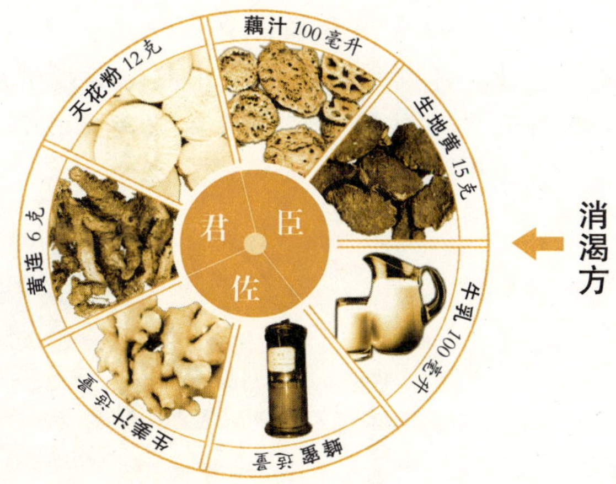

出自《太平圣惠方》

白茯苓丸：治肾阴耗伤

歌 诀

白茯苓丸治肾消　花粉黄连萆薢调
二参熟地覆盆子　石斛蛇床膍胵要

白茯苓丸正方

【组成】白茯苓、天花粉、黄连、萆薢、人参、玄参、熟地黄、覆盆子各30克，石斛、蛇床子各22.5克，鸡内金（微炒）30具。

【用法】以上药物研为细末，用白蜜调匀做成如梧桐子一样大小的丸子，每次9克（30丸），用磁石煎汤送下。

【功效】补肾清热，生津润燥。

【主治】肾阴耗伤，肾的蒸化功能失常所致的两腿渐细，腿脚无力，口渴欲饮，尿频，尿浑浊如膏脂，味甜等症。

对症解方

本方主治肾阴亏损，胃有积热，肾对膀胱的固摄作用减弱，而出现尿频，尿浊，尿甜的病证。方中熟地黄能够滋补肾阴；白茯苓可以补脾益胃，加强脾的健运功能，使阴津生化有源，同时又可以淡渗利湿，引热随小便

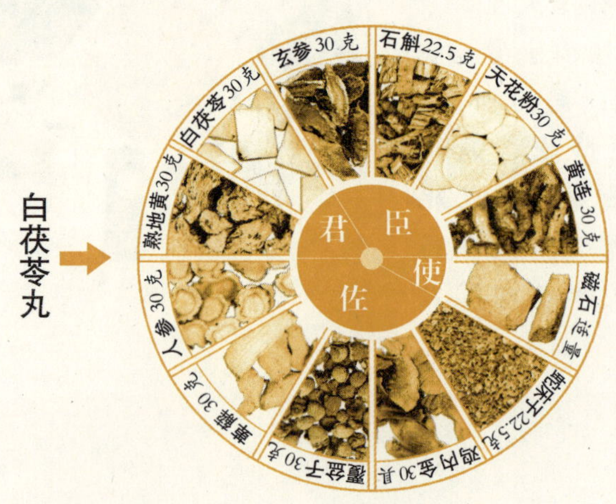

排出；同为主药。玄参既能够清除虚热，又可以加强熟地黄的滋补肾阴的功效；石斛性味甘寒，能够养胃阴，生津液，滋补肾阴，清除虚热；天花粉可以生津止渴，与黄连配伍以清胃热；同为辅药。人参能够益气健脾，生津止渴；萆薢可以清热利湿去浊；覆盆子能够益肾以固精缩尿；蛇床子可以温肾壮阳，加强膀胱的气化功能；鸡内金既能够健脾胃，消食除热，又可以治尿频；同为佐药。用磁石煎汤送服，则能引诸药入肾，补肾益精，为使药。这些药合用，能很好地发挥本方补肾清热，生津润燥的功效。

出自孙思邈《备急千金要方》

猪肾荠苨汤：解毒治肾

歌诀

猪肾荠苨参茯神　知芩葛草石膏因
磁石天花同黑豆　强中消渴此方珍

猪肾荠苨汤正方

【组成】猪肾1具，荠苨、石膏各9克，人参、茯神、黑大豆各15克，知母、黄芩、葛根、天花粉各12克，甘草3克，磁石6克。

【用法】先水煮猪肾、黑大豆，再取药汁与余下的药同煎，分3次服。

【功效】泻火解毒，补肾生津。

【主治】肾阴耗伤，热毒蕴积所致的尿频，口唇干焦，口渴多饮，阴茎挺举，不交精自流出，或是发毒疮等症。

【禁忌】阴虚寒证的人忌用。

对症解方

长期服用壮阳的金石药物，热毒聚集在肾中，灼伤肾阴，就会出现本方的症状。方中猪肾、黑大豆能够补肾益阴；荠苨性味甘寒，可以解毒生津，配伍黑大豆可以解金石药物的热毒；同为主药。葛根、天花粉能够清热生津止渴；磁石可以补肾益精；知母能够滋阴润燥，且与石膏、黄芩同用可以清热泻火；同为辅药。人参、茯神为佐药，能够益气健脾，使肾阴生化有源。甘草能调和诸药，为使药。这些药合用，能很好地发挥本方泻火解毒，补肾生津的功效。

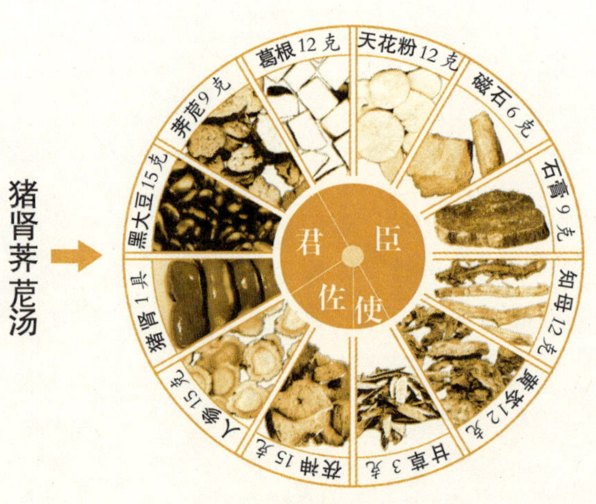

出自王贶《易简方》

地黄饮子：除烦止渴

歌诀

地黄饮子参芪草　二地二冬枇斛参
泽泻枳实疏二腑　躁烦消渴血枯含

地黄饮子正方

【组成】人参、黄芪（炙）、枇杷叶（炙）各15克，甘草（炙）3克，生地黄、熟地黄、麦冬（去心）、天冬（去心）、石斛（去根，炒）、泽泻、枳实（炒）各12克。

【用法】以上药物研为粗末，每次取9克，加水煎服。

【功效】滋养阴血，除烦止渴。

【主治】阴虚血枯有火所致的口燥咽干，口渴多饮，面红，心中烦躁，尿频等症。

对症解方

本方主治阴虚血枯有火的消渴证。方中生地黄能够清热，且与熟地黄同用，可以滋阴养血以润燥，同为主药。天冬能够清肺滋肾；麦冬可以润肺益胃；石斛能够养胃生津，滋阴除热；同为辅药。人参、黄芪、炙甘草能够益气补脾，使阴血生化有源；枇杷叶可以清肺胃的热；泽泻能够疏利膀胱，淡渗利湿；枳实可以疏利大肠，行气除满，使火热随大便排出；同为佐药。这些药合用，能很好地发挥本方滋养阴血，除烦止渴的功效。

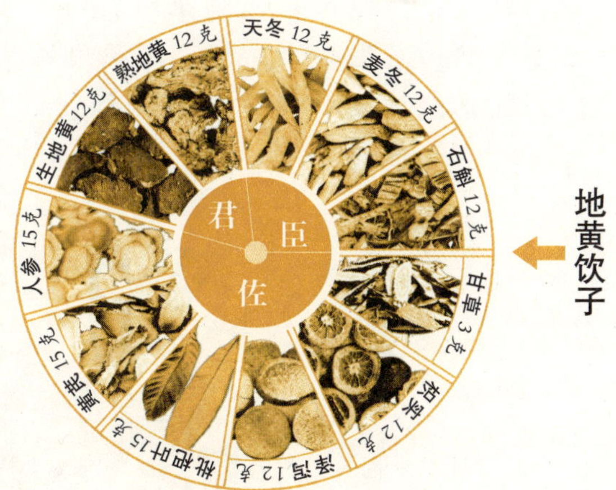

出自孙思邈《备急千金要方》

酥蜜膏酒：治气乏声嘶

歌诀

酥蜜膏酒用饴糖　二汁百部及生姜
杏枣补脾兼润肺　声嘶气惫酒喝尝

酥蜜膏酒正方

【组成】酥、白蜜、饴糖、百部汁、生姜汁、杏仁（研）、枣肉各200克。

【用法】微火慢慢熬成膏，每次用酒细细咽下一汤匙。

【功效】润肺补脾。

【主治】阴虚肺燥所致的气短，四肢乏力，声音嘶哑，咽喉干燥，或是咳喘，口吐清沫等症。

对症解方

方中酥和白蜜为主药，能够补脾润肺。百部可以润肺止咳；杏仁能够宣利肺气；饴糖可以润肺止咳，补脾益气，使气阴生化有源；同为辅药。生姜汁能够寒化痰饮，与枣肉同用还可以调补脾胃；同为佐药。这些药合用，能很好地发挥本方补脾润肺的功效。

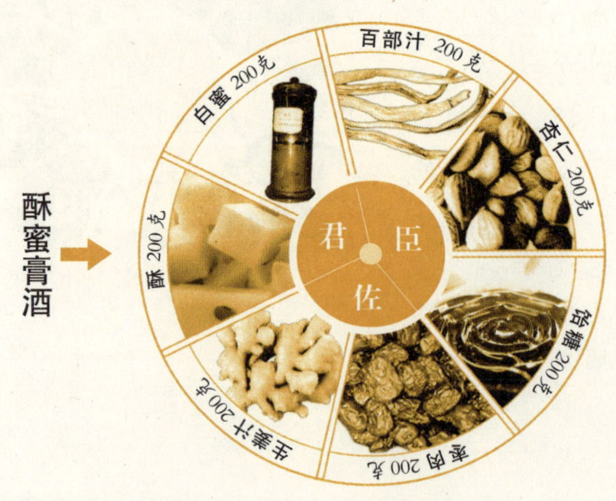

出自李东垣《脾胃论》

清燥汤：清肺润燥，健脾化湿

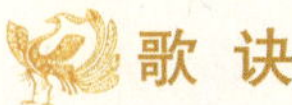

歌诀

清燥二术与黄芪　参苓连柏草陈皮
猪泽升柴五味曲　麦冬归地痿方推

清燥汤正方

【组成】苍术、陈皮、猪苓、泽泻、柴胡、当归身、生地黄各12克，白术、黄芪、人参、茯苓、神曲（炒）、麦冬各15克，黄连6克，黄柏10克，升麻9克，甘草（炙）、五味子各3克。

【用法】以上药物研为粗末，每次取15克，加水煎服。

【功效】清肺润燥，健脾化湿。

【主治】湿热伤肺，肾阴亏虚所致的四肢软弱无力，脚不能行，喘息急促，胸部胀满，不思饮食，面色发白，毛发枯败，头眩体重，口渴便秘等症。

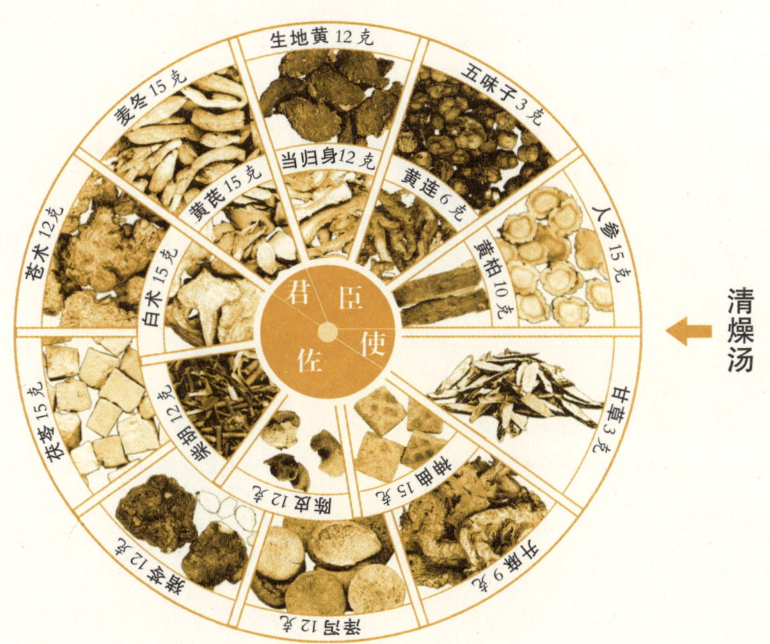

对症解方

方中麦冬性味甘寒，既能够滋养肺阴，又可以清除肺热；黄芪能够补脾气，益肺气；同为主药。生地黄、当归身可以滋阴养血以补肝益肾；五味子既能益气生津以保肺，又可以滋养肾水；黄连、黄柏能够清热燥湿；人参可以大补元气，补益脾肺；同为辅药。苍术、白术能够健脾燥湿；茯苓、猪苓、泽泻可以清热利湿，引湿热随小便排出；升麻、柴胡能够助升清气以降湿浊，同时又可以清热；陈皮能够理气健脾以燥湿；神曲可以消食化滞；同为佐药。炙甘草既能调补脾胃，又可以调和诸药，为使药。这些药合用，能很好地发挥本方清肺润燥，健脾化湿的功效。

卷十五

泻火之剂

泻火之剂，即清热剂，是以寒凉药物为主组成，具有清泻邪热、凉血解毒以及降火制亢等作用的方剂。

热根据程度不同有温、热、火之分，温为热，热极就是火。清热剂分为清脏腑热、清气分热、清热解毒、清营凉血、气血两清、清虚热这六类，在应用的时候要注意辨清热的虚实和所在的位置。

出自孙思邈《备急千金要方》

黄连解毒汤：治一切热邪火毒

歌诀

黄连解毒汤四味　黄柏黄芩栀子备
躁狂大热呕不眠　吐衄斑黄均可使
若云三黄石膏汤　再加麻黄及淡豉
此为伤寒温毒盛　三焦表里相兼治
栀子金花加大黄　润肠泻热真堪倚

黄连解毒汤正方

【组成】黄连、栀子各9克，黄柏、黄芩各6克。

【用法】加水煎服，每日2次。

【功效】泻火解毒。

【主治】一切热邪火毒。出现大热，烦躁不安，咽干口燥，说胡话，难以入睡等症；或是热病而致吐血，流鼻血等症；又或是皮肤发斑，腹泻，湿热黄疸；外科毒疮；小便黄赤，舌红苔黄等症。

【禁忌】一定要出现唇焦，咽干口渴，舌红苔黄等症才可使用；而苔白又没有大热的人忌用。

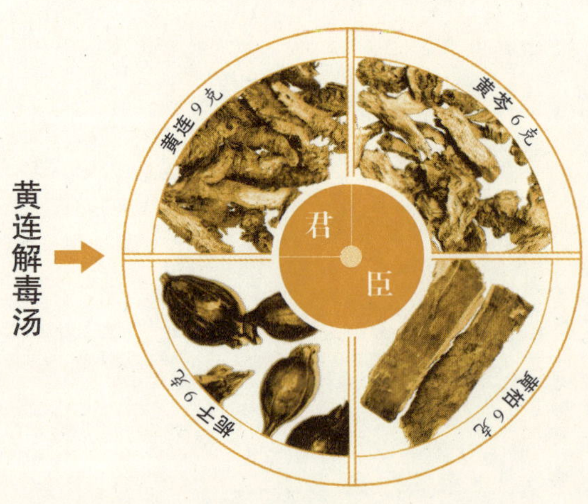

对症解方

本方主治三焦热邪亢盛，兼治热毒迫血妄行的吐血发斑、热邪扰乱心神而出现说胡话、失眠等病证。方中黄连为主药，既能够清泻心火，又可以泻脾胃的火。黄芩能够泻心肺的火；黄柏能够泻肝肾和膀胱的火；栀子能够通泻三焦之火，导火热随小便排出；同为辅药。这些药合用，能很好地发挥本方泻火解毒的功效。

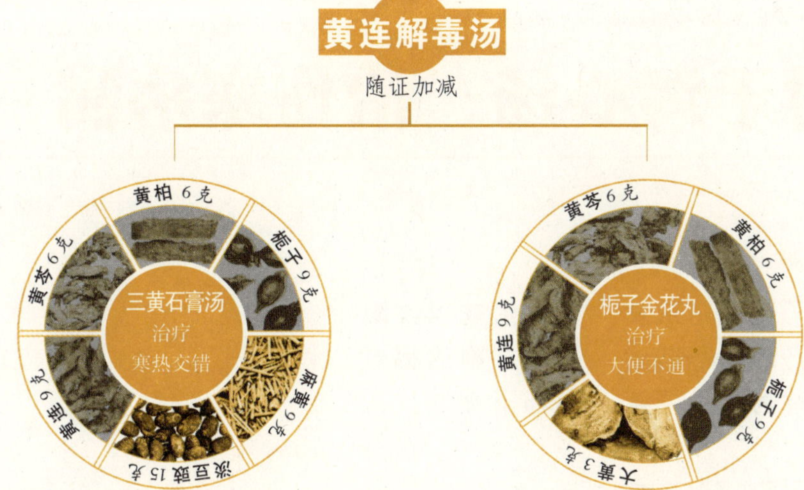

随证加减

三黄石膏汤

因温热毒邪炽盛而致寒热交错等证的，可以在黄连解毒汤的基础上，加麻黄 9 克，淡豆豉 15 克，来增强清热解毒、解表透邪的功效。（《伤寒六书》）

栀子金花丸

因热邪炽盛而致大便不通的，可以在黄连解毒汤的基础上，加性味苦寒的大黄 3 克，来增强凉血解毒、润肠通便的功效。孕妇慎用。（《医方集解》）

出自张仲景《伤寒论》

附子泻心汤：治伤寒痞满

歌 诀

附子泻心用三黄　寒加热药以维阳
痞乃热邪寒药治　恶寒加附治相当
大黄附子汤同意　温药下之妙异常

附子泻心汤正方

【组成】附子、黄芩、黄连各3克，大黄6克。

【用法】附子先煎1小时，然后再放入其他药物同煎，分2次服。

【功效】泻热除痞，助阳固表。

【主治】热痞兼表阳虚。出现心下痞塞不通，按着柔弱不痛，胸中烦热，口渴，怕冷出汗，苔黄等症。

对症解方

方中大黄、黄芩、黄连性味苦寒，能清泻上部邪热，来消除痞满，同为主药。附子为佐药，性味辛热醇厚，可以温经扶阳。这些药合用，能很好地发挥本方泻热除痞，助阳固表的功效。

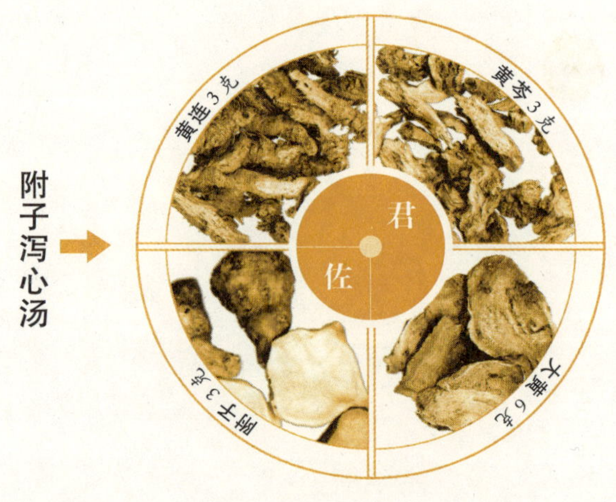

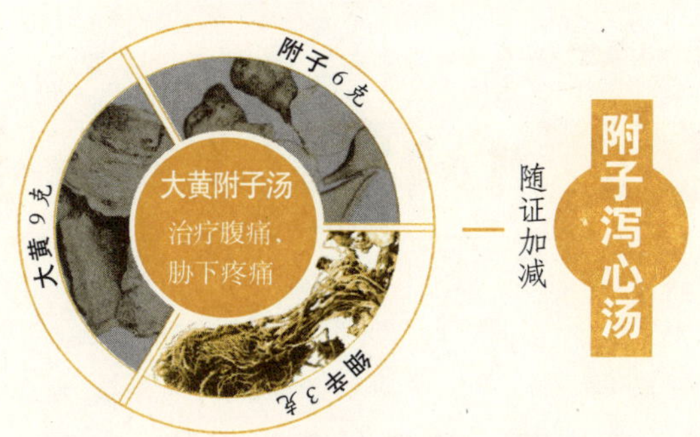

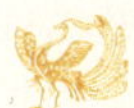

随证加减

大黄附子汤

因虚寒积滞而致腹痛便秘、胁下疼痛、发烧、手脚逆冷的，可以在附子泻心汤的基础上，去掉黄连、黄芩，再加细辛来散寒止痛。即用大黄9克，附子6克，细辛3克，加水煎服。（出自《金匮要略》）

出自张仲景《伤寒论》

半夏泻心汤：治心下痞塞

歌 诀

半夏泻心黄连芩　干姜甘草与人参
大枣和之治虚痞　法在降阳而和阴

半夏泻心汤正方

【组成】半夏、人参各9克，黄连3克，黄芩、干姜、甘草(炙)各6克，大枣4枚。

【用法】加水煎服，每日3次。

【功效】健脾益气，泻热散痞。

【主治】寒热互结所致的心下痞塞不通，发烧呕吐，食量减小，消化减弱，舌苔腻而微黄等症。

【禁忌】气滞或是食积所致的心下痞塞不通，就不宜使用本方。

对症解方

方中黄芩、黄连为主药，性味苦寒，能够清热泻火。半夏、干姜为辅药，性味辛温，可以消除痞满。人参、甘草、大枣为佐药，能够调补脾胃。这些药合用，能很好地发挥本方健脾益气，泻热散痞的功效。

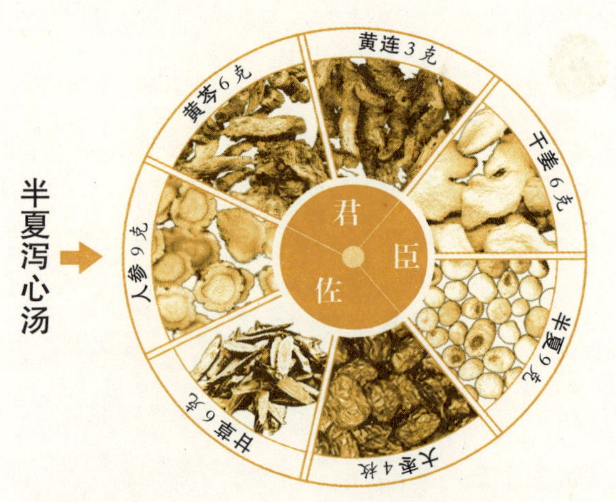

出自张仲景《伤寒论》

白虎汤：治肺胃实热

歌 诀

白虎汤用石膏偎　知母甘草粳米陪
亦有加入人参者　躁烦热渴舌生苔

白虎汤正方

【组成】石膏50克，知母18克，甘草（炙）6克，粳米9克。
【用法】加水煎服，待粳米煮熟后去渣，每日3次。
【功效】养阴清热。
【主治】阳明气分热盛所致的身大热，口大渴，出汗多，苔黄等症。

对症解方

方中石膏为主药，辛甘大寒，能够清肺胃邪热，解肌透热，生津止渴。知母为辅药，苦寒质润，可以协助石膏清除气分实热，并治阴伤。粳米、甘草为佐药，能够益气护胃，防止石膏、知母大寒伤中，又可以使药气停留在胃，更好地发挥药效。这些药合用，能很好地发挥本方养阴清热的功效。

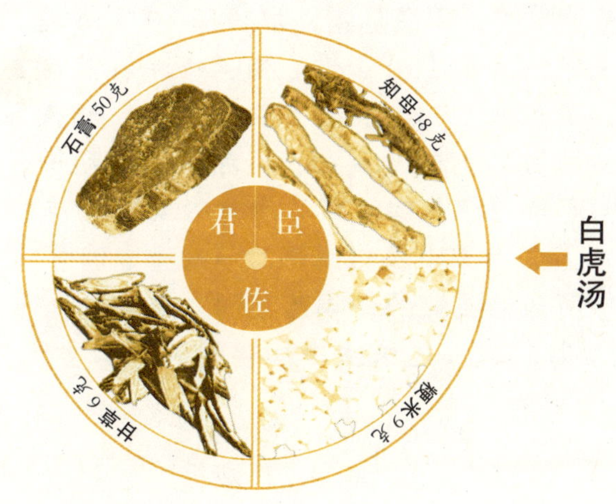

白虎汤
随证加减
知母18克
粳米9克
人参15克
甘草6克
石膏50克
白虎加人参汤
治疗汗多、
背微恶寒

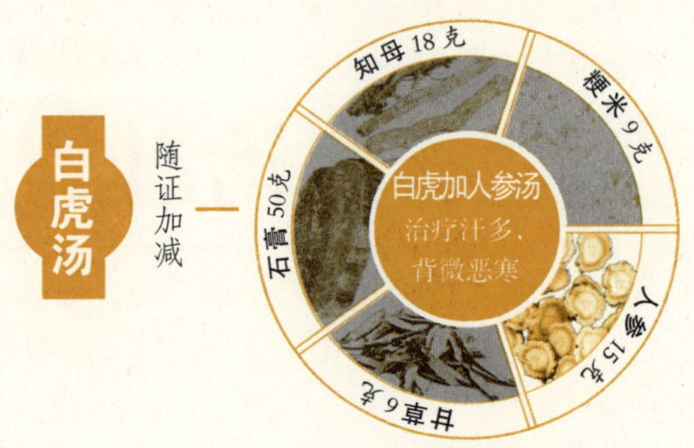

随证加减

白虎加人参汤

因阳明气分热盛，气津两伤所致汗多、脉大而无力等症；或是感受暑邪致汗出、背微恶寒、身热、口渴等症，可以在白虎汤的基础上，加人参15克，来补中气而扶正，增强清热益气生津的功效。(出自《伤寒论》)

肺胃实热可用食物调养

李时珍在《本草纲目》中说：菊花能补水以制火，芹菜可以清肝热。《日用本草》又说：藕能清热除烦。所以，有内热的人可以常吃菊花、芹菜、藕、金银花和柠檬等。

食疗方三种

湿热内蕴的黄疸而致目黄身黄、发热、口渴、心中忧虑、身倦无力、胃脘腹部胀满、食欲不振、消化不良、恶心呕吐、小便深黄或是短赤、大便秘结、舌苔黄腻的，喝茵陈粥　取茵陈30～45克，粳米100克，白糖少许。将茵陈洗净，加水200毫升，煎至一半；然后去渣取汁，加入粳米和600毫升水，煮至米烂汤稠；再加白糖少许，稍煮即可。

肝火上逆所致鼻出血、头痛、目赤、口苦咽干、易怒、舌边红、舌苔薄黄的，喝空心菜白萝卜蜂蜜露　取空心菜120克，白萝卜500克，蜂蜜50克。将空心菜、白萝卜捣烂绞汁，加入蜂蜜调匀。分两次服，每日1剂。

肝火亢盛所致偏头痛的，喝芹菜粥　取粳米250克，连根芹菜12克。将粳米洗后煮粥，加入连根洗净切碎的芹菜，煮沸即可。

出自张仲景《伤寒论》

竹叶石膏汤：治肺胃虚热

歌诀

竹叶石膏汤人参　麦冬半夏竹叶灵
甘草生姜兼粳米　暑烦热渴脉虚寻

竹叶石膏汤正方

【组成】石膏50克，人参、竹叶、甘草（炙）各6克，麦冬20克，半夏（制）9克，粳米10克。

【用法】除粳米外，其余药物水煎去渣，然后放入粳米煮熟，汤成去米，每日3次。

【功效】益气和胃，清热生津。

【主治】伤寒、温病、暑病愈后，余热未清，气津两伤所致的浑身发热，有汗出，心胸烦闷，体内之气上逆而致欲呕，口干喜饮，或是心中虚烦不寐，体质虚羸少气，舌红苔少，脉弱而急促等症。

对症解方

方中竹叶、石膏为主药，能够清热除烦。人参和麦冬为辅药，其中人参补胃气，麦冬滋胃液。制半夏为佐药，可以和胃降逆止呕，同时能够避免寒凉药物滋腻凝滞。炙甘草、粳米为使药，和中养胃。这些药合用，能很好地发挥本方益气和胃，清热生津的功效。

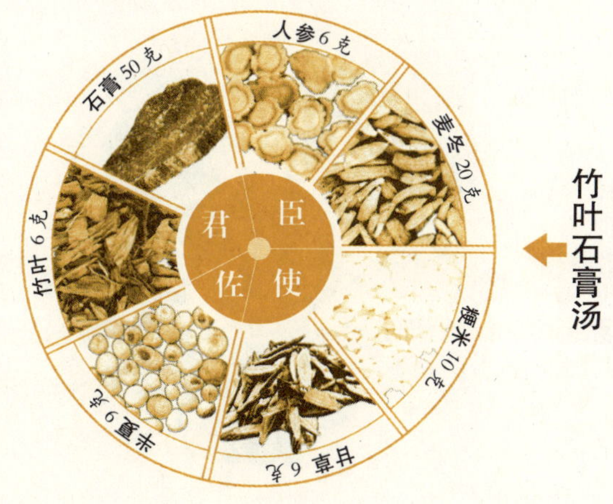

出自李东垣《脾胃论》

升阳散火汤：解火郁

歌 诀

升阳散火葛升柴　羌独防风参芍侪
生炙二草加姜枣　阳经火郁发之佳

升阳散火汤正方

【组成】葛根、升麻、羌活、人参、白芍各15克，防风7.5克，柴胡12克，甘草（炙）9克，甘草（生）6克，独活10克。

【用法】以上药物研为细末，每次取15克，加生姜和大枣水煎，不拘时候服用。

【功效】升举脾胃阳气，散除中焦郁火。

【主治】胃虚过食冷物，阳气郁遏于脾所致的四肢发热、肌表发热，甚或发热犹如从骨头缝里出来等症。

【禁忌】服药期间，忌食寒凉之物。

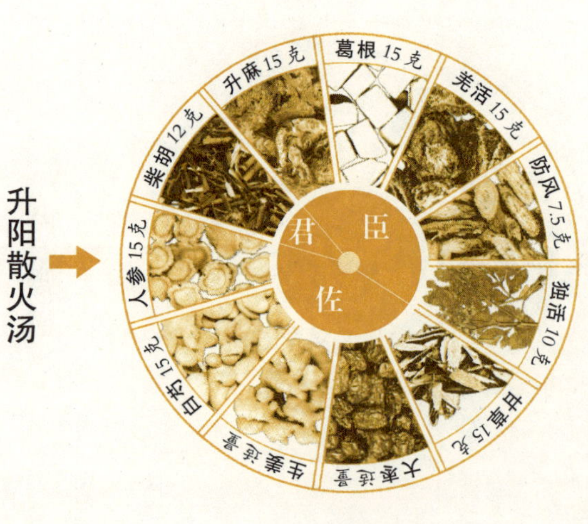

对症解方

本方柴胡为主药，能够散少阳之火。升麻、葛根、羌活、防风和独活为辅药，其中升麻、葛根可以发散阳明之火，羌活、防风则能发散太阳之火，独活可以发散少阴之火，诸药合用，能使三焦舒畅，阳气升腾，使火郁得解。人参、甘草、白芍、生姜和大枣为佐药，其中人参、甘草可以益气健脾，白芍能够敛阴清热，生姜、大枣可以调和脾胃。这些药合用，能很好地发挥本方升举脾胃阳气，散除中焦郁火的功效。

出自《太平惠民和剂局方》

凉膈散：治膈上实热

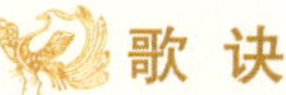

歌诀

凉膈硝黄栀子翘　黄芩甘草薄荷饶
竹叶蜜煎疗膈上　中焦燥实服之消

凉膈散正方

【组成】芒硝、大黄、甘草（炙）各600克，栀子、黄芩、薄荷各300克，连翘1250克。

【用法】以上药物研为粗末，每次取6克水煎，再加7片竹叶和少许白蜜一同煎煮，每日3次温服。

【功效】凉膈泻热，泻火通便。

【主治】上、中二焦热郁所致的烦躁口渴、面部发热、头昏重、舌肿喉闭、眼睛红肿、流鼻血、面颊部结硬、口舌生疮、涕唾稠黏、睡卧不宁、说胡话、狂妄、大便秘结、小便热赤，以及小儿惊风、舌红苔黄等症。

对症解方

方中连翘为主药，能够清热解毒，透散上焦之热。黄芩、栀子、薄荷和竹叶为辅药，其中黄芩可以清除胸膈郁热，栀子能够通泻三焦之火，薄荷、竹叶则清心胸之热。大黄、芒硝为佐药，可以荡涤结热，导泻下行。炙甘草和白蜜为使药，既能够缓和大黄和芒硝峻泻的药力，又可以生津润燥，调和药性。这些药合用，能很好地发挥本方凉膈泻热，泻火通便的功效。

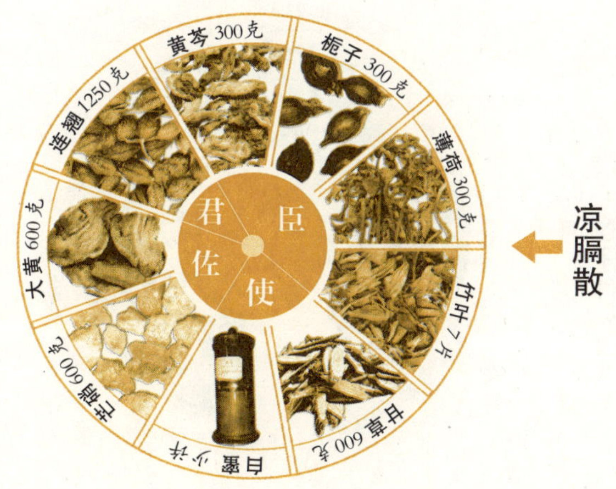

出自《太平惠民和剂局方》

清心莲子饮：治遗精、赤白带下

歌 诀

清心莲子石莲参　地骨柴胡赤茯苓
芪草麦冬车前子　躁烦消渴及崩淋

清心莲子饮正方

【组成】石莲子、人参、赤茯苓、黄芪（炙）各22.5克，地骨皮、甘草（炙）、麦冬、车前子各15克，柴胡12克。

【用法】以上药物锉为细末，每次取9克，加水煎服。

【功效】清心利湿，益气养阴。

【主治】心火偏旺，气阴两虚，湿热下注所致的遗精、赤白带下、口干舌燥、消渴证（糖尿病）、睡卧不宁、四肢倦怠乏力、病后气不收敛、阳气浮在体表而不能入里，以及手脚心、胸口烦热等症。

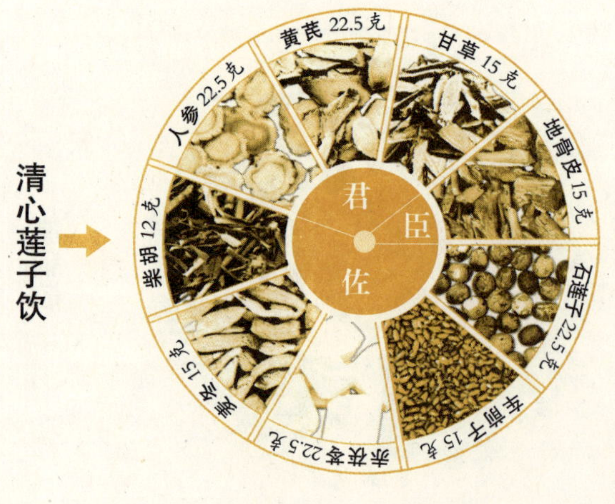

对症解方

方中人参、黄芪和甘草为主药，能够补益阳气，清泻虚火。地骨皮为辅药，可以清除肝肾虚热。柴胡、麦冬、赤茯苓、车前子和石莲子为佐药，其中柴胡散肝胆之火；麦冬清心肺之火；赤茯苓和车前子利下焦湿热；石莲子清心除烦，清热利湿，交通心肾。这些药合用，能很好地发挥本方清心利湿，益气养阴的功效。

出自《太平惠民和剂局方》

甘露饮：除胃中湿热

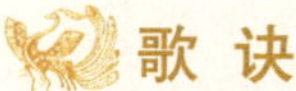

歌 诀

甘露两地与茵陈　芩枳枇杷石斛伦

甘草二冬平胃热　桂苓犀角可加均

甘露饮正方

【组成】生地黄、熟地黄、茵陈、黄芩、枳壳、枇杷叶、石斛、甘草（炙）、天冬、麦冬各12克。

【用法】以上药物研为粗末，每次取6克，加水150毫升，煎至100毫升，去渣滤清，饭后睡前温服。小儿要分2次服用。

【功效】行气利湿，清热养阴。

【主治】胃中湿热上蒸所致的口臭，喉中生疮，齿根裸露，甚至吐血、流鼻血、牙龈出血等症。

对症解方

方中用生地黄和熟地黄为主药，能够补益胃肾之阴。天冬、麦冬、甘草和石斛为辅药，可以滋阴清虚热。茵陈、黄芩、枇杷叶和枳壳为佐药，其中用茵陈和黄芩清热去湿，平肝泻热；枇杷叶和枳壳理气降火。这些药合用，能很好地发挥本方行气利湿，清热养阴的功效。

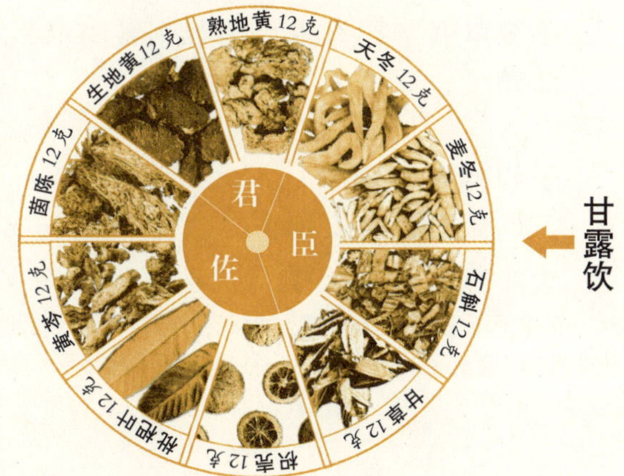

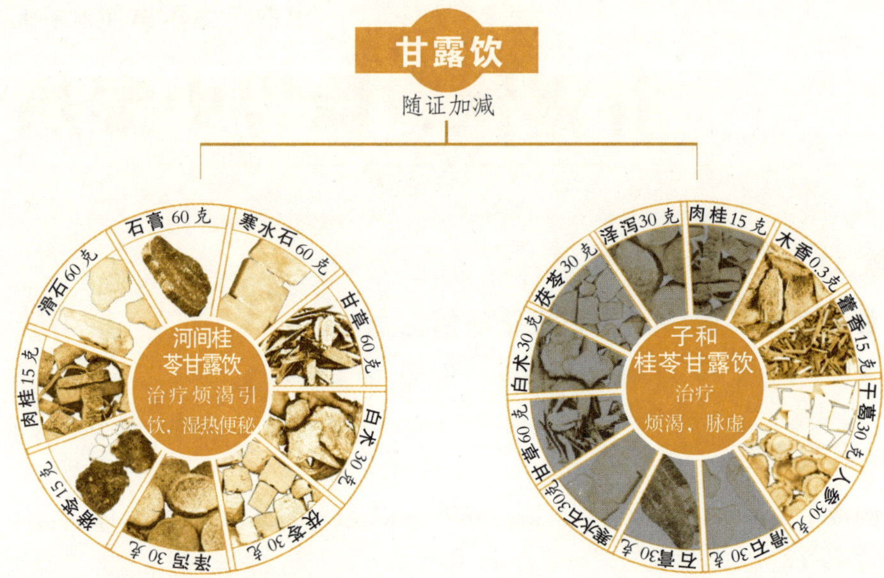

随证加减

河间桂苓甘露饮

因中暑受湿所致烦渴引饮，湿热便秘，头痛等症的，可以取滑石、石膏、寒水石、甘草各60克，白术、茯苓、泽泻各30克，猪苓、肉桂各15克组方，研为细末，用水调匀做丸子，每服15克，用姜汤或蜜汤送下。方中滑石、石膏、寒水石能够清热镇逆；茯苓、泽泻和猪苓可以利水；白术、肉桂则能够化气。这些药合用，能很好地发挥清热镇逆，化气利水的功效。（出自《宣明论方》）

子和桂苓甘露饮

因伏暑所致烦渴，脉虚等症，可以在河间桂苓甘露饮的基础上，去掉猪苓，减去滑石、石膏、寒水石各一半的用量，加人参、干葛各30克，藿香15克，木香0.3克，来增强补虚降逆的功效。（出自《儒门事亲》）

出自李东垣《兰室秘藏》

清胃散：治胃火牙痛

歌 诀

清胃散用升麻连　当归生地牡丹全
或益石膏平胃热　口疮吐衄及牙宣

清胃散正方

【组成】升麻、牡丹皮各9克，黄连、当归、生地黄各6克。

【用法】以上药物研为细末，加水煎煮，药冷后服用，每日3次。

【功效】清胃凉血。

【主治】胃火牙痛。牙痛头痛，面颊红赤发热，齿怕热喜冷，甚至牙龈溃烂出血；唇、舌、面颊腮肿痛；口臭，口干舌燥，舌红苔黄，脉应指圆滑等症。

【禁忌】牙痛属风寒及肾虚火炎的人忌用。

对症解方

方中黄连为主药，能够清除心胃积热。生地黄和牡丹皮为辅药，其中生地黄凉血滋阴，牡丹皮凉血散淤。当归为佐药，可以养血和血，消肿止痛。升麻为使药，能够升散火毒，引诸药直达阳明经。如果胃火较甚，可以加石膏来清热生津，加强清胃热泻火的功效。这些药合用，能很好地发挥本方清胃凉血的功效。

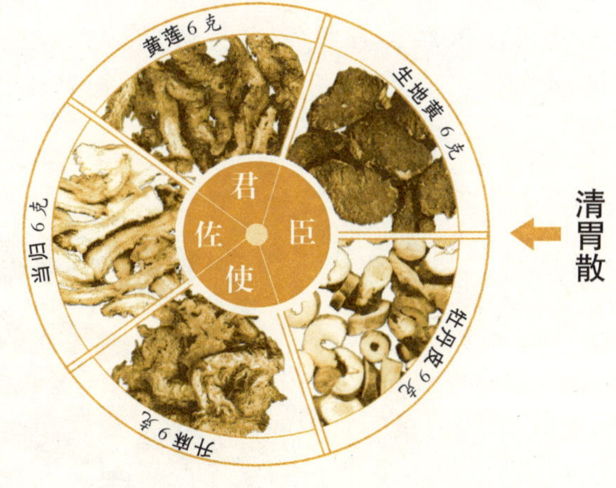

出自钱乙《小儿药证直诀》

泻黄散：治口舌生疮

歌诀

泻黄甘草与防风　石膏栀子藿香充
炒香蜜酒调和服　胃热口疮并见功

泻黄散正方

【组成】甘草90克，防风120克，石膏15克，栀子3克，藿香21克。

【用法】以上药物锉为粗末，同蜜酒炒至微香，每服3~6克，不拘时候服用。

【功效】泻脾胃伏火。

【主治】脾胃伏火，热在肌肉所致的咽干口燥，口舌生疮，口臭，心中烦热，容易饥饿，舌红，脉象急促等症。

对症解方

方中石膏和栀子为主药，石膏能够清泻脾胃之火；栀子可以除三焦之火，使热随小便而出。防风为辅药，能够发散脾中伏火。藿香为佐药，可以化湿醒脾，理气和中，协助防风疏散脾火。甘草为使药，泻火解毒，调和药性。这些药合用，能很好地发挥本方清泻脾胃伏火的功效。

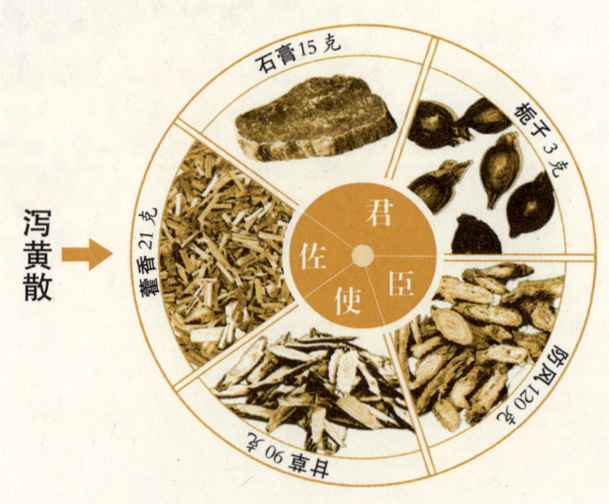

出自王肯堂《证治准绳》

钱乙泻黄散：散脾胃郁火

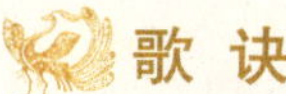

歌诀

钱乙泻黄升防芷　芩夏石斛同甘枳
亦治胃热及口疮　火郁发之斯为美

钱乙泻黄散正方

【组成】升麻、防风、白芷、黄芩、枳壳各4.5克，半夏3克，石斛3.6克，甘草2.1克。

【用法】加生姜3片，水煎服，每日3次。

【功效】发散脾胃火热。

【主治】脾胃风热郁火所致的口唇燥裂，口舌生疮等症。

对症解方

方中升麻、白芷和防风为主药，其中升麻、白芷散胃经风热，防风去除脾火。黄芩、枳壳、石斛和甘草为辅药，其中黄芩泻中上二焦之热；枳壳梳理中焦脾胃气机，利中上二焦之气；石斛清热养胃；甘草清泻脾火。半夏和生姜为佐药，可以调和胃气。这些药合用，能很好地发挥本方发散脾胃火热的功效。

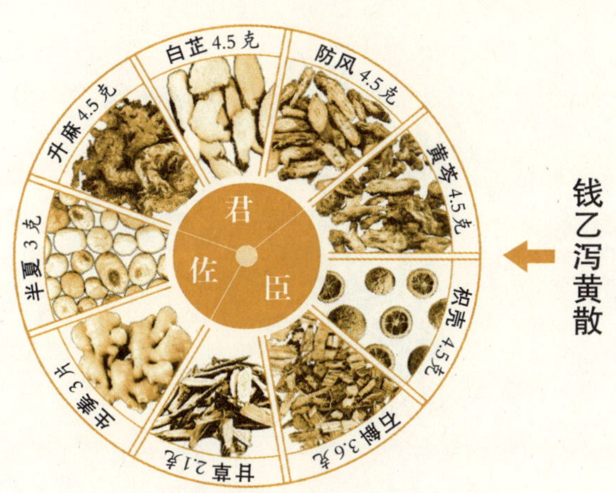

出自钱乙《小儿药证直诀》

泻白散：除肺火

歌 诀

泻白桑皮地骨皮　甘草粳米四般宜
参茯知芩皆可入　肺炎喘嗽此方施

泻白散正方

【组成】桑白皮、地骨皮各30克，甘草3克，粳米9克。

【用法】加水煎煮，饭前服用，每日3次。

【功效】泻肺清热，平喘止咳。

【主治】肺热气壅所致的气喘咳嗽，皮肤发热犹如蒸腾，午后（三点到五点）尤甚，舌红苔黄，脉细而急等症。

【禁忌】风寒咳嗽或肺虚喘咳的人忌用。

对症解方

方中桑白皮为主药，能够清肺化痰，泻肺平喘。地骨皮为辅药，可以清肺中伏火，除虚热，与桑白皮相配，能够加强清肺平喘的功效。甘草和粳米为佐药兼使药，可以养胃和中，培土生金，使凉药不伤胃气。这些药合用，能很好地发挥本方泻肺清热，止咳平喘的功效。

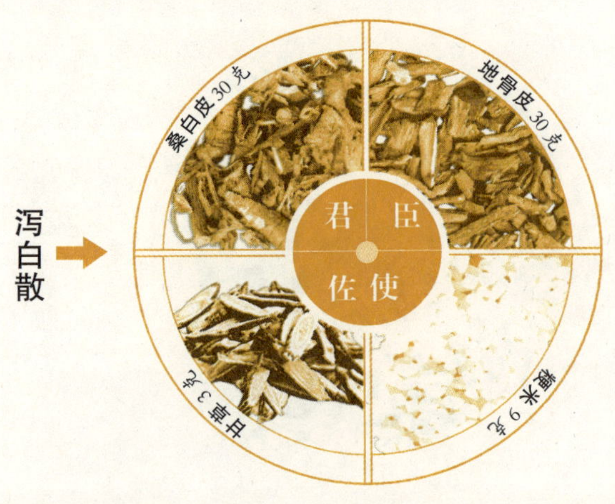

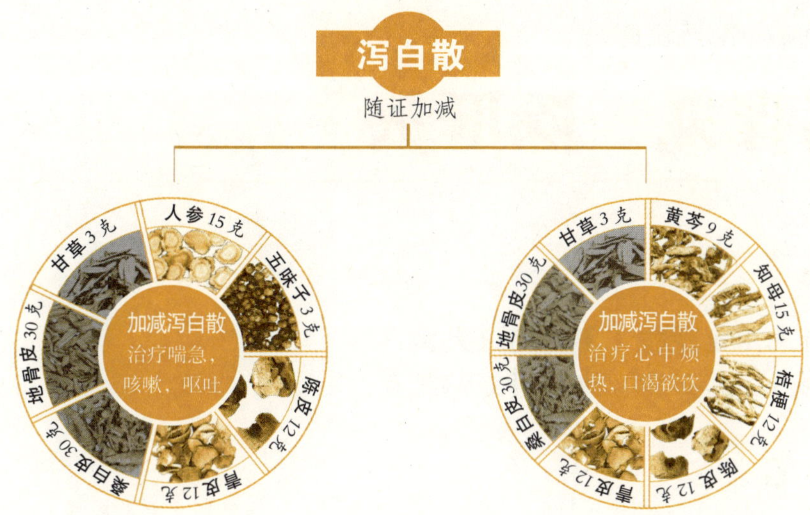

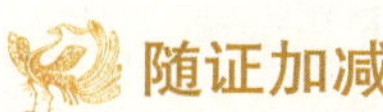

随证加减

加减泻白散

因肺热而致的喘急、咳嗽、呕吐等症，可以在泻白散的基础上，去掉粳米，加人参15克来补脾益肺，生津安神；加五味子3克以收肺气；加陈皮12克来行气；加青皮12克以散结消滞。这些药合用，能很好地发挥本方泻肺清热，止咳平喘的功效。（出自《医学发明》）

加减泻白散

因出现咳嗽、喘息，心中烦热、口渴欲饮，胸膈活动不利等症状的，可以在泻白散的基础上，去掉粳米，加黄芩9克、知母15克来清肺，加桔梗12克以宣肺化痰、清利咽喉，加陈皮12克、青皮12克来行气散结消滞。这些药合用，能很好地发挥本方泻肺清火，养阴利咽的功效。（出自《卫生宝鉴》）

出自钱乙《小儿药证直诀》

泻青丸：除肝火

歌 诀

泻青丸用龙胆栀　下行泻火大黄资
羌防升上芎归润　火郁肝经用此宜

泻青丸正方

【组成】龙胆草、栀子、大黄、羌活、防风、川芎、当归各3克。

【用法】以上药物研为细末，然后用蜂蜜调匀，每次取9克，小儿酌减，用竹叶煎汤（放些砂糖）送下。

【功效】清肝泻火。

【主治】肝经郁火所致的眼睛红肿疼痛，心中烦躁易怒，不能安卧，尿赤，大便秘结，脉象洪大而有力等症。

【禁忌】非身体强壮的人忌用。

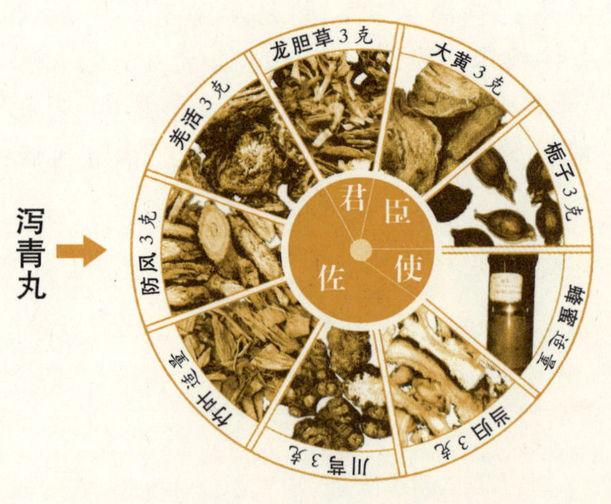

对症解方

方中龙胆草为主药，能够清泻肝胆实火。大黄和栀子为辅药，大黄泻热通便；栀子清三焦利小便，并协助龙胆草引热随二便而出。羌活、防风、竹叶、川芎和当归为佐药，其中羌活和防风散肝经郁火；竹叶清热除烦；川芎活血散风，疏解肝郁；当归养血柔肝。蜂蜜为使药，调和药性。这些药合用，能很好地发挥本方清肝泻火的功效。

出自《医宗金鉴》

龙胆泻肝汤：除肝经湿热

歌 诀

龙胆泻肝栀芩柴　生地车前泽泻偕
木通甘草当归合　肝经湿热力能排

龙胆泻肝汤正方

【组成】龙胆草、柴胡、木通、甘草各6克，栀子、黄芩、生地黄、车前子各9克，泽泻12克，当归3克。

【用法】加水煎服，也可制成丸剂，每次服用6～9克，每日2次，温开水送下。

【功效】泻肝胆实火，清肝经湿热。

【主治】（1）肝胆实火上炎所致的头痛，眼睛红赤，胁部疼痛，口苦咽干，耳聋，耳肿等，舌红苔黄，脉如按琴弦而有力等症。

（2）肝胆湿热下注所导致的阴囊肿胀、瘙痒，阴部出汗，小便淋浊，或带下黄臭，舌红苔黄腻等症。

【禁忌】脾胃虚寒和阴虚阳亢的人忌用。

对症解方

方中龙胆草为主药，大苦大寒，能够泻火除湿。黄芩和栀子为辅药，苦寒泻火。泽泻、木通、车前子、生地黄、当归和柴胡为佐药，其中泽泻、木通和车前子清热利湿，生地黄、当归滋阴养血，柴胡引诸药入肝胆。甘草为使药，可以调和药性。这些药合用，能很好地发挥本方泻肝胆实火，清肝经湿热的功效。

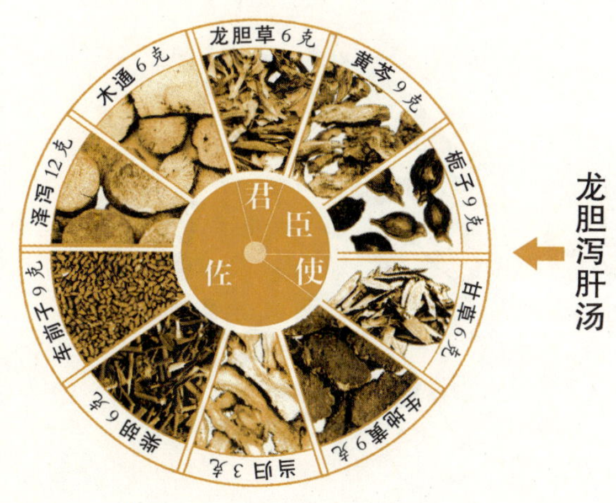

出自刘完素《宣明论方》

当归龙荟丸：清热泻肝

歌诀

当归龙荟用四黄　龙胆芦荟木麝香
黑栀青黛姜汤下　一切肝火尽能攘

当归龙荟丸正方

【组成】当归、黄芩、黄连、黄柏、龙胆草、栀子各30克，大黄、芦荟、青黛各15克，木香0.3克，麝香1.5克。

【用法】以上药物研为细末，再用白蜜调匀做成如小豆大小一样的丸子；小儿服用则做成麻子大小般的丸子。每次服20丸，以生姜汤送下，每日3次。

【功效】清热泻肝，攻下行滞。

【主治】肝胆实火所致的头痛，面赤，眼睛红肿，胸胁部疼痛，大便秘结，尿黄，躁扰不安，甚至抽搐。

【禁忌】非实火亢盛的人及孕妇禁用。

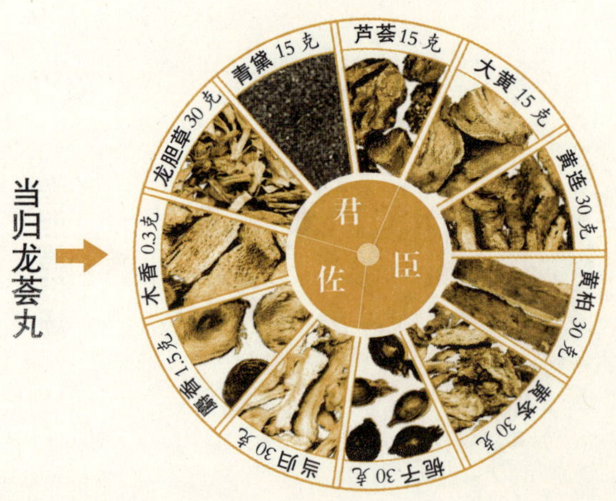

对症解方

方中龙胆草、青黛和芦荟为主药，能够清泻肝胆实火。大黄、栀子、黄芩、黄连和黄柏为辅药，其中大黄通腑泻热，引热随大便而出；栀子清泻三焦之火，引热随小便而走；黄芩、黄连、黄柏泻火解毒。当归、木香和麝香为佐药，其中当归补血和血，防止苦寒之药损伤阴血；木香行气止痛；麝香开窍调气。这些药合用，能很好地发挥本方清热泻肝，攻下行滞的功效。

出自朱丹溪《丹溪心法》

左金丸：泻肝火，止呃逆

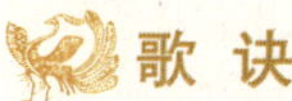

歌诀

左金茱连六一丸　肝经火郁吐吞酸
再加芍药名戊己　热泻热痢服之安
连附六一治胃痛　寒因热用理一般

左金丸正方

【组成】吴茱萸 30 克，黄连 180 克。

【用法】以上两药研为细末，用水调匀后做成丸子，每次取 2 ~ 3 克，温开水送服。

【功效】清泻肝火，降逆止呕。

【主治】肝经火旺，肝火犯胃所致的胁肋胀痛，咽干口苦，呕吐，打饱嗝，酸水上泛口舌，舌红苔黄等症。

【禁忌】吐酸属虚寒的人忌用。

对症解方

方中黄连为主药，能够清泻肝胃火热，降逆止呕。吴茱萸为佐药，可以降逆下气，既不助热，又能够使肝气条达。二药合用，能很好地发挥本方清泻肝火，降逆止呕的功效。

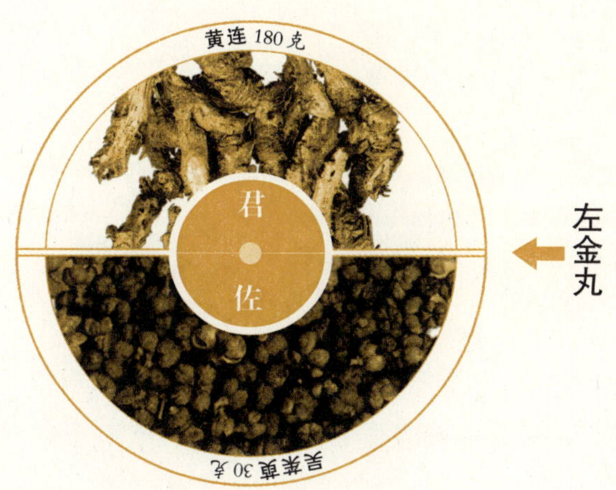

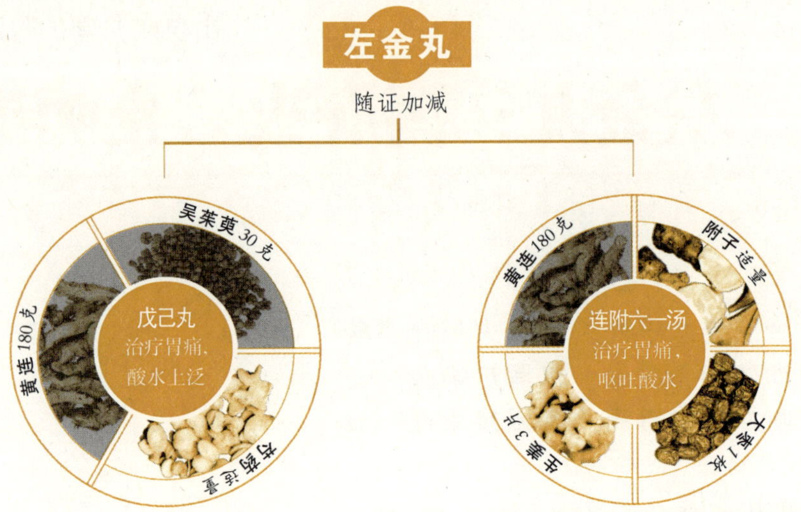

随证加减

戊己丸

因肝脾不和，肝气郁积不舒，横逆犯胃所致的胃痛，酸水上泛而不停吞咽，腹痛泄泻，或是热迫大肠所致的泄泻、痢疾等症，可以在左金丸的基础上，加芍药来和里缓急，增强疏肝和脾的功效。（出自《太平惠民和剂局方》）

连附六一汤

因肝火太盛所致的胃痛，呕吐酸水，可以在左金丸的基础上，去掉吴茱萸，加附子适量来防止体内热盛。二药合用，能很好地发挥本方清泻肝火的功效。如果再加生姜3片、大枣1枚水煎服，效果更佳。（出自《医学正传》）

出自钱乙《小儿药证直诀》

导赤散：除心火

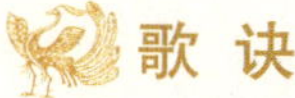

歌诀

导赤生地与木通　草梢竹叶四般攻
口糜淋痛小肠火　引热同归小便中

导赤散正方

【组成】生地黄、木通、甘草梢各6克。

【用法】以上药物研为末，加水煎服。

【功效】清心利水，养阴清热。

【主治】心经火热所致的心胸烦热，口渴欲饮冷，面目红赤，口舌生疮；或是小便赤涩刺痛，舌红等症。

【禁忌】脾胃虚弱的人慎用。

对症解方

方中生地黄为主药，能够凉血滋阴制心火。竹叶为辅药，能够清心除烦，淡渗利水，导心火下行。木通苦寒，可以上清心经之火，下导小肠之热，为佐药。甘草梢为使药，可以清热解毒止痛，调和诸药。这些药合用，能很好地发挥本方清热利水养阴的功效。

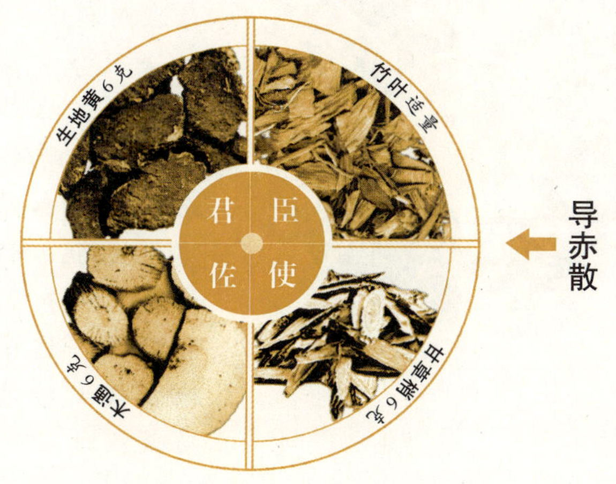

出自王肯堂《证治准绳》

清骨散：治骨蒸劳热

歌 诀

清骨散用银柴胡　胡连秦艽鳖甲符
地骨青蒿知母草　骨蒸劳热保无虞

清骨散正方

【组成】银柴胡5克，胡黄连、秦艽、鳖甲（炙）、地骨皮、青蒿、知母各3克，甘草（炙）2克。

【用法】加水煎服。

【功效】清虚热，退骨蒸。

【主治】肝肾阴虚，虚劳发热所致的骨蒸（发热犹如从骨缝里透发而出）潮热（热势如潮水般按时而至），或是低热日久不退，形体消瘦，颧红唇赤，机体困倦，入睡时出汗醒后即止，或是口渴心烦，舌红少苔等症。

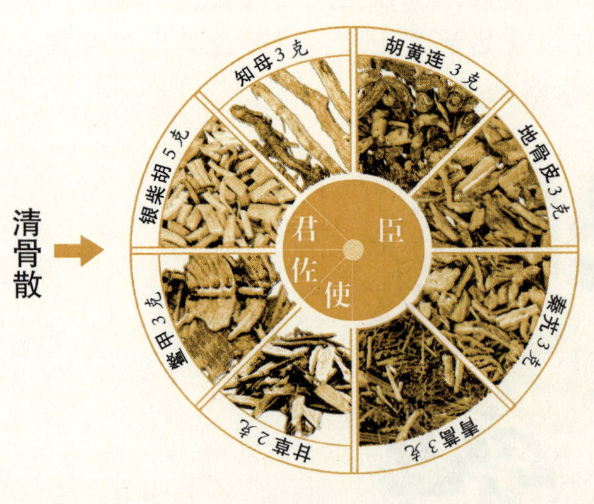

对症解方

方中银柴胡为主药，能够清热凉血。知母、胡黄连、地骨皮、青蒿、秦艽为辅药，其中知母滋阴润燥、泻肺肾虚火，胡黄连清血分之热，地骨皮清泄肺热，这三味药合用能清阴分虚热，并协助银柴胡清骨蒸劳热；而青蒿和秦艽善透伏热。炙鳖甲为佐药，可以滋阴潜阳，并引诸药入阴分。炙甘草为使药，调和药性。这些药合用，能很好地发挥本方清虚热，退骨蒸的功效。

出自李东垣《东垣试效方》

普济消毒饮：清热解毒 

歌诀

普济消毒芩连鼠　玄参甘桔蓝根侣
升柴马勃连翘陈　僵蚕薄荷为末咀
或加人参及大黄　大头天行力能御

普济消毒饮正方

【组成】黄芩、黄连（酒炒）各15克，牛蒡子、板蓝根、马勃、连翘、薄荷各3克，玄参、甘草、桔梗、柴胡、陈皮各6克，升麻、僵蚕各2克。

【用法】以上药物研为末，用汤调和，不拘时服用。

【功效】疏风散邪，清热解毒。

【主治】大头瘟所致的头面红肿赤痛，怕冷发热，肿胀眼睛无法睁开，咽喉不利，口干舌燥，舌红苔黄等症。

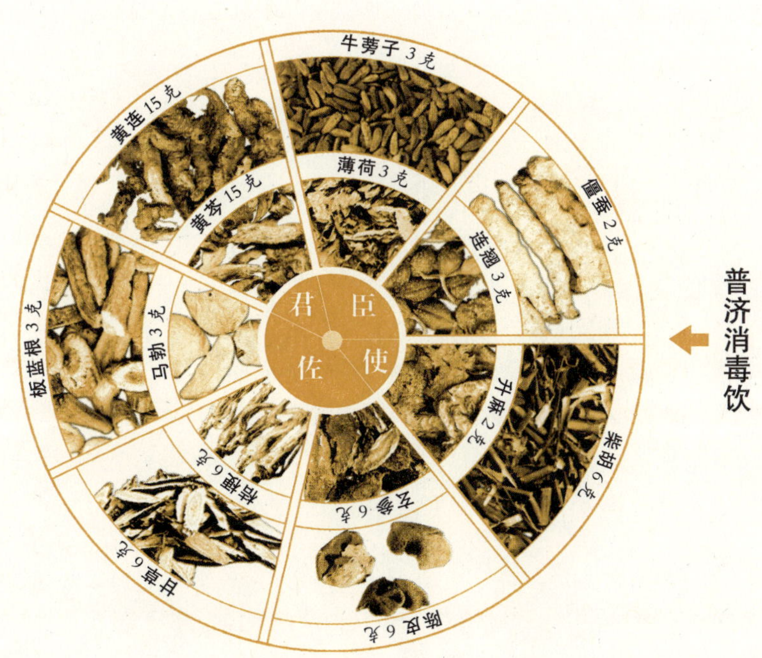

【禁忌】阴虚阳亢的人忌用。

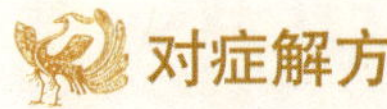

对症解方

方中黄连、黄芩为主药，能够清泻上焦热毒。牛蒡子、薄荷、连翘和僵蚕为辅药，可以疏散风热。玄参、板蓝根、马勃、桔梗、甘草和陈皮为佐药，其中玄参、板蓝根、马勃、桔梗、甘草清热解毒，清利咽喉；陈皮理气散结。升麻和柴胡为使药，能够升阳散火，并协同诸药上达头面。这些药合用，能很好地发挥本方清热解毒，疏散风热的功效。

出自刘完素《素问病机气宜保命集》

清震汤：健脾燥湿

歌 诀

清震汤治雷头风　升麻苍术两般充
荷叶一枚升胃气　邪从上散不传中

清震汤正方

【组成】升麻、苍术各15克，全荷叶1张。
【用法】以上三药研为末，每次取15克，加水煎服。
【主治】雷头风所致的头面起疙瘩肿痛，身大热，怕冷等症。
【功效】升清解毒，健脾燥湿。

对症解方

方中升麻和苍术为主药，其中升麻能解百毒；苍术辛烈，可以燥湿强脾，辟瘴疠疫气。荷叶为辅药，帮助胃中清阳之气上行，与升麻、苍术同用，能够升发散邪，使邪从上而散，且可以固护胃气，使邪不传里。这些药合用，能很好地发挥本方升阳解毒，燥湿健脾的功效。

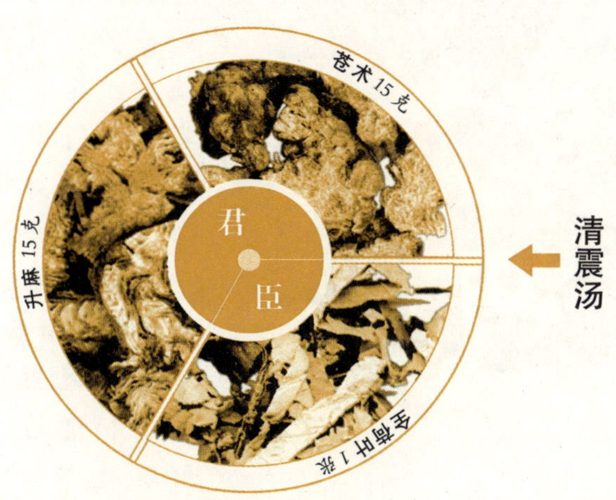

出自严用和《济生方》

桔梗汤：治肺痈，咳吐脓血

歌 诀

桔梗汤中用防己　桑皮贝母瓜蒌子
甘枳当归薏杏仁　黄芪百合姜煎此
肺痈吐脓或咽干　便秘大黄可加使

桔梗汤正方

【组成】桔梗、防己、桑白皮、贝母、瓜蒌子、枳壳、当归、薏苡仁各15克，甘草3克，杏仁、百合各12克，黄芪21克。

【用法】以上药物捣碎，每次取12克，加水煎服，不拘时候。

【功效】宣肺止咳，消痈排脓。

【主治】肺痈所致的心胸气壅滞，咳吐脓血，心中烦闷，咽干口渴，两脚肿胀等症。

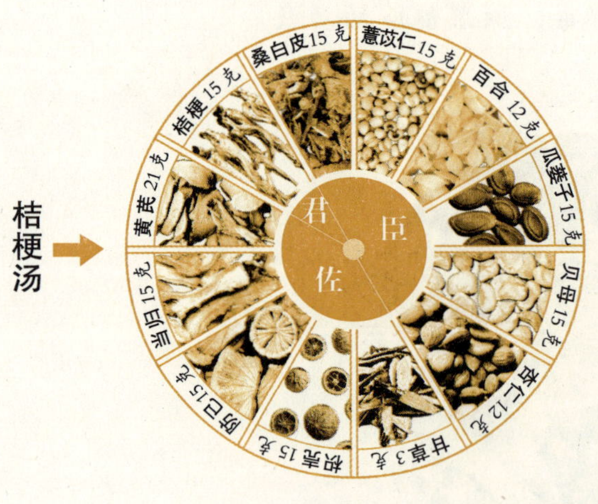

对症解方

方中桔梗为主药，能够开胸利膈，清利咽喉。杏仁、桑白皮、薏苡仁、百合、瓜蒌子、贝母为辅药，其中杏仁、百合、瓜蒌子、贝母降利肺气，桑白皮清泻肺热，薏苡仁清热排脓利湿。防己、当归、枳壳、甘草、黄芪为佐药，其中黄芪补益肺气，防己利水消肿，当归养血和血；枳壳宽胸行气，而甘草与桔梗配伍可以解毒利咽，并调和诸药。这些药合用，能很好地发挥本方宣肺止咳，消痈排脓的功效。

出自汪昂《医方集解》

清咽太平丸：治肺火咳血

歌诀

清咽太平薄荷芎　柿霜甘桔及防风
犀角蜜丸治膈热　早间咳血颊常红

清咽太平丸正方

【组成】薄荷30克，桔梗90克，川芎、柿霜、甘草、防风、犀角（用水牛角代替，用量加大6倍）各60克。

【用法】以上药物研为细末，用白蜜调匀后做成如弹子一样大小的丸子，每次服1丸，每日3次。

【功效】清热止血，清利咽喉。

【主治】膈上有热，肺燥阴伤所致的肺火壅盛，咳血，咽喉不清利，两颊现红等症。

对症解方

方中犀角（水牛角）为主药，能够凉心清肺，清热凉血。川芎可以升清散淤；防风能够泻肺收肝；薄荷可以消风散热；甘草和桔梗能够清利咽喉；同为辅药。柿霜可以润肺生津，止咳化痰，为佐药。白蜜润燥生津，为使药。这些药合用，能很好地发挥本方清热，止血，清利咽喉的功效。

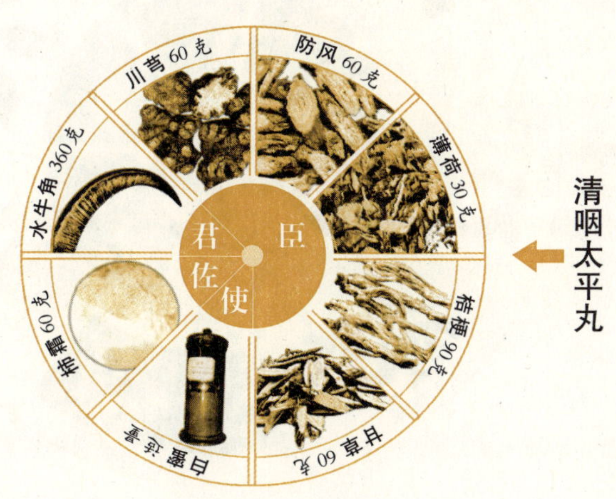

出自陶华《伤寒六书·杀车槌法》

消斑青黛饮：治胃热发斑

歌 诀

消斑青黛栀连犀　知母玄参生地齐
石膏柴胡人参草　便实参去大黄跻
姜枣煎加一匙醋　阳邪里实此方稽

消斑青黛饮正方

【组成】青黛、栀子、石膏、柴胡各12克，黄连6克，犀角（用水牛角代替，用量加大6倍）、知母、玄参、生地黄、人参各15克，甘草3克。

【用法】加1片生姜和2个大枣，一同煎煮，待药好后再加一匙醋同服。

【功效】泻火解毒，凉血化斑。

【主治】伤寒热邪传里，里实表虚，阳热炽盛所致的身热不退，皮肤下出黄红色斑点，口渴烦躁，舌红苔燥，唾液稀少等症状。

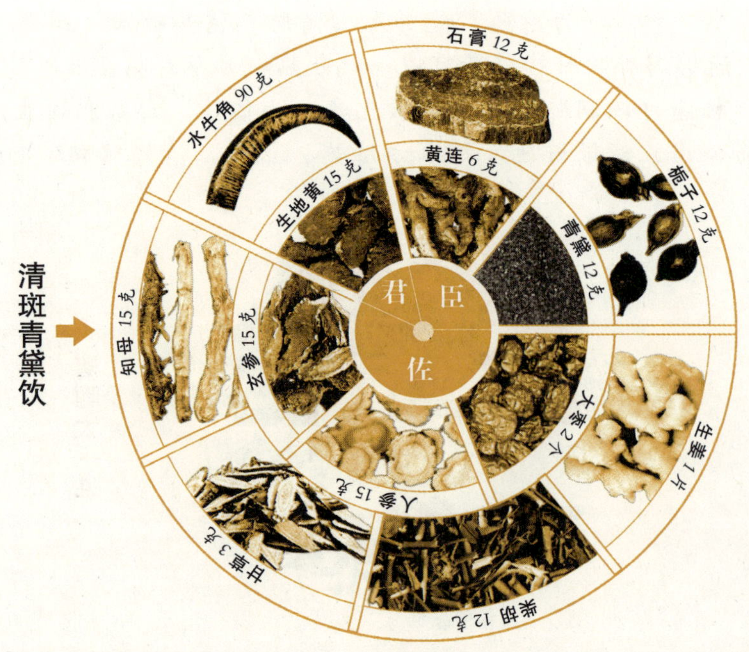

对症解方

方中犀角（水牛角）和生地黄为主药，其中水牛角清营解毒，凉血散淤，清心安神；生地黄滋阴生津，清营凉血。石膏、黄连、栀子和青黛为辅药，其中石膏清热泻火，黄连清心火和中焦之火，栀子清三焦之火，青黛清泻肝火。知母、玄参、柴胡、人参、甘草、生姜和大枣为佐药，其中知母、玄参清热养阴，柴胡引邪透达肌表，人参和甘草益气和中，生姜和大枣则调和营卫；且为防止柴胡升散太过，所以加醋收敛固涩。这些药合用，能很好地发挥本方泻火解毒，凉血化斑的功效。

出自严用和《济生方》

辛夷散：治肺热鼻瘜

歌 诀

辛夷散里藁防风　白芷升麻与木通
芎细甘草茶调服　鼻生瘜肉此方攻

辛夷散正方

【组成】辛夷、藁本、防风、白芷、升麻、木通、川芎、细辛、甘草、羌活各等份。

【用法】以上药物研为细末，每次取6克，饭后用清茶调服。

【功效】利窍生清，散热除湿。

【主治】肺虚所致的鼻内壅塞，流涕不已，甚至丧失嗅觉等症。

对症解方

方中辛夷、升麻、白芷为主药，能够引清阳上行上脑。川芎、羌活、防风、藁本、细辛为辅药，其中川芎行气活血；羌活、防风、藁本、细辛发表散邪，除湿止痛。再佐以木通、清茶和甘草，其中木通利水，清茶引热下行，甘草调和诸药。这些药合用，能很好地发挥本方利窍生清，散热除湿的功效。

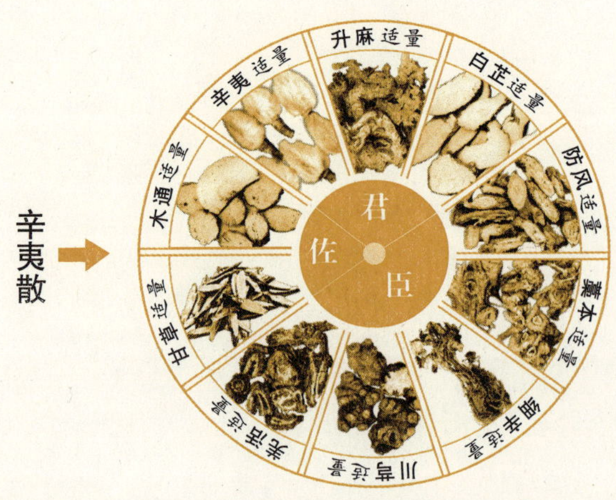

出自严用和《济生方》

苍耳散：治风热鼻渊

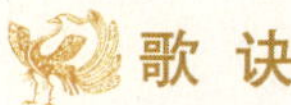

歌 诀

苍耳散中用薄荷　辛夷白芷四般和
葱茶调服疏肝肺　清升浊降鼻渊瘥

苍耳散正方

【组成】苍耳子 7.5 克，薄荷叶、辛夷各 15 克，白芷 30 克。
【用法】以上药物晒干研为细末，每次取 6 克，饭后用葱茶调服。
【功效】通鼻窍，散风邪。
【主治】风邪上攻所致的鼻流浊涕不止、鼻塞、丧失嗅觉等鼻渊证。
【禁忌】鼻渊久治不愈而转为虚证的人忌用。

对症解方

方中苍耳子和辛夷为主药，苍耳子和辛夷能疏风散湿，通窍止痛。白芷、薄荷叶为辅药，其中白芷解表祛风，并止前额头痛；薄荷叶疏散风热，清利头目。葱白和清茶为佐药，其中葱白通利开窍；清茶上清头目，下利湿浊。这些药合用，能很好地发挥本方通鼻窍，散风邪的功效。

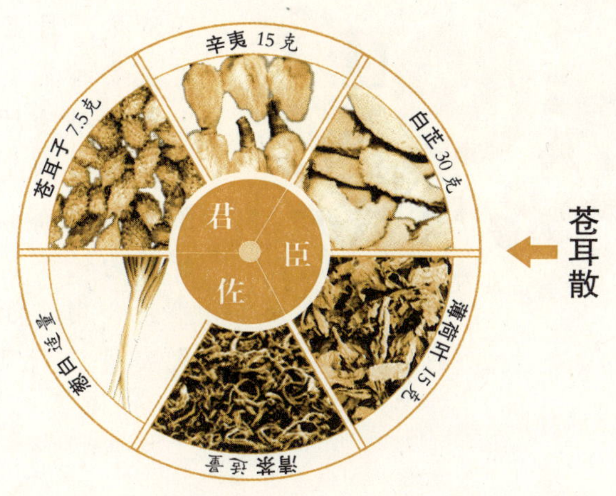

出自王荆公《杂病源流犀烛》

妙香散：治惊悸梦遗

歌诀

妙香山药与参芪　甘桔二茯远志随
少佐辰砂木香麝　惊悸郁结梦中遗

妙香散正方

【组成】山药60克，人参、黄芪、茯苓、茯神、远志各30克，甘草（炙）、朱砂各6克，桔梗9克，木香7.5克，麝香3克。

【用法】以上药物研为细末，每次取6克，用温酒调服，不拘时候。

【功效】补气安神，行气开郁。

【主治】情志抑郁，心神烦乱所致的惊悸恐惧，心中烦闷，辗转反侧，喜怒无常，入睡出汗，醒时汗止，饮食无味，头目昏眩，梦遗等症。

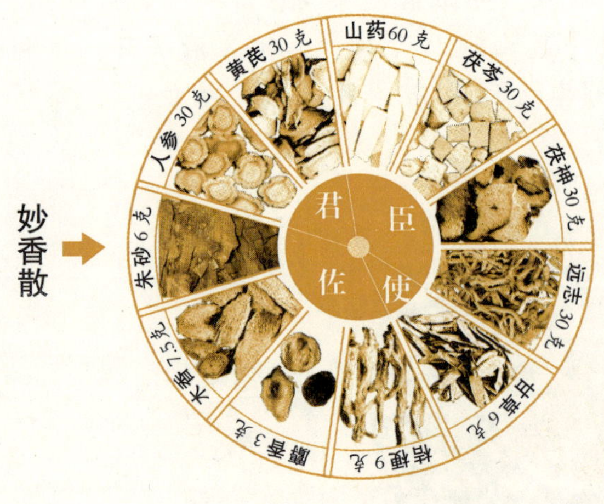

对症解方

方中人参和黄芪为主药，能够补益心脾之气。山药、茯神、茯苓和远志为辅药，其中山药益阴清热，固涩精液；茯神、茯苓、远志安神定志。桔梗、木香、麝香和朱砂为佐药，其中桔梗开肺气；木香利气醒脾；麝香开窍醒脑，以散郁结；朱砂镇定心神。甘草为使药，可以调和诸药。这些药合用，能很好地发挥本方补气安神，行气开郁的功效。

卷十六

除痰之剂

除痰之剂，就是消除痰饮的药剂，由祛痰药为主组成，能够排除体内停积的痰浊，从而消除因痰所引起的病症。

痰饮多是由寒温不适、情志不舒、饮食劳倦、房劳内伤等因素影响到肺、脾、肾三脏功能，使水液代谢失调，聚生而成。常有咳嗽、哮喘、胸脘痞闷、胁肋胀痛、恶心呕吐、胃中嘈杂、眩晕、头痛、中风、失眠、心悸、怔忡、惊狂、癫痫、麻木不仁、肢体疼痛等症状。痰有寒、热、湿、燥、风之分，因此要酌情配搭清热、祛寒、燥湿、润燥或是治风的药物。

出自《太平惠民和剂局方》

二陈汤：治一切痰饮

歌 诀

二陈汤用半夏陈　益以茯苓甘草成
利气调中兼去湿　一切痰饮此方珍
导痰汤内加星枳　顽痰胶固力能驯
若加竹茹与枳实　汤名温胆可宁神
润下丸仅陈皮草　利气祛痰妙绝伦

二陈汤正方

【组成】半夏、橘红各15克，白茯苓9克，甘草（炙）4.5克。

【用法】以上药物研为粗散，每次取12克，加生姜7片，乌梅1个同煎，不拘时候服用。

【功效】燥湿化痰，理气和中。

【主治】湿痰停聚所致的胸口积聚胀闷不舒，呕吐恶心，或是心中悸动，头眩晕，又或是咳嗽痰多，肢体困重乏力等症。

【禁忌】阴虚肺燥、咳血，以及吐血，阴虚、血虚等阴分不足的人忌用。

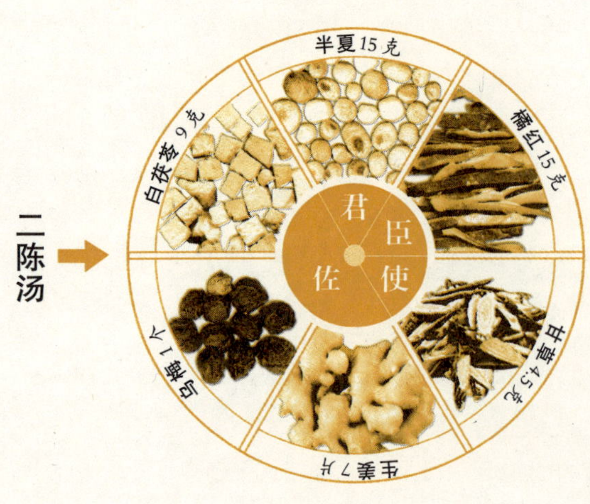

对症解方

方中半夏为主药，能够燥湿化痰，和胃降逆。橘红为辅药，可以理气行滞，燥湿化痰。白茯苓、生姜和乌梅为佐药，其中白茯苓渗湿健脾，以杜绝生痰之源；生姜协助半夏、橘红降逆化痰，且制半夏之毒；乌梅收敛肺气，与半夏同用，散中有收，使祛痰而不伤正。炙甘草为使药，调和诸药。这些药合用，能很好地发挥本方燥湿化痰，理气和中的功效。

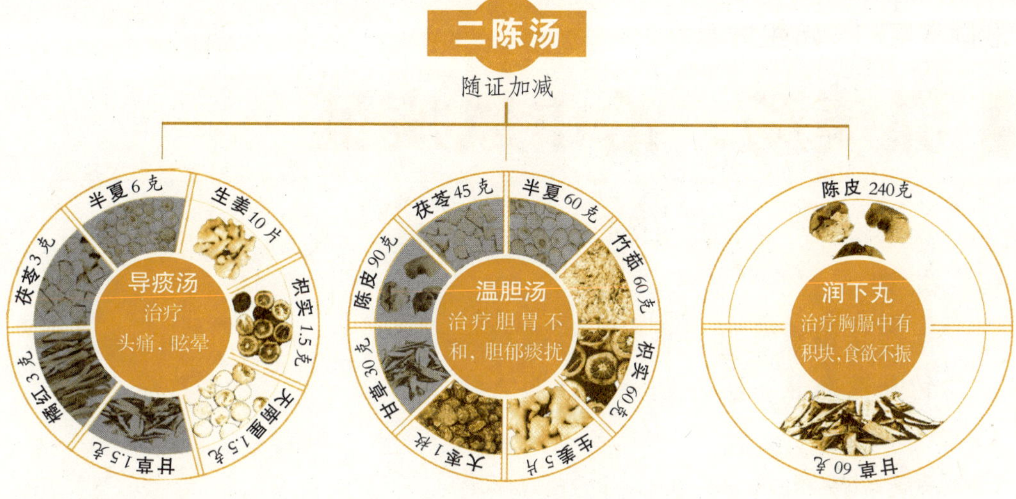

随证加减

导痰汤

因痰厥所致的头痛，眩晕，喘息咳嗽，鼻涕、唾液黏稠，食欲不振，胸膈部郁积胀满，胁肋胀满，痰饮留积不散，坐卧不安等症，可以在二陈汤（半夏6克，茯苓、橘红各3克，炙甘草1.5克）的基础上，加燥湿化痰祛风的天南星和破气消痞的枳实各1.5克，来增强燥湿祛痰，行气开郁的功效。煎药前先将以上药物捣碎，每次取12克加生姜10片，水煎，饭后温服。（出自《妇人大全良方》）

温胆汤

因胆胃不和，胆郁痰扰所致胆怯易惊、呕吐打嗝、心中烦躁而无法入睡、头晕目眩的，可以在二陈汤（陈皮90克，半夏60克，茯苓45克，甘草30克）的基础上，加清胃化痰，除烦止呕的竹茹和破气降逆、消痰除痞的枳实各60克，来增强其理气化痰，利胆和胃的功效。煎药前先将以上药物锉为散，每次取8克，加生姜5片，大枣1枚水煎，饭后温服。（出自《三因极一病证方论》）

润下丸

胸膈中有积块，食欲不振的，取陈皮（用盐水煮烂后晒干）240克，甘草（蜜炙）60克，研为细末。再将蒸饼泡成糊做丸，以姜汤送服，饭前1小时服用，每日2～3次。陈皮燥湿利气，湿去而痰涸，气顺而痰行；甘草经蜜炙后能健脾调胃，脾胃健则痰自行。但身体虚弱的病人要慎用。（又名二贤散，即《证治准绳·类方》二贤散）

出自严用和《济生方》

涤痰汤：治中风痰证

歌 诀

涤痰汤用半夏星　甘草橘红参茯苓
竹茹菖蒲兼枳实　痰迷舌强服之醒

涤痰汤正方

【组成】半夏（姜制）、胆南星各7.5克，甘草1.5克，橘红4.5克，菖蒲、人参各3克，竹茹2克，茯苓、枳实各6克。

【用法】加5片生姜水煎，饭后服用。

【功效】涤痰开窍。

【主治】中风痰迷心窍所致的舌头僵硬而不能说话，咽喉中有痰鸣音，舌苔白腻等症。

对症解方

方中橘红、半夏和胆南星为主药，能够燥湿祛痰，兼以利气。菖蒲、竹茹和枳实为辅药，其中菖蒲祛痰开窍，竹茹化痰止呕，枳实破气利膈。茯苓、人参和甘草为佐药，可以补益心脾而泻火。这些药合用，能很好地发挥本方涤痰开窍的功效。

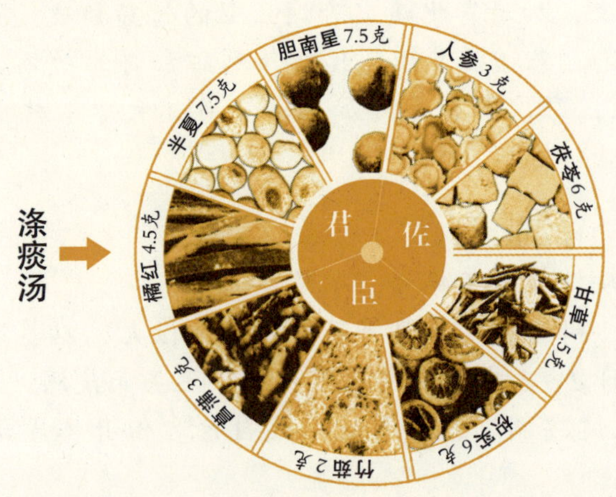

出自《太平惠民和剂局方》

青州白丸子：治风痰惊痰

歌诀

青州白丸星夏并　白附川乌俱用生
晒露糊丸姜薄引　风痰瘫痪小儿惊

青州白丸子正方

【组成】天南星（生）90克，半夏（生）210克，白附子（生）60克，川乌（生）15克。

【用法】以上药物研为细末，再用糯米粉煎粥，然后将药末放入粥中调匀，做成如绿豆一样大小的丸子。初服5丸，后加至15丸，用姜汤送下。瘫痪的人每次可服20丸，用温酒送下；小儿惊风每次服2丸，用薄荷汤送下。

【功效】燥湿化痰，散寒祛风。

【主治】风痰壅盛所致的呕吐痰涎或是清唾，半身不遂，口眼歪斜，手脚瘫痪，以及小儿惊风等症。

【禁忌】热痰阻闭清窍（眼耳口鼻）的人忌用。

对症解方

方中生半夏和生天南星为主药，能够燥湿散寒，祛风逐痰。生川乌和生白附子为辅药，可以温经逐风通络。生姜和薄荷为佐药，其中生姜温胃止呕，薄荷疏风解表。这些药合用，能很好地发挥本方燥湿化痰，散寒祛风的功效。

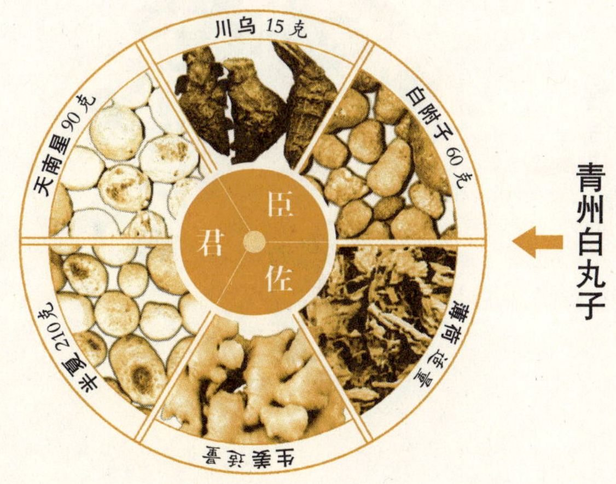

出自《医方考》

清气化痰丸：治痰热咳嗽

歌 诀

清气化痰星夏橘　杏仁枳实瓜蒌实
芩苓姜汁为糊丸　气顺火消痰自失

清气化痰丸正方

【组成】胆南星、半夏各9克，陈皮、杏仁、枳实、瓜蒌子、黄芩、茯苓各6克。

【用法】以上药物研为细末，然后用姜汁调匀做成丸子，每次服6~9克，以温开水送下；也可加生姜5片，加水煎服，每日3次。

【功效】清热化痰，理气止咳。

【主治】痰热咳嗽所致的痰质黏稠，咳吐不爽，胸膈满闷不舒，甚至气急呕吐，舌质红，苔黄腻等症。

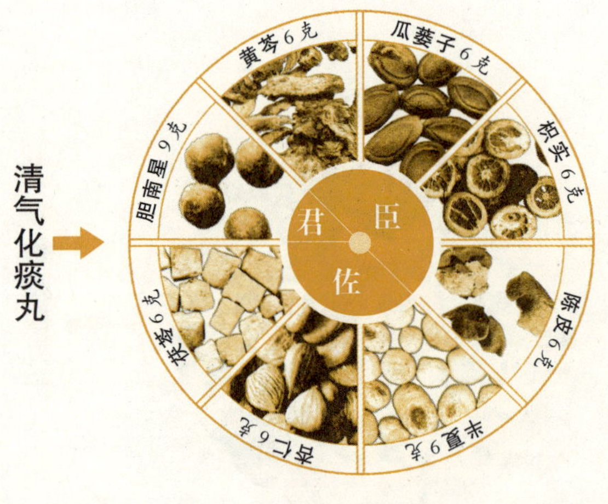

对症解方

方中胆南星为主药，能够化痰清热。瓜蒌子、黄芩、枳实和陈皮为辅药，其中瓜蒌子清热化痰、黄芩清泻肺火，两药合用，可以协助胆南星清肺热，化痰结；枳实和陈皮则下气开窍，消痰散结。茯苓、杏仁、半夏为佐药，其中茯苓健脾渗湿，杏仁宣利肺气，半夏燥湿化痰。这些药合用，能很好地发挥本方清热理气化痰的功效。

出自沙图穆苏《瑞竹堂经验方》

顺气消食化痰丸：治酒食生痰

歌 诀

顺气消食化痰丸　青陈星夏菔苏攒
曲麦山楂葛杏附　蒸饼为糊姜汁抟

顺气消食化痰丸正方

【组成】青皮、陈皮、莱菔子（生）、紫苏子（炒）、神曲（炒）、麦芽（炒）、山楂（炒）、葛根、杏仁、香附各30克，胆南星、半夏各500克。

【用法】以上药物研为细末，用姜汁和蒸饼煮成糊后放入药末，调匀后做成如梧桐子一样大小的丸子，每次服9克，每日3次。

【功效】消食化痰，理顺气机。

【主治】酒食生痰。出现痰多而黏腻，胸膈胀满不舒，早晨咳嗽等症状。

对症解方

方中胆南星和半夏为主药，能够燥湿化痰，而且半夏又可以健运脾胃。紫苏子、莱菔子、杏仁、青皮、陈皮和香附为辅药，其中紫苏子、莱菔子和杏仁降肺气，化痰浊；青皮、陈皮和香附行气除满。葛根、神曲、山楂、麦芽为佐药，其中葛根和神曲化解酒积，山楂和麦芽消除食积。这些药合用，能很好地发挥本方消食化痰，理顺气机的功效。

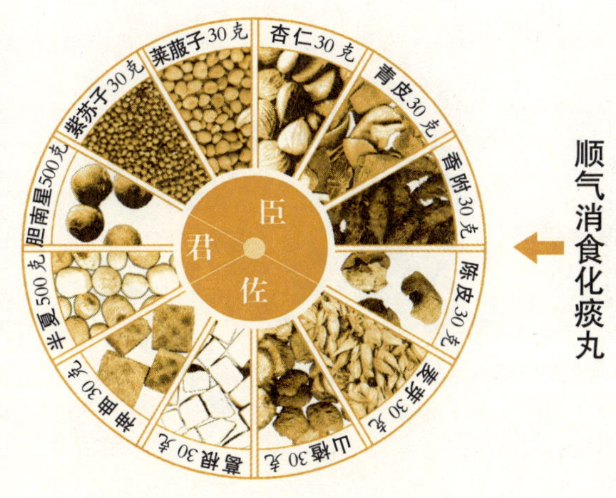

出自王隐君《丹溪心法附余》

礞石滚痰丸：治顽痰怪病

歌诀

滚痰丸用青礞石　大黄黄芩沉水香
百病多因痰作祟　顽痰怪症力能匡

礞石滚痰丸正方

【组成】大黄、黄芩各240克，沉香15克，硝煅礞石30克。

【用法】水泛为小丸，每次服5～9克，每日1～2次；或加水煎服。

【功效】逐痰泻火。

【主治】实热老痰所致的癫狂，惊悸，或是心跳剧烈，昏迷，或咳喘痰稠，或胸口胀闷不舒，或头痛眩晕，耳鸣，或脖子周围有淋巴结肿大，或口眼蠕动，或骨节疼痛而无法用语言描述，大便秘结，舌苔黄腻等症。

【禁忌】中气或是脾肾阳气不足的人及孕妇慎用。

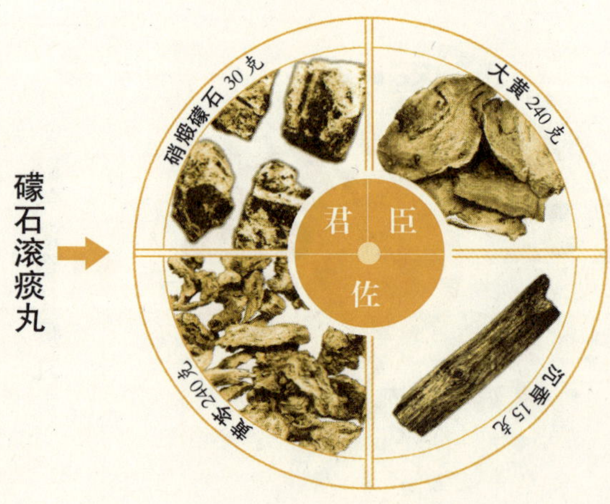

对症解方

方中硝煅礞石为主药，能够下气消痰，平肝镇惊，攻逐沉积伏逆的顽痰，直折病势。大黄为辅药，可以荡涤实热，开痰火下行之路。黄芩和沉香为佐药，其中黄芩清上焦实热；沉香行气开郁，降逆平喘。这些药合用，能很好地发挥本方逐痰泻火的功效。

出自朱肱《类证活人书》

金沸草散：治咳嗽多痰

歌 诀

金沸草散前胡辛　半夏荆甘赤茯因
煎加姜枣除痰嗽　肺感风寒头目颦
局方不用细辛茯　加入麻黄赤芍均

金沸草散正方

【组成】旋覆花9克，前胡、细辛各3克，半夏1.5克，荆芥4.5克，甘草（炙）0.9克，赤茯苓1.8克。

【用法】以上药物捣碎为末，每次取6克，加生姜5片、大枣1枚，水煎热服，每日3次。

【功效】发散风寒，消痰降气。

【主治】感受风寒所致的咳嗽，多痰，发热怕冷，头昏眼痛，鼻塞声重等症。

对症解方

方中旋覆花为主药，能够下气消痰，止咳平喘。前胡和半夏为辅药，可以化痰止咳。荆芥、细辛、赤茯苓、生姜和大枣为佐药，其中荆芥发汗解表，细辛温经散寒，赤茯苓利水渗湿，生姜和大枣调和脾胃。炙甘草为使药，可以调和诸药。这些药合用，能很好地发挥本方发散风寒，降气消痰的功效。

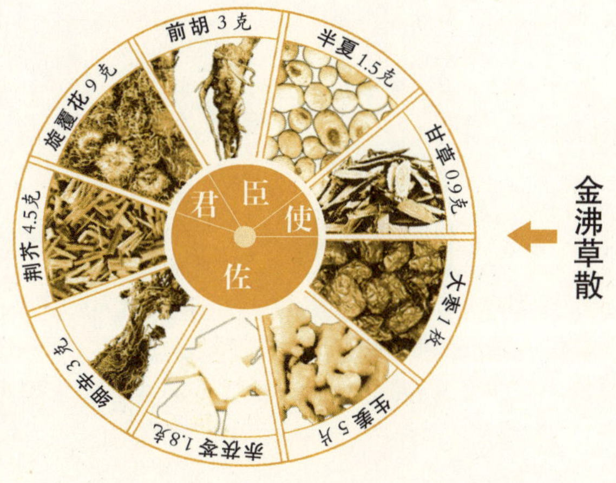

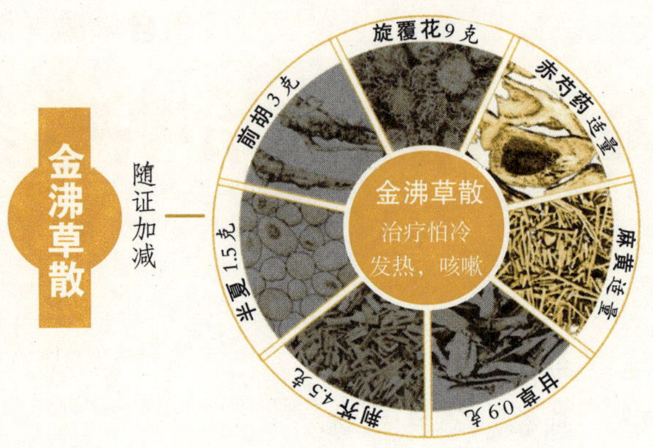

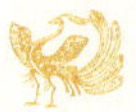 随证加减

金沸草散

因外感风寒所致怕冷发热，咳嗽，喘息，涌吐痰涎不利的，可在金沸草散的基础上，去除细辛和赤茯苓，再加宣肺发表的麻黄和凉血清热的赤芍药，来增强其发散风寒，降气化痰的功效。（出自《太平惠民和剂局方》）

出自李东垣《脾胃论》

半夏天麻白术汤：治痰厥头痛

歌 诀

半夏天麻白术汤　参芪橘柏及干姜
苓泻麦芽苍术曲　太阴痰厥头痛良

半夏天麻白术汤正方

【组成】半夏、陈皮、麦芽各4.5克，白术、神曲（炒）各3克，天麻、人参、黄芪、白茯苓、泽泻、苍术各1.5克，黄柏、干姜各0.6克。

【用法】加生姜1片，大枣2枚，水煎服，每日3次。

【功效】定风止晕，健脾化饮。

【主治】痰厥头痛所致的头痛欲裂，咳痰黏稠不爽，头晕目眩，眼圈黑色，恶心烦闷，身体沉重犹如泰山压顶，四肢冰冷等症。

【禁忌】肝肾阴虚，气血不足所致头晕目眩的人忌用。

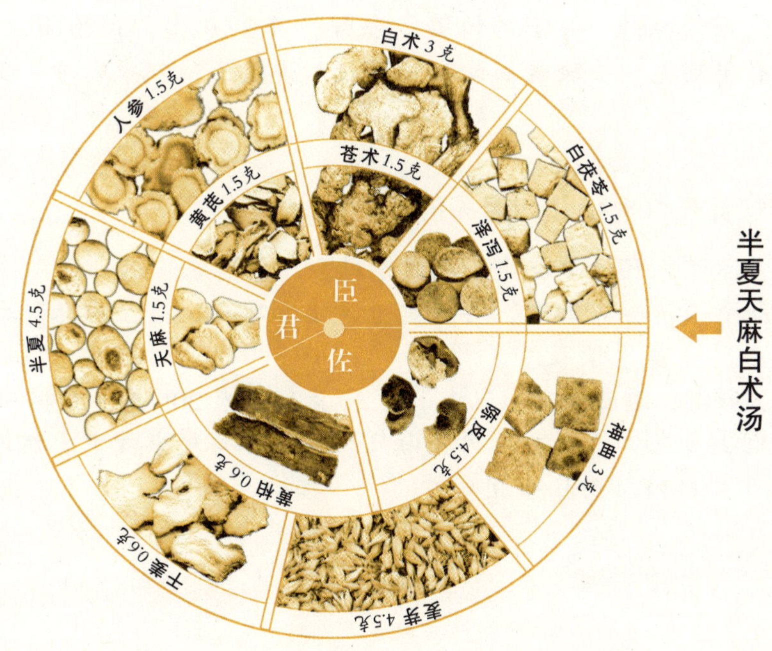

对症解方

方中半夏和天麻为主药，其中半夏燥湿化痰，降逆止呕；天麻升清降浊，平肝息风。黄芪、人参、苍术、白术、白茯苓和泽泻为辅药，其中黄芪和人参能够补气健脾，苍术和白术可以健脾祛湿，白茯苓和泽泻淡渗利湿。陈皮、神曲、麦芽、干姜和黄柏为佐药，陈皮理气化痰；神曲消食，并涤荡胃中滞气；麦芽化结；干姜温中散寒；黄柏清泻伏火，并防止诸药过于辛温燥烈。这些药合用，能很好地发挥本方定风止晕，健脾化饮的功效。

痰厥头痛可用食物调养

李时珍在《本草纲目》中说：海带能消痰软坚；竹笋可以化热消痰；又说：罗汉果能清肺止咳。所以，咳嗽、有痰饮的人可以常吃海带、竹笋、罗汉果、萝卜和梨等。

食疗方二种

慢性支气管炎、哮喘，喝海带糖浆 取海带500克，生姜45克，红糖适量。将海带、生姜洗净后剁碎，加适量水煮，待汤沸后加入适量红糖，边熬边搅，直至黏稠，再出锅放凉，置于密封瓶中。每日服3次，每次2勺（大约15毫升），十天为一个疗程。

小儿痰热惊悸，吃清炒竹笋 取鲜竹笋250克，植物油、盐各适量。先将鲜竹笋削壳，去除老筋切丝，再投入烧热的油锅中爆炒，然后加盐调味即可。

用饮食来改善小儿、老人的咳喘症状

小儿咳喘常在秋季发作，喝青果糖水 取青果（鲜橄榄）4枚，冰糖15克。先将青果洗净、剖开，再加适量清水和冰糖，煮至出味即成。可一次饮完，也可分多次饮服。

老人咳喘，喝白果粥 取白果仁20克，粳米200克，白糖50克。先用热碱水刷去白果仁的软皮，再将白果仁洗净，与粳米煮粥。然后加白糖调味，也可拌鸡松、肉松食用。

出自《太平惠民和剂局方》

常山饮：治痰疟

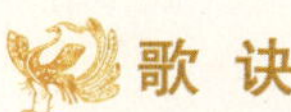

歌诀

常山饮中知贝取　乌梅草果槟榔聚
姜枣酒水煎露之　劫痰截疟功堪诩

常山饮正方

【组成】常山6克，乌梅2个，知母、贝母、草果、槟榔各3克。
【用法】加3片生姜和1枚大枣，半酒半水煎，空腹温服。
【功效】祛痰截疟。
【主治】疟疾久发不已。周期性寒战、发热、头痛、出汗和贫血、脾肿大。

对症解方

方中常山、槟榔为主药，其中常山去胸中积痰，除寒热疟疾；槟榔下气除满。贝母为辅药，能够增强君药的功效。知母、乌梅、草果、姜枣为佐药，其中知母滋阴润燥，乌梅敛阴以退热，草果温脾除寒，生姜和大枣调和脾胃。这些药合用，能很好地发挥本方祛痰截疟的功效。

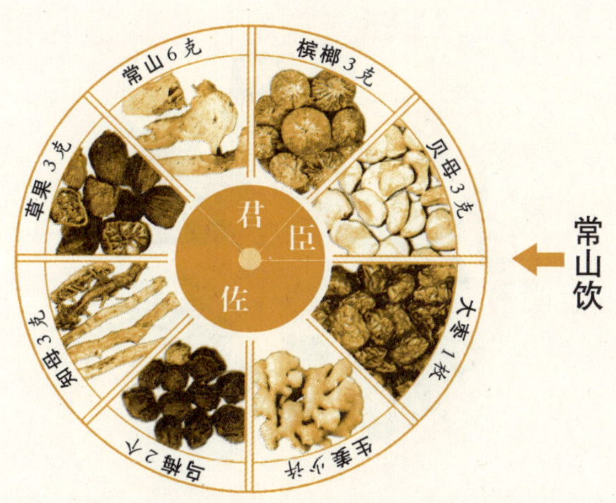

出自王贶《易简方》

截疟七宝饮：劫痰截疟

歌诀

截疟七宝常山果　槟榔朴草青陈伙
水酒合煎露一宵　阳经实疟服之妥

截疟七宝饮正方

【组成】常山 3 克，草果、槟榔、厚朴、甘草（炙）、青皮、陈皮各 1.5 克。
【用法】半酒半水煎，空腹温服。
【功效】祛除疟痰。
【主治】三阳经（太阳经、少阳经、阳明经）实疟久发不止。

对症解方

方中常山为主药，能够祛痰截疟。槟榔和草果为辅药，其中槟榔行气散结，草果燥湿祛痰。厚朴、青皮、陈皮为佐药，能够燥湿健脾，行气化痰。甘草为使药，可以益气和中，并调和药性。这些药合用，能很好地发挥本方祛除疟痰的功效。

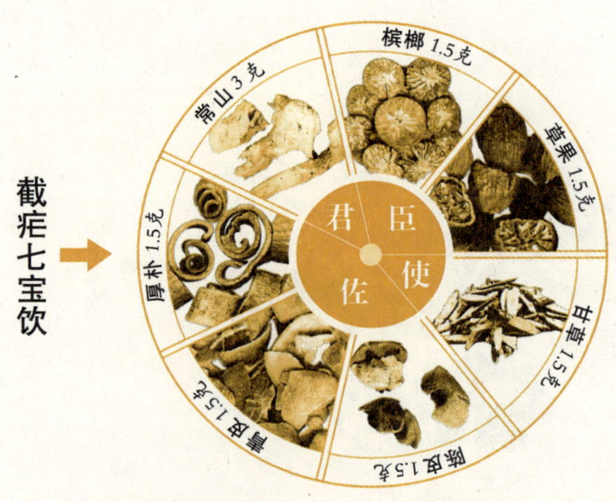

卷十七

收涩之剂

收涩之剂，就是具有收敛固涩作用的药剂，由固涩药物为主组成，用以治疗气、血、精、津滑脱耗散的病证。

气、血、精、津是维持人体正常生命活动的宝贵物质，如果因先天不足，或久病不愈，致使正气虚弱而不能统摄气、血、精、津，就会出现自汗、盗汗、久泻久痢、遗精、小便失禁、崩漏带下等各种滑脱不禁之证。

收涩之剂分为固表止汗，涩精止遗，涩肠固脱和固崩止带这四类：固表止汗剂适用于体虚表卫不固，津液外泄所致的自汗、盗汗，通常所用的方剂为牡蛎散；涩精止遗剂，适用于由肾气虚所致的遗精滑泄，或肾气不足所致的尿频、遗尿等症，通常所用的方剂为金锁固精丸；涩肠固脱剂适用于脾肾虚寒所致的久泻久痢，通常所用的方剂为真人养脏汤；固崩止带因脾气虚弱、脾不统血所致的崩漏带下，通常所用方剂为固冲汤。

出自《医方集解》

金锁固精丸：治梦遗滑精

歌 诀

金锁固精芡莲须　龙骨蒺藜牡蛎需
莲粉糊丸盐酒下　涩精秘气滑遗无

金锁固精丸正方

【组成】芡实、莲须、沙苑子各60克，龙骨、牡蛎各30克。

【用法】以上药物研为细末，用莲子粉调水成糊，然后放入药末调匀，做成丸子，空腹以淡盐汤送下，每次服9克，每日3次。

【功效】补肾涩精，填精止遗。

【主治】肾虚不固所致的遗精，大便泻泄，小便失禁，夜梦遗精频繁，神疲乏力，腰膝酸软，时时耳鸣，舌质淡红，舌上苔膜成白色，脉细而无力等症。

【禁忌】肝火炽盛所致口苦、目黄的人，或是下焦膀胱湿热所致遗精、尿黄、带下、痛经等的人禁用。

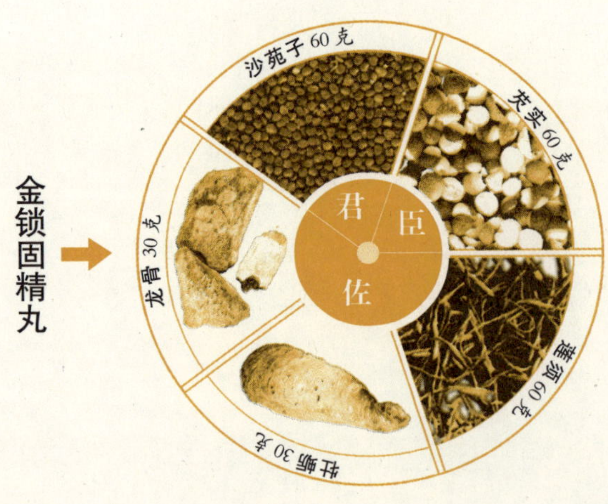

对症解方

方中沙苑子为主药，能够补肾中精气，止夜梦遗精。芡实为辅药，可以固护肾中阴气，调护心气，益心宁心。龙骨、牡蛎、莲须和莲子粉为佐药，其中龙骨和牡蛎收涩气机，止夜梦遗精，固下焦肾脏，封潜肾中阳气；莲须固涩精气；莲子粉补益心脾。这些药合用，能很好地发挥本方补肾涩精，填精止遗的功效。

出自《太平惠民和剂局方》

茯菟丹：治遗精消渴

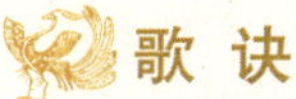

歌诀

茯菟丹疗精滑脱　菟苓五味石莲末
酒煮山药为糊丸　亦治强中及消渴

茯菟丹正方

【组成】菟丝子 300 克，茯苓、石莲肉各 90 克，五味子 240 克，山药 180 克。

【用法】菟丝子先用酒浸，取浸过的余酒来煎煮山药，之后将诸药共研为末，调和为丸，每次服 9 克，每日 2 ~ 3 次。

【功效】益精养气，固肾止浊。

【主治】心中阴气不足所致的思虑太过，失眠多梦，烦躁；肾气虚损，肾脏真阳不固所致的小便有余沥，夜梦遗精，多饮多食，消瘦。

对症解方

方中菟丝子为主药，能够增强肾中阴气，且可以补益心中阳气，补肾益精。五味子、石莲肉、山药和茯苓为辅药，其中五味子收精生津；石莲肉清心中火邪，防止浊气上扰心神；山药健脾脏养胃气，补脾胃后天之气以助生精；茯苓渗利水湿。这些药合用，能很好地发挥本方益精养气，固肾止浊的功效。

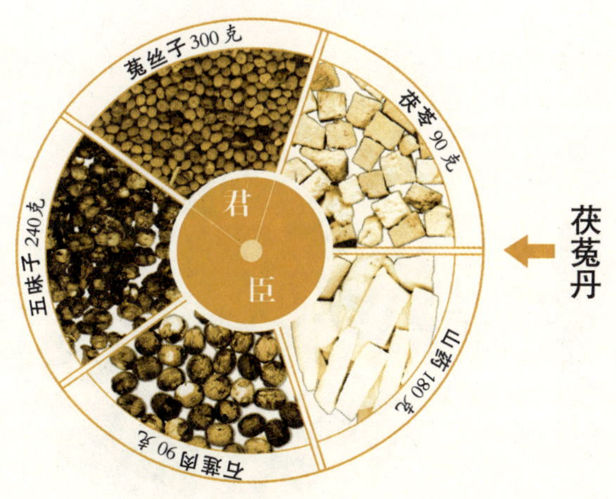

出自《医学正传》引李东垣方

治浊固本丸：治湿热精浊

歌诀

治浊固本莲蕊须　砂仁连柏二苓俱
益智半夏同甘草　清热利湿固兼驱

治浊固本丸正方

【组成】 莲须、黄连、猪苓各60克，砂仁、黄柏、茯苓、益智仁、半夏各30克，甘草（炙）90克。

【用法】 以上药物研为末，用米汤浸泡蒸饼，然后放入药末，混匀后做成如梧桐子一样大小的丸子，每次服50~70丸，空腹或饭前用温酒送下。

【功效】 清热利湿，健脾养胃，温肾利尿。

【主治】 胃中湿热，渗入膀胱所致的小便黄赤、淋沥不止，或是小便色白如米泔，排尿时有火热灼痛感等症。

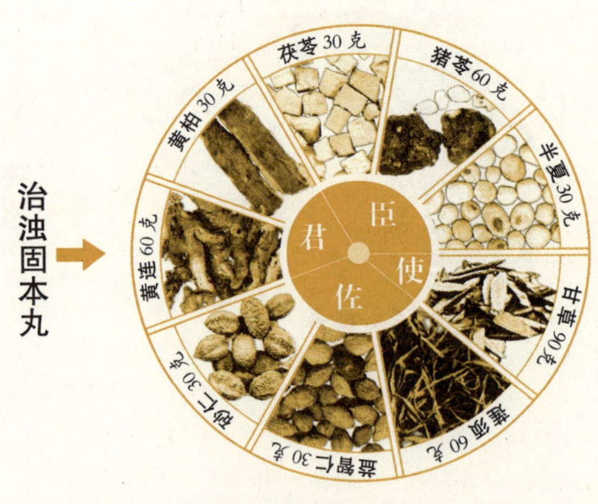

对症解方

方中黄连和黄柏为主药，能够清热除湿。茯苓和猪苓为辅药，配伍半夏可以除痰化水。砂仁和益智仁能利胃气，益脾固肾，防湿热郁滞而伤；莲须可以收涩气机，为佐药。炙甘草为使药，能够调和诸药。这些药合用，能很好地发挥本方清热利湿，健脾养胃，温肾利尿的功效。

出自李东垣《兰室秘藏》

诃子散：治寒泻脱肛

歌诀

诃子散用治寒泻　炮姜粟壳橘红也
河间木香诃草连　仍用术芍煎汤下
二者药异治略同　亦主脱肛便血者

诃子散正方

【组成】诃子（煨）2.1 克，干姜（炮）1.8 克，罂粟壳、橘红各 1.5 克。

【用法】加水煎服，每日 2～3 次。

【功效】温中散寒，健脾养胃，涩肠止泻。

【主治】虚寒腹泻所致的肠鸣音亢进，小腹冷痛喜按，米谷不化，排便时，肛门下坠难收，或是久泄久痢，甚至大便腥臭有脓血等症。

【禁忌】膀胱有湿热所致的大便溏泄、腹部疼痛、自觉身热的病证与身体强壮、体内正气充足的人忌用。

对症解方

方中诃子和罂粟壳为主药，其中诃子止泻收脱，罂粟壳固肾涩肠。炮姜和橘红为辅药，其中炮姜温中散寒以补脾阳；橘红升阳调气以固气脱（泄泻），也收形脱（脱肛）。这些药合用，能很好地发挥本方温中散寒，健脾养胃，涩肠止泻的功效。

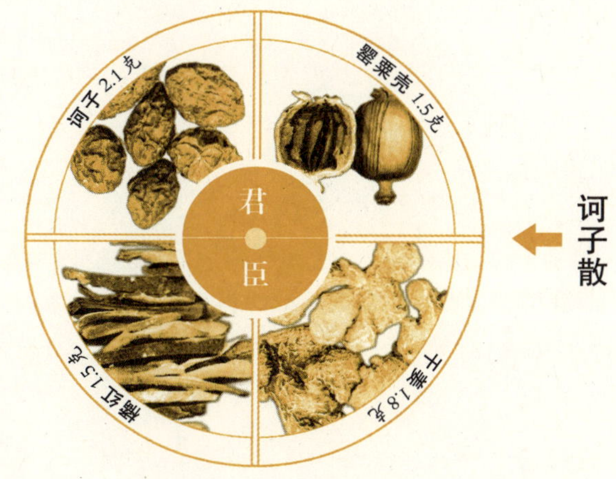

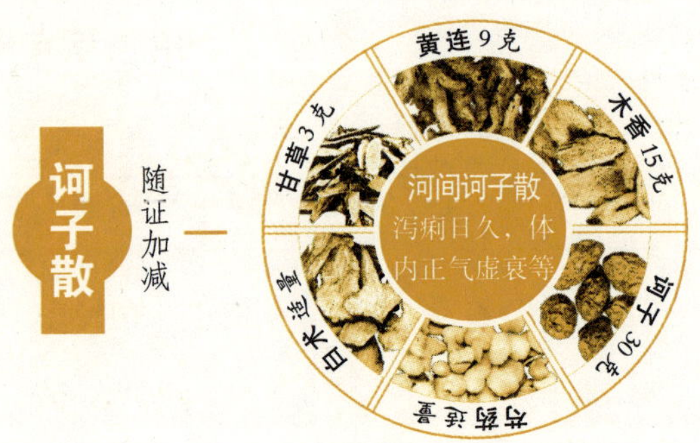

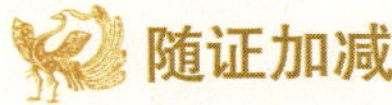

随证加减

河间诃子散

泻痢日久，体内正气虚衰，腹痛减缓，大便泻下逐渐减少，可以取诃子30克（半生半煨），木香15克，黄连9克，甘草3克组方。先将以上药物研为末，每次取6克，用白术、芍药汤调下，每日3次。本方诃子为主药，能够收涩缓下。黄连为辅药，可以清除肠中聚集的湿热。木香和芍药为佐药，能够缓和药性并止痛。甘草为使药，既能调和药性，又可补益中焦脾胃的阳气。这些药合用，能很好地发挥本方涩肠止泻，补脾建胃的功效。但要注意的是，脾胃虚衰，肠道有寒气积滞，或是处于发病极期的人慎用。（出自《素问病机气宜保命集》）

出自寇宗奭《本草衍义》

桑螵蛸散：治尿频健忘

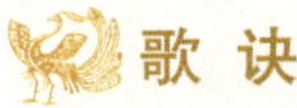

歌诀

桑螵蛸散治便数　参苓龙骨同龟壳
菖蒲远志及当归　补肾宁心健忘觉

桑螵蛸散正方

【组成】桑螵蛸、人参、茯神、龙骨、龟甲、菖蒲、远志、当归各30克。

【用法】以上药物除人参外都研为细末，每次取6克，睡前以人参汤调服。

【功效】调补心气，温养肾精，涩精止遗。

【主治】心肾两虚所致的小便频数，或淋沥不绝，或尿如米泔色，心神恍惚，头晕健忘，失眠多梦，或夜梦遗尿、遗精，舌质淡红苔白，脉细而无力等症。

【禁忌】下焦膀胱有湿热或是心中相火亢盛、扰动肾脏的固摄所致尿频、遗尿、遗精、滑泄的人慎用。

对症解方

方中桑螵蛸为主药，能够收涩止遗，补益肾气，巩固先天之精。龙骨和龟甲为辅药，其中龙骨收敛心神；龟甲养血滋阴，益肾柔肝。人参、当归、茯神、菖蒲和远志为佐药，其中人参和当归双补气血；茯神养心安神；菖蒲和远志交通心肾二脏气机，祛除致病之源。这些药合用，能很好地发挥本方调补心肾，涩精止遗的功效。

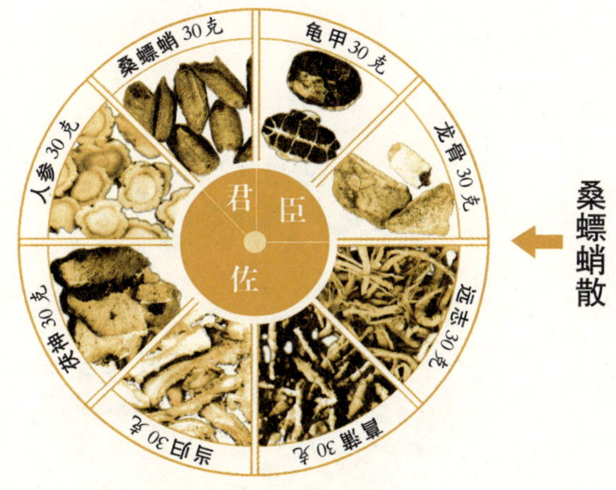

出自《太平惠民和剂局方》

真人养脏汤：治虚寒脱肛久痢

歌 诀

真人养脏诃粟壳　肉蔻当归桂木香
术芍参甘为涩剂　脱肛久痢早煎尝

真人养脏汤正方

【组成】诃子36克，罂粟壳108克，肉豆蔻15克，当归、白术、人参各18克，肉桂、甘草（炙）各24克，木香42克，白芍48克。

【用法】以上药物研为粗末，每次取6克，饭前温服。若是老人、孕妇和小儿暴泄不止，可立即服用，重症病人则不拘时候服用。

【功效】温补脾肾，涩肠固脱。

【主治】脾肾虚寒，久泻久痢所致的大便泻泄、小便失禁，甚至脱肛坠下，腹部绕脐疼痛，胸胁不舒，胃部胀气，嗳气打嗝，冷痛喜温、喜按，舌淡苔白，脉细而无力等症。

【禁忌】服药期间忌食酒、面、生、冷、鱼腥和油腻之物。

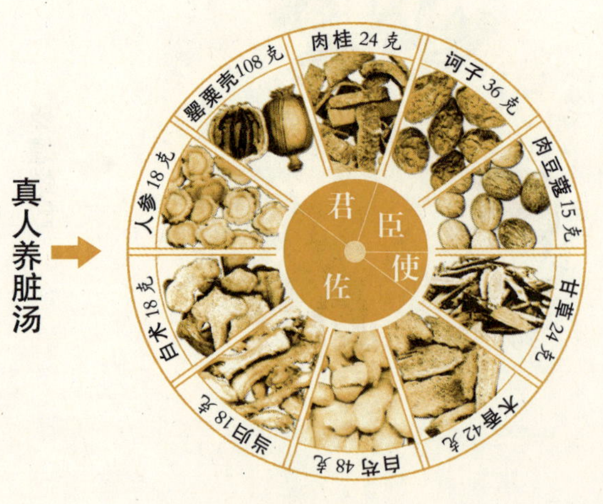

对症解方

方中罂粟壳和肉桂为主药，其中罂粟壳涩肠止泻，肉桂温肾暖脾。诃子和肉豆蔻为辅药，能够温肾暖脾，涩肠止泻。人参、白术、当归、白芍和木香为佐药，其中人参、白术益气健脾，当归、白芍养血和阴，木香醒脾理气。炙甘草为使药，可以健脾和中，与白芍配合能够缓急止痛。这些药合用，能很好地发挥本方温补脾肾，涩肠固脱的功效。

出自李东垣《兰室秘藏》

当归六黄汤：治自汗盗汗

歌诀

当归六黄治汗出　芪柏芩连生熟地
泻火固表复滋阴　加麻黄根功更异
或云此药太苦寒　胃弱气虚在所忌

当归六黄汤正方

【组成】黄芪12克，当归、黄柏、黄芩、黄连、熟地黄、生地黄各6克。

【用法】以上药物研为末，每次服15克，饭前用水冲服，每日3次。

【功效】清热养阴，固表止汗。

【主治】阴虚火旺所致的夜间盗汗，午后发热，两颧红赤，口干喜饮，心烦唇燥，大便干结，小便赤黄，舌红等症。

【禁忌】脾胃正气虚而外有寒气入侵致病的人慎用。

对症解方

方中当归、生地黄、熟地黄为主药，能够养血补血，滋阴，清热解火。黄连、黄芩、黄柏为辅药，可以清热泻心火。黄芪为佐药，能够益气固肌表，配伍当归、熟地黄以养血益气，使得体内气血充盛，巩固腠理从而使汗不易外泄。这些药合用，能很好地发挥本方清热养阴，固表止汗的功效。

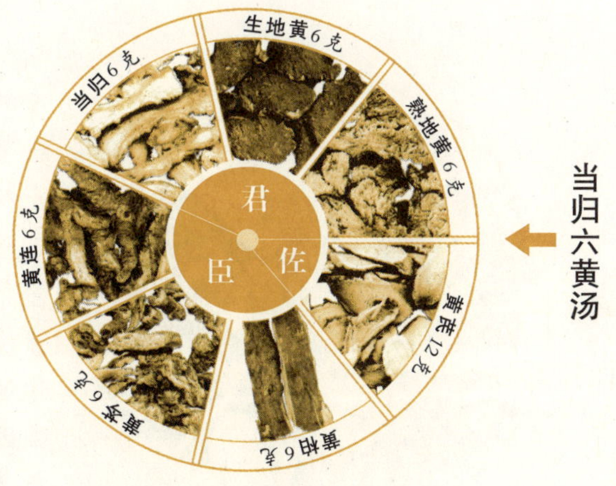

出自许叔微《普济本事方》

柏子仁丸：治阴虚盗汗

歌 诀

柏子仁丸人参术　麦麸牡蛎麻黄根
再加半夏五味子　阴虚盗汗枣丸吞

柏子仁丸正方

【组成】柏子仁、人参、白术、牡蛎、麻黄根、半夏、五味子各 30 克，麦麸 15 克。

【用法】以上药物研为细末，用枣肉或蜜调匀后做成如梧桐子一样大小的丸子，每次服 30~50 丸，饭前用米汤或温酒送下，每日 2 ~ 3 次。

【功效】养心宁神，清热敛汗。

【主治】阴虚火旺所致的失眠多梦，夜间易惊，盗汗，腰膝酸软等症。

【禁忌】胃中阴气不足而出现口唇燥裂的人慎用。

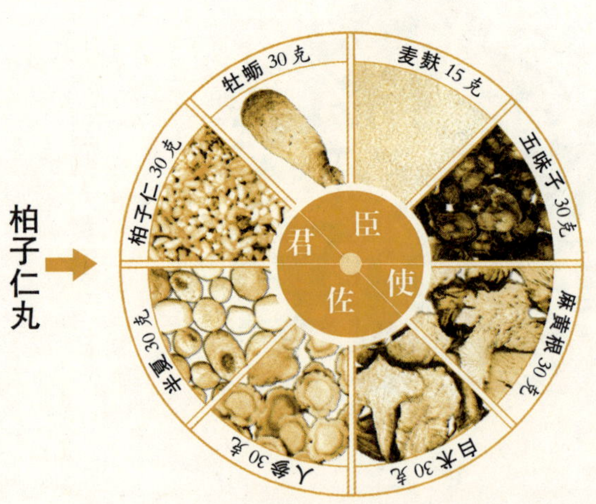

对症解方

方中柏子仁为主药，能够养心安神，宁心补血，止汗。牡蛎和麦麸可以调畅体内积滞不行的气血，并收敛外溢的宗气来固摄肌表；五味子则收涩生津以补充胃中亏虚的营养；同为辅药。半夏和胃除湿，能够调理中焦气机，并温养脾胃，提升运华的能力；人参和白术可以补益因久热而耗损的气血；同为佐药。麻黄根为使药，可以引人参和白术的补益之效来固护卫气。这些药合用，能很好地发挥本方养心宁神，清热敛汗的功效。

出自《太平惠民和剂局方》

牡蛎散：治阳虚自汗

歌诀

阳虚自汗牡蛎散　黄芪浮麦麻黄根
扑法芎藁牡蛎粉　或将龙骨牡蛎扪

牡蛎散正方

【组成】牡蛎、黄芪、浮小麦、麻黄根各30克。

【用法】以上药物研为粗末，每次服9克，每日2次，不拘时候。

【功效】固表益气，敛汗养阴，宁心安神。

【主治】由于诸虚不足而导致的自汗，盗汗，夜卧加剧，且久治不愈，出现心惊不安，夜梦繁多，遗精频繁，气短乏力，舌质淡红，脉细而无力等症。

【禁忌】体内阳气衰微所致大汗淋漓，汗出如油的人禁用。

对症解方

方中牡蛎为主药，能够敛汗，益阴潜阳。黄芪和麻黄根为辅药，其中黄芪补益肺气，益卫固表；麻黄根止汗。浮小麦为佐药，可以益气养阴清热。这些药合用，能很好地发挥本方固表益气，敛汗养阴，宁心安神的功效。

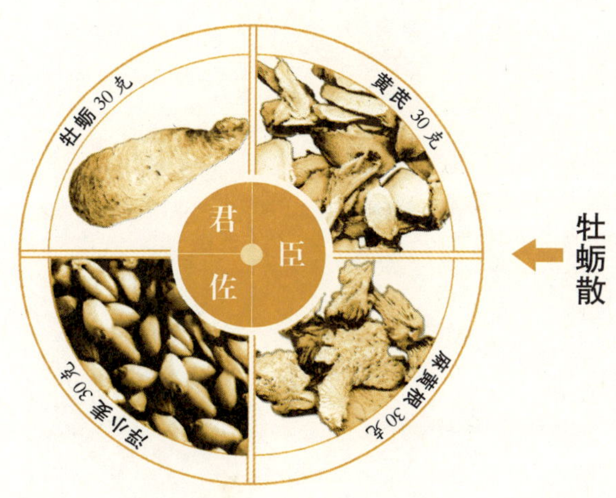

牡蛎散

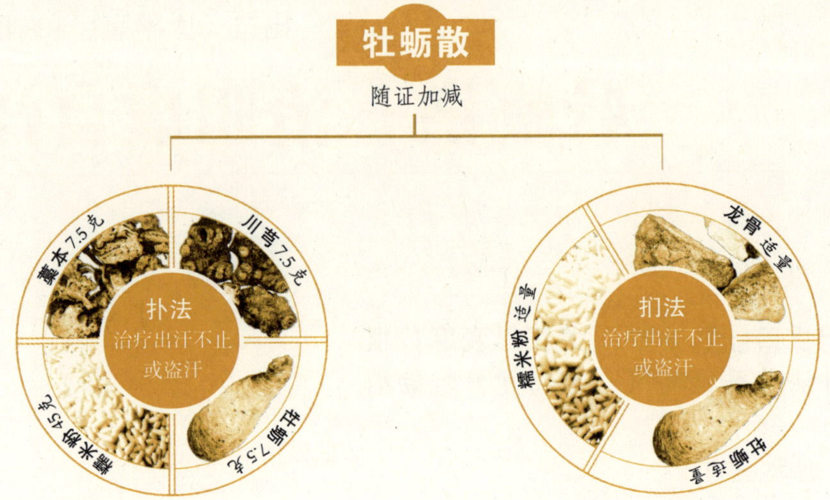

随证加减

扑法

如果出汗不止或盗汗，可以取牡蛎、川芎、藁本各7.5克、糯米粉45克共研为极细末，装于绢袋中，扑周身。

扪法

如果出汗不止或盗汗，可取牡蛎、龙骨、糯米粉各等份，研为极细末，装于绢袋中，扑周身。

卷十八

杀虫之剂

杀虫之剂，即驱虫剂，也就是具有驱虫、止痛、消积等作用的药剂，由驱虫药为主组成，用来治疗人体寄生虫病。

常见的人体寄生虫有蛔虫、蛲虫、钩虫、绦虫等，多是由误食沾染虫卵的食物所致，常会出现绕脐腹痛，时痛时停，不思饮食，或是多食善饥，又或是嗜食异物，形体消瘦，面色萎黄等症状。运用驱虫剂治疗寄生虫病，最好在空腹时服药，这样药物更容易与寄生虫接触，从而更好地发挥驱虫作用。

出自张仲景《伤寒论》

乌梅丸：安蛔止痛

歌 诀

乌梅丸用细辛桂　人参附子椒姜继
黄连黄柏及当归　温藏安蛔寒厥剂

乌梅丸正方

【组成】乌梅、黄连各480克，细辛、桂枝、人参、附子、黄柏各180克，蜀椒、当归各120克，干姜300克。

【用法】先将乌梅用醋浸泡一夜去核，然后和余药调匀，烘干或晒干，研末，再用蜜调匀做成丸子，每次9克，每日1~3次，空腹服下。

【功效】温脏补虚，泻热安蛔。

【主治】蛔虫感染而致心烦呕吐，时发时止，食入吐蛔，手脚发冷，冷至手肘膝，腹痛，久痢久泻等症。

【禁忌】服药期间忌食生冷、油腻、辛辣的食物。

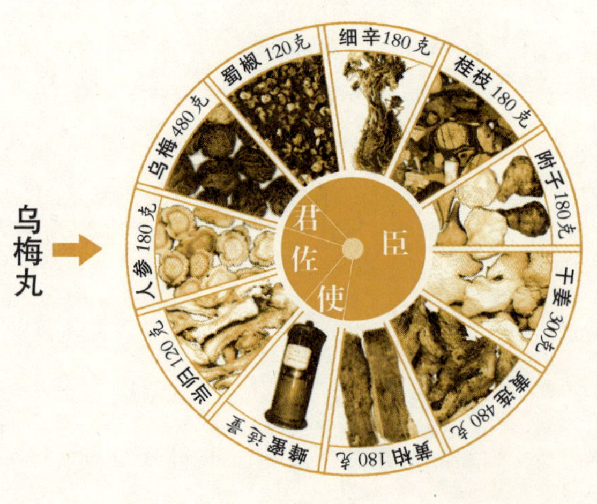

对症解方

方中乌梅为主药，能够安蛔止痛。细辛、蜀椒可以温脏祛寒，同时又能够安蛔；桂枝、附子、干姜可以加强本方的温里散寒的功能；黄连、黄柏味苦，既能够清胃热，又可以下蛔，同为辅药。人参、当归为佐药，能够补益气血以顾护正气。蜂蜜为使药，可以调和诸药。这些药合用，能很好地发挥本方温脏补虚，泻热安蛔的功效。

出自《太平惠民和剂局方》

化虫丸：清肠胃诸虫

歌诀

化虫鹤虱及使君　槟榔芜荑苦楝群
白矾胡粉糊丸服　肠胃诸虫永绝氛

化虫丸正方

【组成】鹤虱、槟榔、楝根皮、铅粉各1500克，使君子、芜荑各750克，白矾375克。

【用法】研为细末，用酒煮面成糊，然后放入药末调匀，一岁小儿每次1.5克，按年龄酌量增服，用温水加生麻油一二滴调下，或用温米汤送服。

【功效】驱杀肠中诸虫。

【主治】肠中诸虫所致的腹痛，绞痛难忍，呕吐清水或是吐蛔，又或是多食而瘦，面色青黄等症。

【禁忌】脾胃虚弱的人慎用。

对症解方

方中诸药都具有驱虫的功效，其中鹤虱驱诸虫；楝根皮杀蛔虫、蛲虫；槟榔杀绦虫、姜片虫；白矾、铅粉杀诸虫；使君子、芜荑杀虫消疳，同时使君子又能够通利大便，使虫随大便排出。这些药合用，能很好地发挥本方驱杀肠中诸虫的功效。

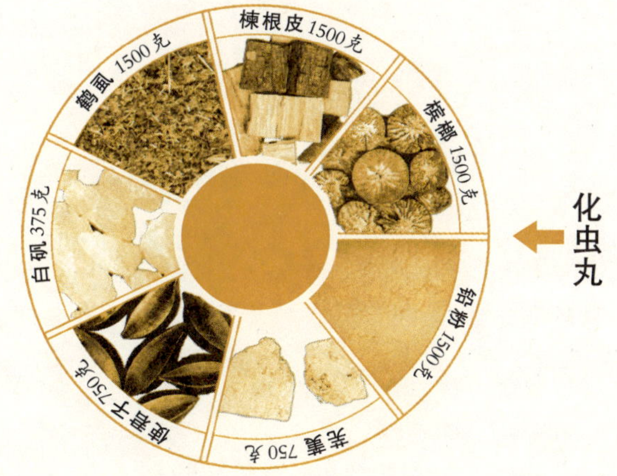

卷十九

痈疡之剂

痈疡之剂，就是以解毒消肿、托里排脓、生肌敛疮药为主组成，用来治疗痈、疽、疔、疮、丹毒、瘤等，以及脏腑内痈疽的药剂。肌表的痈疡分为阳证和阴证两类。阳证病势暴急，痈疡红肿痛，容易溃破也容易消散；阴证病势缓慢，难以溃破和痊愈。治疗时阳证宜清热解毒，活血消肿散结；阴证宜温补和阳，化痰祛淤消滞。而脏腑内痈疡则应以清热解毒、消肿散结、祛淤排脓为主。

出自陈自明《校注妇人大全良方》

真人活命饮：治一切痈疽

歌诀

真人活命金银花　防芷归陈草节加
贝母天花兼乳没　穿山角刺酒煎嘉
一切痈疽能溃散　溃后忌服用毋差
大黄便实可加使　铁器酸物勿沾牙

真人活命饮正方

【组成】金银花、陈皮各9克，防风、白芷、当归尾、甘草、贝母、天花粉、乳香、没药、穿山甲、皂角刺、赤芍各3克。

【用法】加水煎服，如果疮疡发于上半身就在饭后服用，若是发于下半身则在饭前服用。

【功效】清热解毒，消肿溃坚，活血止痛。

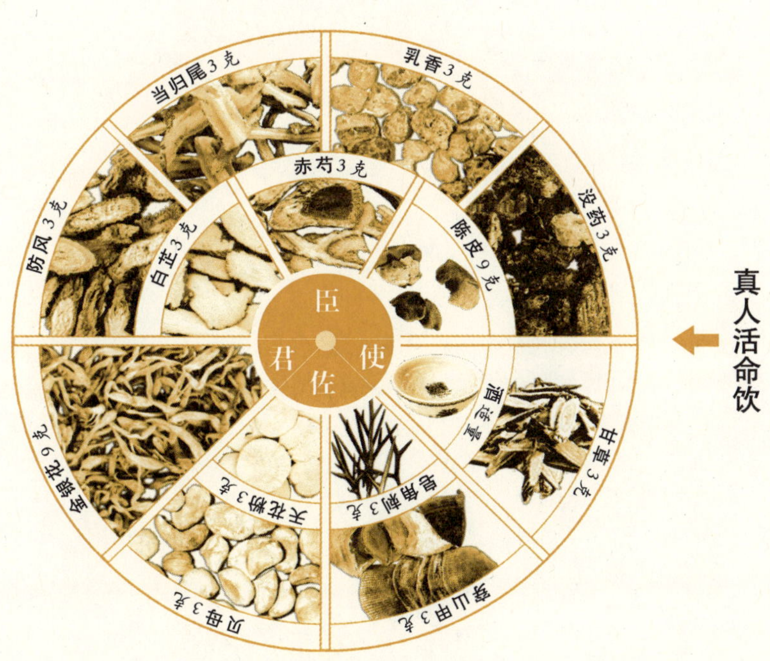

【主治】脓疮肿毒初起而致的红肿痛，或发烧，发冷，舌苔薄白或黄等症。

【禁忌】煎煮时不能使用铁器，也不要接触酸味物品，更不可服食酸物。

对症解方

方中金银花为主药，能够清热解毒，清气凉血。防风、白芷可以疏散风邪，治疗痈疡初起；当归尾、赤芍、乳香、没药、陈皮够能活血化淤，行气通络，消肿止痛，同为辅药。贝母、天花粉可以清热化痰，消肿散结；穿山甲、皂角刺能够溃坚排脓；同为佐药。甘草可以清热解毒；酒能够活血消肿，引诸药直达病所；同为使药。这些药合用，能很好地发挥本方清热解毒，消肿溃坚，活血止痛的功效。

出自齐德之《外科精义》

金银花酒：治痈疽初起

歌诀

金银花酒加甘草　奇疡恶毒皆能保
护膜须用蜡矾丸　二方均是疡科宝

金银花酒正方

【组成】鲜金银花150克，甘草30克。
【用法】水、酒各半煎，分3次服用。
【功效】消肿散淤，托毒养肌，活血止痛。
【主治】一切毒疮恶疮，以及肺疮肠疮初起而致的肌肤红、肿、热、痛等症。

对症解方

方中金银花为主药，性味甘寒，能够清热解毒，养血补虚。甘草为佐药，可以清热解毒，固护胃气，白酒为使药，走行于气血，既能够引导药效发挥，又可以疏通气血，散淤疗痈。这些药合用，能很好地发挥本方消肿散淤，托毒养肌，活血止痛的功效。

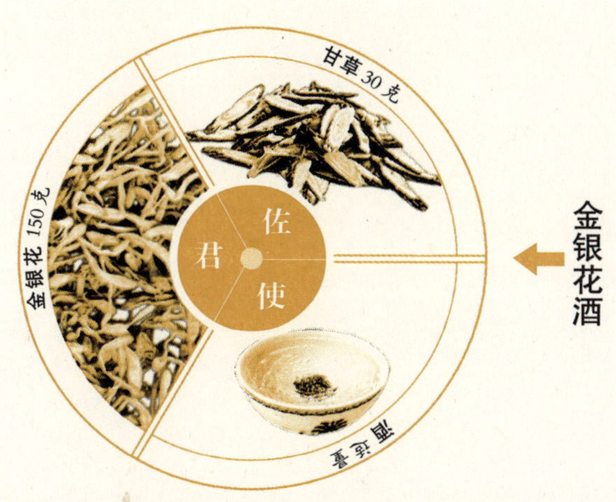

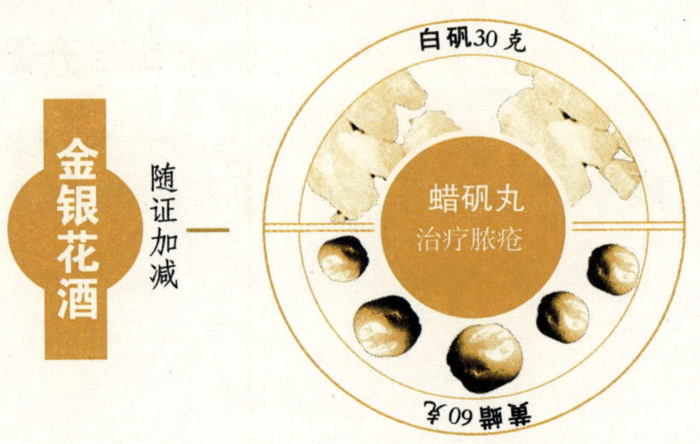

随证加减

蜡矾丸

恶性脓疮，肺疮乳疮，痔漏肿痛，以及毒虫蛇犬咬伤的，可以取黄蜡60克、白矾30克。先将蜡熔化，稍冷，再加入白矾调匀做成如梧桐子一样大小的丸子，每次服10丸，可逐渐加至100丸，以酒送下，每日2~3次。但是疮疡未溃的病人慎用。（出自《景岳全书》）

出自《太平惠民和剂局方》

托里十补散：散寒消痞

歌 诀

托里十补参芪芎　归桂白芷及防风
甘桔厚朴酒调服　痈疡脉弱赖之充

托里十补散正方

【组成】人参、黄芪、当归各6克，川芎、肉桂、白芷、防风、甘草、桔梗、厚朴各3克。

【用法】研为细末，每次取6克，后渐渐加至18克，用热酒调服。

【功效】养气和血，温通经络，消痈散结。

【主治】毒疮初起而出现热毒深重，疼痛严重，形体消瘦等症。

【禁忌】疮疡已成的人慎用。

对症解方

方中人参、黄芪能够补气；当归、川芎可以养血和血；同为主药。肉桂能够温养血脉；白芷、甘草可以清解热毒；防风能够疏散风邪；桔梗可以排脓，导热下行；同为辅药。厚朴为佐药，能够消除痞满。这些药合用，能很好地发挥本方养气和血，温通经络，消痈散结的功效。

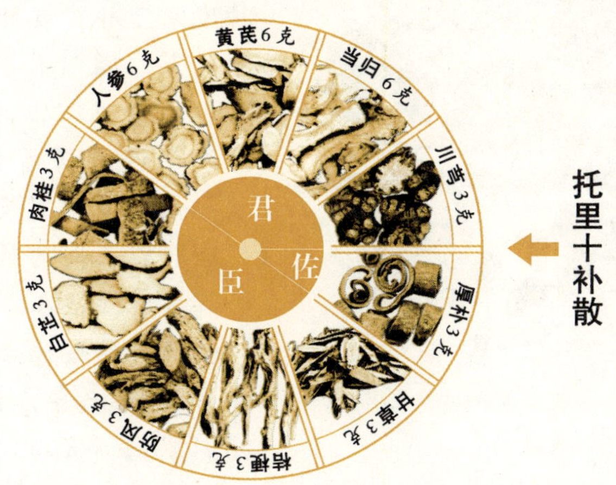

出自罗天益《卫生宝鉴》

托里温中汤：治寒性毒疮内陷

歌诀

托里温中姜附羌　茴木丁沉共四香
陈皮益智兼甘草　寒疡内陷呕泻良

托里温中汤正方

【组成】干姜（炮）、羌活各9克，附子（炮）12克，茴香、丁香、沉香、陈皮、益智仁、甘草（炙）各3克，木香4.5克。

【用法】加生姜5片，水煎服，每日2~3次，重症的病人，可不拘时候服用。

【功效】温中托毒，散寒消痞。

【主治】寒性毒疮内陷所致的脓水清稀，心下痞满，肠鸣腹痛，大便溏泻，干呕打嗝，饮食难进，时而昏迷等症。

【禁忌】热性疮疡腹泻的人慎用。

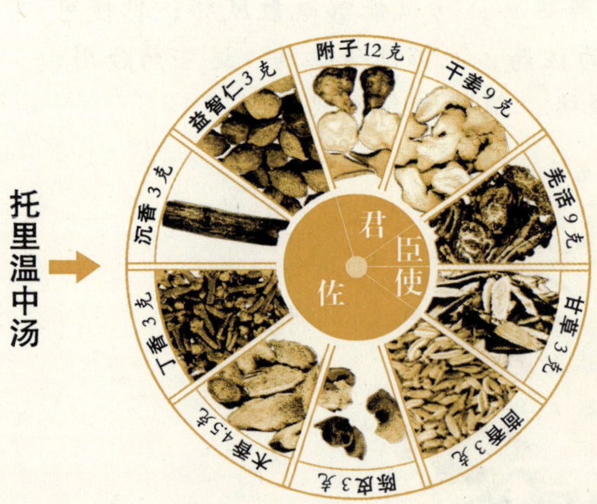

对症解方

方中炮附子能够助心阳以通脉，补肾阳益火，温里去寒，散表里寒湿；配以炮姜，可以增强回阳救逆的作用；同为主药。羌活为辅药，能够祛风寒湿邪，发汗解表，止痛，兼通利关节。益智仁、沉香、丁香辛散，可以温散里寒，止呕，平喘；木香、陈皮、茴香芳香性燥，能够通行三焦，散中焦脾胃及大肠的气滞，并能疏理肝胆；同为佐药。炙甘草可以温补脾胃，行经络，通血，并调和药性，为使药。这些药合用，能很好地发挥本方温中托毒，散寒消痞，疗疮止疡，解毒养肌的功效。

出自顾世澄《疡医大全》

托里定痛汤：治恶疮久溃不敛

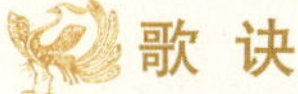

歌诀

托里定痛四物兼　乳香没药桂心添
再加蜜炒罂粟壳　溃疡虚痛去如拈

托里定痛汤正方

【组成】熟地黄、白芍、当归、川芎、乳香、没药、肉桂、罂粟壳各20克。

【用法】加水煎服，每日3次，病重的人，可不拘时候服用。

【功效】托里充肌，消肿止痛，清热透脓。

【主治】恶疮溃后不敛，血虚疼痛。

【禁忌】恶疮初成的人慎用。

对症解方

方中四物汤（当归、川芎、熟地黄、白芍）为主药，能够补血调血，托里充肌。乳香、没药和罂粟壳为辅药，其中乳香和没药皆有活血止痛，消肿生肌的作用，二药相配，可以增强活血止痛的功效；而罂粟壳则能敛肺固肠止痛。肉桂为佐药，可以补命门之火，散寒，温经止痛。这些药合用，能很好地发挥本方托里充肌，消肿止痛，清热透脓的功效。

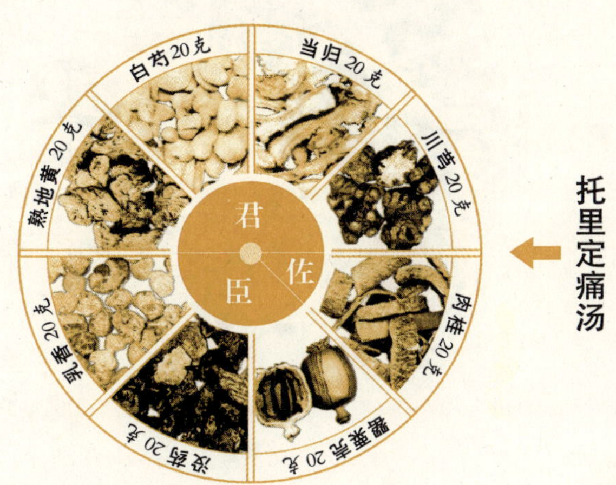

出自李东垣《兰室秘藏》

散肿溃坚汤：消坚散肿

歌 诀

散肿溃坚知柏连　花粉黄芩龙胆宣
升柴翘葛兼甘桔　归芍棱莪昆布全

散肿溃坚汤正方

【组成】知母、黄柏、天花粉、龙胆草、桔梗、昆布各15克，黄连3克，黄芩24克，升麻、连翘、甘草(炙)、三棱、莪术各9克，柴胡12克，葛根、当归尾、芍药各6克。

【用法】加水煎服，每日2~3次。

【功效】泻火散结，消肿溃坚，活血疗疮。

【主治】马刀疮所致的结硬如石，可从耳下发至胸腹中，也可以发于肩上，或胸胁之下；或是瘰疬遍布于下巴，或是发至耳前颧下的颜面部，脓肿坚而不易溃；

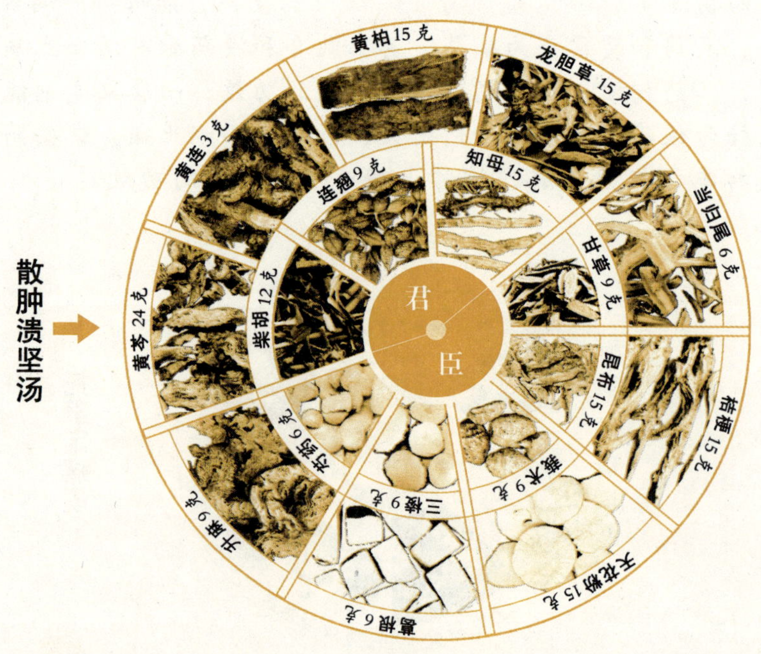

或是发脓破流水等症。

【禁忌】阴症疮疡的人慎用。

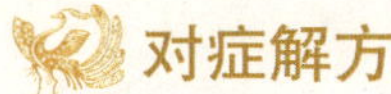

对症解方

方中黄芩、黄连、黄柏、龙胆草、知母、柴胡和连翘为主药，其中黄芩宣上焦之火，黄连泄中焦之火，黄柏泄下焦之火，龙胆草和知母泻肝胆之火，柴胡和连翘清热散结。升麻、葛根、天花粉、桔梗、当归尾、白芍、三棱、莪术、昆布和甘草为辅药，其中升麻和葛根解毒升阳，天花粉和桔梗清肺排脓，当归尾和白芍润肝养肝、益气活血，三棱和莪术行气破血，昆布化痰软坚，炙甘草化毒和中，桔梗和柴胡兼作使药，桔梗载药上行，柴胡引药入肝胆经络。这些药合用，能很好地发挥本方泻火散结，消肿溃坚，活血疗疮的功效。

卷二十

经产之剂

经产之剂，就是治疗妇女的经、带、胎、产等方面疾病的方剂。

经，是说月经，经期不准，经量过多过少，经色发黑，或是非怀孕而经闭等都属于月经病；带，是说带下，有青、赤、黄、白、黑几种颜色，最常见的是白带、黄带、赤带三种；胎，是说怀胎，虽是生理的正常变化，但也可能会出现恶心呕吐，头晕，厌食，胎动不安，阴道出血，妊娠肿胀，小产等妊娠病症；产，是说生产，也就是因生产引起的各种疾病，或是预防难产，常见的产后病有产后发热，腹痛，痉挛抽搐，恶露不绝，缺乳等。

此外，治疗绝经前后诸证的药剂也属于经产之剂。

出自王好古《医垒元戎》

妊娠六合汤：治妊娠伤寒 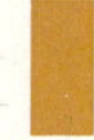

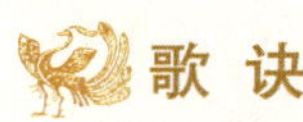

歌诀

海藏妊娠六合汤　四物为君妙义长
伤寒表虚地骨桂　表实细辛兼麻黄
少阳柴胡黄芩入　阳明石膏知母藏
小便不利加苓泻　不眠黄芩栀子良
风湿防风与苍术　温毒发斑升翘长
胎动血漏名胶艾　虚痞朴实颇相当
脉沉寒厥亦桂附　便秘蓄血桃仁黄
安胎养血先为主　余因各症细参详
后人法此治经水　过多过少别温凉
温六合汤加芩术　色黑后期连附商
热六合汤栀连益　寒六合汤加附姜
气六合汤加陈朴　风六合汤加艽羌
此皆经产通用剂　说与时师好审量

妊娠六合汤正方

【组成】熟地黄、白芍、当归、川芎各30克

（1）表虚六合汤：加桂枝、地骨皮各21克

（2）表实六合汤：加麻黄、细辛各15克

（3）柴胡六合汤：加柴胡、黄芩各21克

（4）石膏六合汤：加石膏、知母各15克

（5）茯苓六合汤：加茯苓、泽泻各15克

（6）栀子六合汤：加栀子、黄芩各15克

（7）风湿六合汤：加防风、苍术各21克

（8）升麻六合汤：加升麻、连翘各15克

（9）胶艾六合汤：加阿胶、艾叶各15克

（10）朴实六合汤：加厚朴、炒枳实各15克

（11）附子六合汤：加肉桂、附子（炮）各 15 克

（12）大黄六合汤：加大黄 15 克，桃仁 5 克

【用法】水煎，分 3 次温服。

【功效】本方为一组方，都着重补养母体血脉，当母体血脉充盈那么自能安胎，各方分别侧重于：

（1）解除肌表之邪兼止汗

（2）发汗解表

（3）清热育阴

（4）生津止渴

（5）利水通小便

（6）清三焦虚热

（7）驱散风邪而兼燥湿

（8）清温（热）邪而解除人体热毒

（9）温养胞宫兼止血

（10）健脾消痞，行气散满

（11）散寒回阳

（12）泻结破淤

【主治】妇女妊娠期的伤寒病，各方分别侧重于：

（1）伤风所致的表虚，不自觉地汗出，头痛脖子僵直，身体灼热且怕冷，脉来较缓。

（2）伤寒所致的表实而无汗，头痛身热，不怕热而反怕寒，脉来弦紧。

（3）少阳经发病所致的身体忽冷忽热，寒热交替，胸胁苦满疼痛，且心烦喜呕，脉气紧张。

（4）阳明经发病所致的身热但不怕冷，有汗而口渴，脉来长而大。

（5）足太阳膀胱经发病所致的小便不利。

（6）经攻下或发汗后，正气津液亏虚所致的余热未清，胸中烦热，不能入睡。

（7）风湿之邪所致的四肢骨肉关节烦痛，以及发热头痛。

（8）在使用下法后经久不愈，就会转为温毒导致发斑症。

（9）攻下或发汗后所致的血漏不能停止，胎气受到损伤，胎动不安。

（10）攻下或发汗后所致的心下中气虚衰，脾胃失却健运，痰水相结为痞，腹中胀满疼痛。

（11）少阴经络发病所致的四肢痉挛，腹中疼痛，身体凉出微汗，脉缓慢。

（12）外邪侵袭阳明经、太阳经络所致的大便色黑而硬，小便色赤，腹胀气满，脉沉而数（也可以理解为蓄血证）。

【禁忌】阴虚发热及血崩气脱的人忌用。

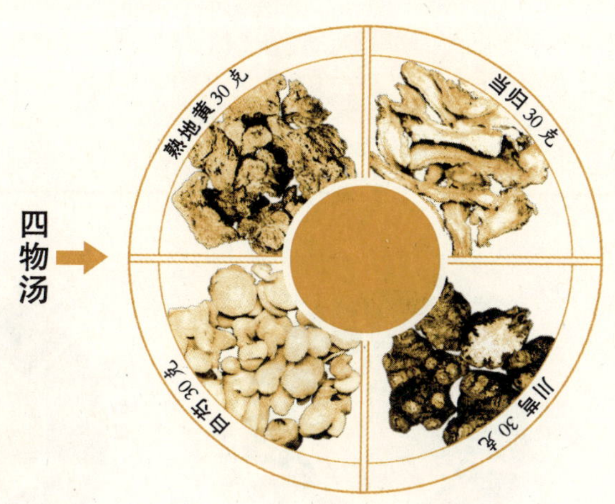

对症解方

组方中的各方都是以四物汤为主，随证加味而成，主要治疗妊娠伤寒证。四物汤具有养血安胎的功效，是妇科的常用药剂，在治疗妇女血虚，冲脉和任脉虚损，月经不调，崩中带下，或是妊娠胎动不安，产后恶露不下等症，这些都是主药。

妊娠六合汤

随证加减

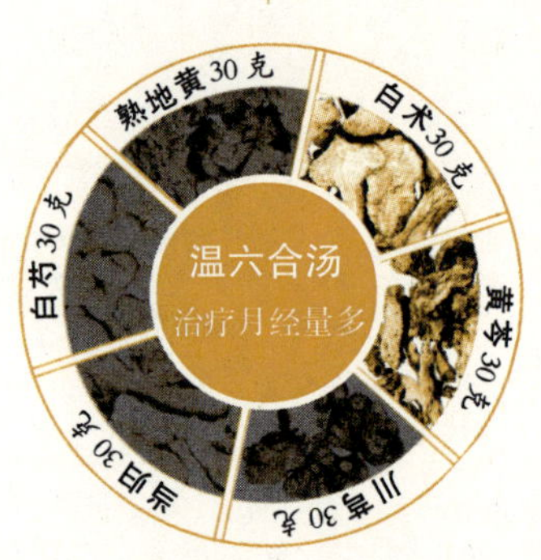

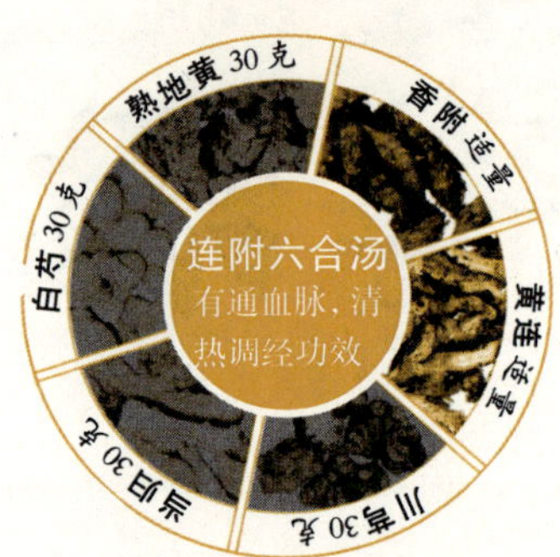

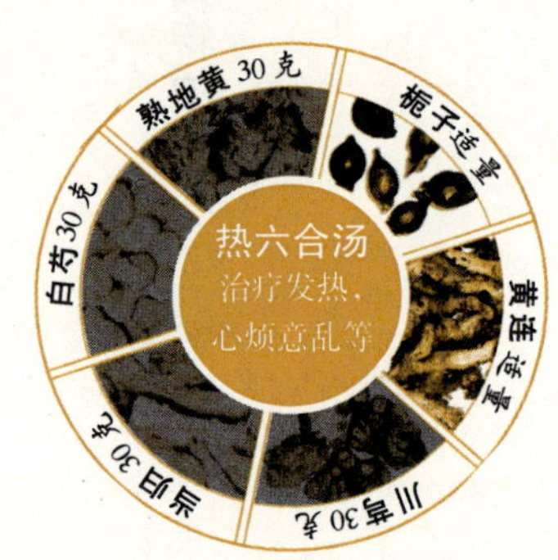

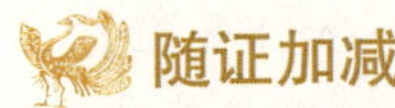

随证加减

温六合汤

因气虚血热而致月经量多的，可以用四物汤来养血，再加黄芩30克以抑制阳气；加白术30克来补脾统血，抑制月经出血量。（出自《医垒元戎》）

连附六合汤

因阴虚血热所致的血行滞涩不畅，可以用四物汤来养血，再加黄连以清热，加香附来行气。这些药合用，具有通行血脉，清热调经的功效。（出自《医垒元戎》）

热六合汤

因血虚有热所致的发热极盛，心烦意乱，崩漏下血，月经过多等症，可以用四物汤来养血，再加大苦大寒的黄连清热凉血，加栀子来养血滋阴。（出自《医垒元戎》）

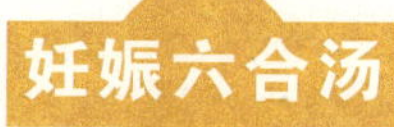

妊娠六合汤

随证加减

熟地黄30克
干姜适量
附子适量
川芎30克
当归30克
白芍30克
寒六合汤
治疗月经量过少甚或闭经

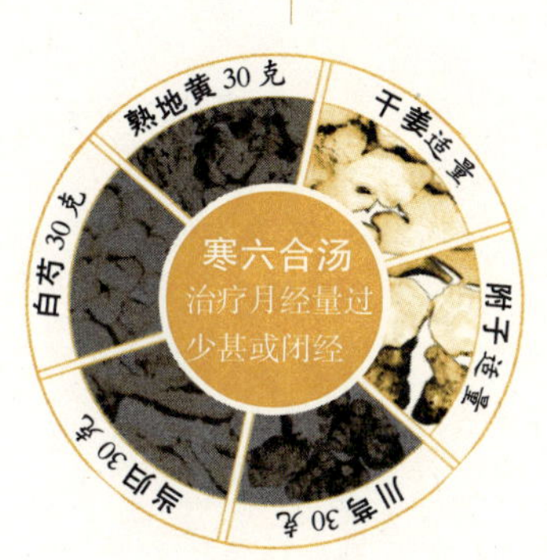

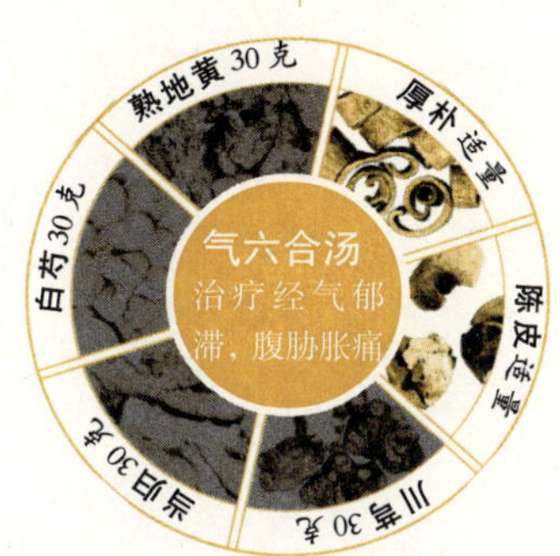

熟地黄30克
羌活适量
秦艽适量
川芎30克
当归30克
白芍30克
风六合汤
治疗产后气血亏虚

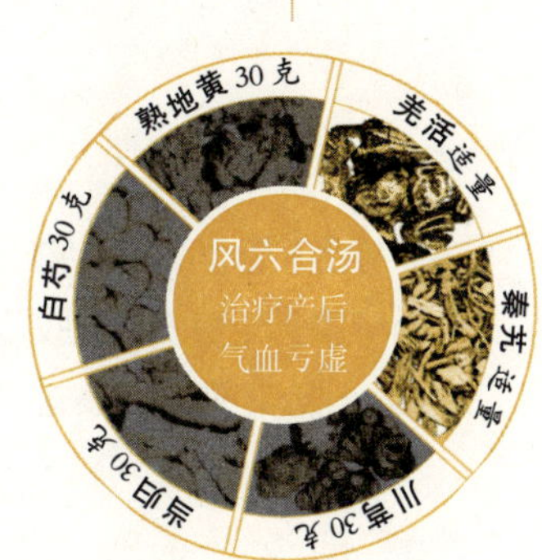

寒六合汤

因冲任二脉虚寒所致的不自觉出汗，月经量过少甚至闭经，可以用四物汤来养血，为冲脉与任脉供应足够的血液，再加大辛大热的附子、干姜，以祛除冲脉与任脉的寒邪。（出自《医垒元戎》）

气六合汤

因气机滞塞所致的经气郁滞，经行不畅，腹胁胀痛，可以用四物汤来养血，再加陈皮、厚朴以理气开郁。（出自《医垒元戎》）

风六合汤

因产后气血亏虚，感受风邪而发痉厥；或因血虚而生内风，导致头目眩晕等症，治疗时可以用四物汤来养血，再加秦艽、羌活以祛风止痉。（出自《医垒元戎》）

出自张仲景《金匮要略》

胶艾汤：治胎动漏血

歌诀

胶艾汤中四物先　阿胶艾叶甘草全
妇人良方单胶艾　胎动血漏腹痛全
胶艾四物加香附　方名妇宝调经专

胶艾汤正方

【组成】生地黄15克，白芍12克，当归、阿胶、艾叶各9克，川芎、甘草各6克。

【用法】加水煎服（除阿胶），汤好后加入阿胶溶化，每日3次。

【功效】补养血脉、和血止血，调经安胎。

【主治】妇人因冲脉和任脉虚损所致崩漏下血，月经量过多，或淋漓不止；或妊娠期间小腹隐隐疼痛，时作时止，但还未损及供应胎儿本体生长发育的元气；胎漏下血，腹中疼痛；产后或流产损伤冲脉和任脉，从而导致下血不绝等症。

【禁忌】血热妄行所致的崩中漏下的人忌用。

对症解方

方中阿胶和艾叶为主药，其中阿胶固冲、任二脉，止血，补血；艾叶

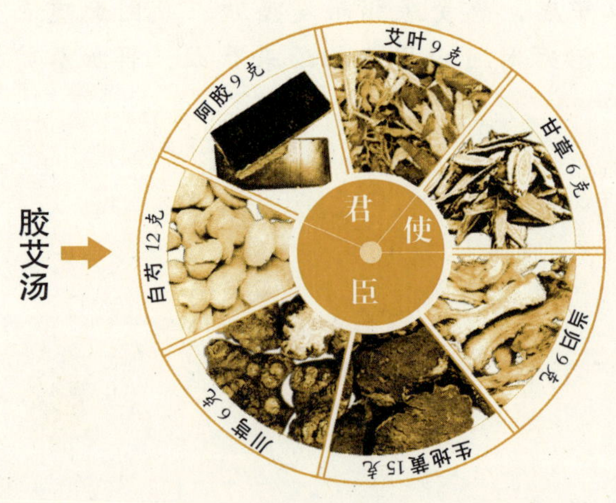

温血，固冲、任二脉，暖子宫，止血。生地黄、白芍、当归、川芎为辅药，其中生地黄补血凉血，滋阴益肾；阿胶配生地黄能育阴补肾，养血止血，固胎；白芍养血敛阴止痛，且可抑制艾叶、当归、川芎的温燥，防止耗血伤阴；当归补血调经，活血止痛；川芎活血行气止痛，与阿胶、生地黄、当归等补血药配伍，可使补而不滞。甘草为使药，能够健脾益气，并调和诸药。这些药合用，能很好地发挥本方补养血脉、和血止血，调经安胎的功效。

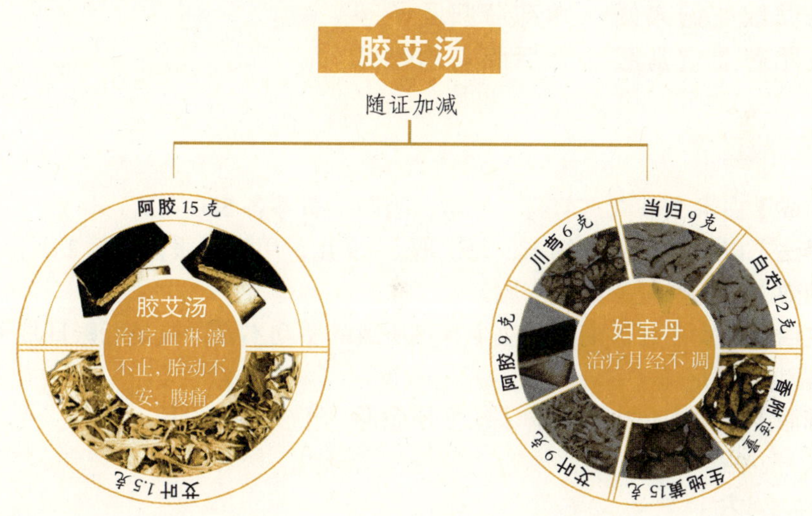

随证加减

胶艾汤

如果妊娠时出现冲、任二脉不固所致血淋漓不止，胎动不安，或是腹痛的，可以用阿胶 15 克与艾叶 1.5 克相配伍，来增强止血，固冲、任二脉的功效。（出自《妇人大全良方》）

妇宝丹

因血虚有寒所致月经不调的，可以在胶艾汤的基础上去掉甘草，加香附来行气止痛。煎药前先将药材用童便、盐水、酒和醋各浸泡三日后炒干，再加水煎服。（经验方）

出自张仲景《金匮要略》

当归散：养血安胎

歌 诀

当归散益妇人妊　术芍芎归及子芩
安胎养血宜常服　产后胎前功效深

当归散正方

【组成】白术250克，芍药、川芎、当归、黄芩各500克。

【用法】以上药物研为细末，每次取6~9克，用酒调服，每日2次。

【功效】清热燥湿，养血安胎。

【主治】妇女在妊娠期间的血少有热所致的胎动不安，或是妊娠日月未足，胎气未全就生产等症。

【禁忌】纯属中焦虚寒，脾不统血所致胎动不安的人忌用。

对症解方

方中当归和黄芩为主药，其中当归养血和血，黄芩清热凉血以安胎。芍药、川芎和白术为辅药，其中芍药和肝养血，川芎活血养血，白术健脾祛湿。这些药合用，能很好地发挥本方清热燥湿，养血安胎的功效。

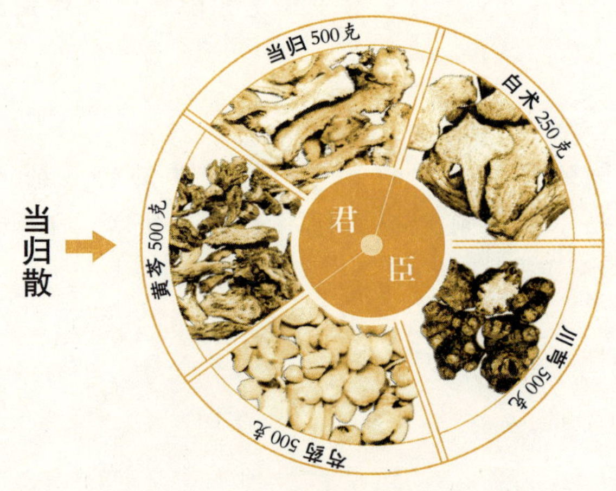

出自《太平惠民和剂局方》

黑神散：消淤下胎

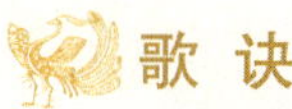

歌 诀

黑神散中熟地黄　归芍甘草桂炮姜
蒲黄黑豆童便酒　消淤下胎痛逆忘

黑神散正方

【组成】熟地黄、当归尾、赤芍、甘草（炙）、肉桂、干姜、蒲黄各120克，黑豆100克。

【用法】以上药物研为细末，每次取6克，用酒调服。

【功效】消淤止痛，行血下胎。

【主治】妇女产后气血亏虚，无力推动血行所致的产后恶露不尽，或攻冲作痛、脐腹坚胀撮痛，以及胎衣不下、胎死腹中、产后淤血等。

【禁忌】孕妇及没有淤血的人禁用。

对症解方

方中蒲黄和黑豆为主药，能够祛淤行血。熟地黄、当归尾、赤芍、干姜、肉桂为辅药，其中熟地黄、当归尾和赤芍养血和血，干姜和肉桂温通血脉。甘草和童便为佐药，炙甘草调补中气，童便散淤而引血下行。酒为使药，引诸药入血分以通经络。这些药合用，能很好地发挥本方消淤止痛，行血下胎的功效。

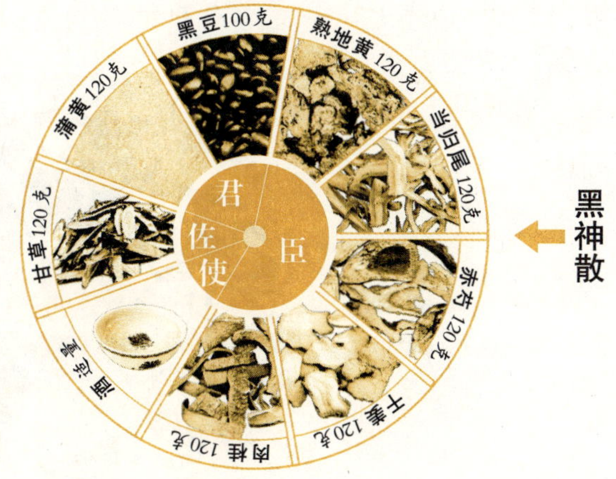

出自严用和《济生方》

清魂散：治产后昏晕

歌 诀

清魂散用泽兰叶　人参甘草川芎协
荆芥理血兼祛风　产中昏晕神魂帖

清魂散正方

【组成】泽兰、人参各3克，甘草（炙）1克，川芎2克，荆芥9克。
【用法】以上药物研为细末，每次取3～6克，用清酒和热汤各半调服。
【功效】补气益血，疏风散邪。
【主治】产后气血虚弱，又突感风邪所致的突然昏晕，不省人事。

对症解方

方中川芎、泽兰、人参、炙甘草为主药，其中川芎行气活血，泽兰活血通经，人参、炙甘草补气调中。荆芥为辅药，能够祛风散寒。清酒为使药，可以引药入血分。这些药合用，能很好地发挥本方补益气血，疏风散邪的功效。

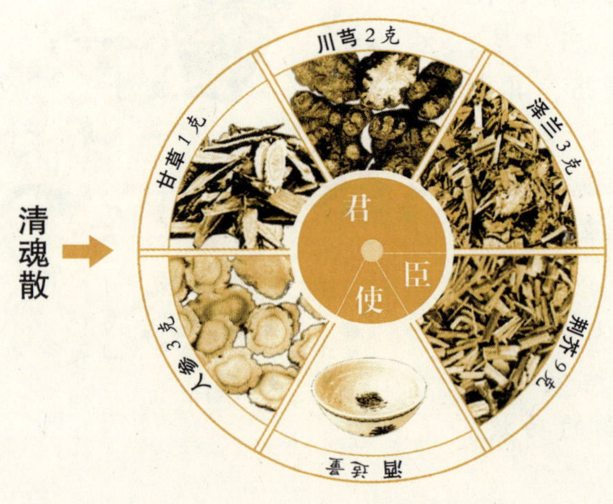

出自严用和《济生方》

羚羊角散：治妊娠中风

歌诀

羚羊角散杏薏仁　防独芎归又茯神
酸枣木香和甘草　子痫风中可回春

羚羊角散正方

【组成】羚羊角、甘草各3克，杏仁、薏苡仁、防风、独活、川芎、茯神、酸枣仁各15克，当归12克，木香0.75克。

【用法】加5片生姜，一同煎服。

【功效】清热活血，平肝息风，镇痉安胎。

【主治】妊娠中风所致的突然昏扑，喉中痰声漉漉，气闭不通，语言不利，甚至四肢抽搐，不醒人事等症。

【禁忌】虚风内动的人忌用。

对症解方

方中羚羊角为主药，能平肝息风，疏经镇痉。茯神、酸枣仁、当归、川芎、独活、防风为辅药，其中茯神和酸枣仁宁心安神，当归和川芎以活血安胎，独活和防风散风邪。木香、杏仁、薏苡仁、甘草为佐药，其中木香和杏仁利气行滞，清肺和胃；薏苡仁和甘草调脾胃，舒筋挛。这些药合用，能很好地发挥本方清热活血，平肝息风，镇痉安胎的功效。

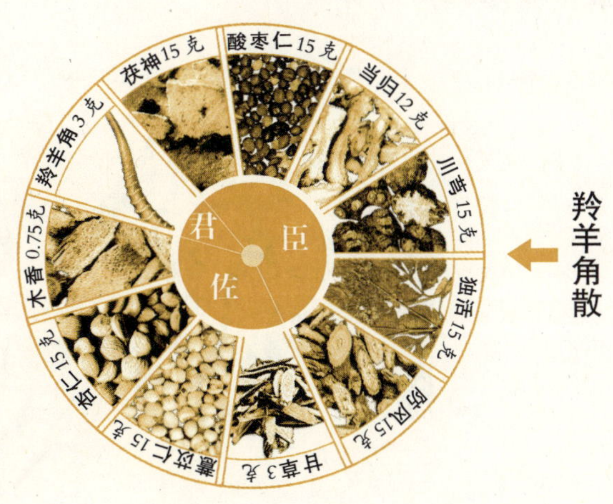

出自张仲景《金匮要略》

当归生姜羊肉汤：治褥劳证

歌 诀

当归生姜羊肉汤　产后腹痛蓐劳匡
亦有加入参芪者　千金四物甘桂姜

当归生姜羊肉汤正方

【组成】当归 9 克，生姜 15 克，羊肉 50 克。

【用法】加水煎服，每日 2 次。

【功效】温中补虚，祛寒止痛。

【主治】产后气血亏虚，有寒或气血两虚所致的发热，不自觉汗出，肢体疼痛等症。

对症解方

方中当归为主药，能够养血和血。羊肉和生姜为辅药，其中羊肉味辛性热，大补气血；生姜温气散寒。这些药合用，能很好地发挥本方温中补虚，祛寒止痛的功效。

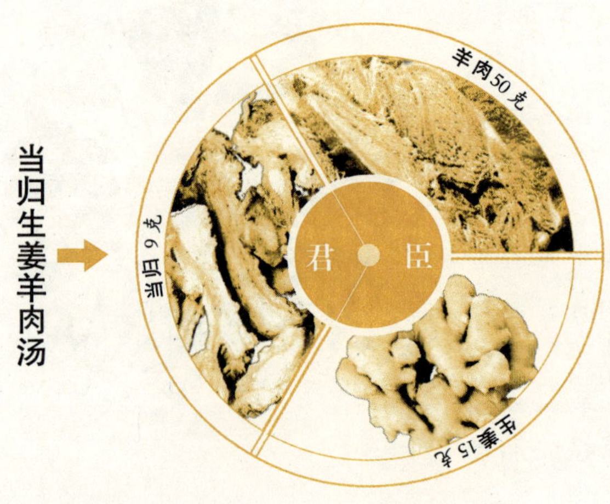

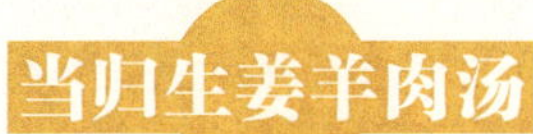

随证加减

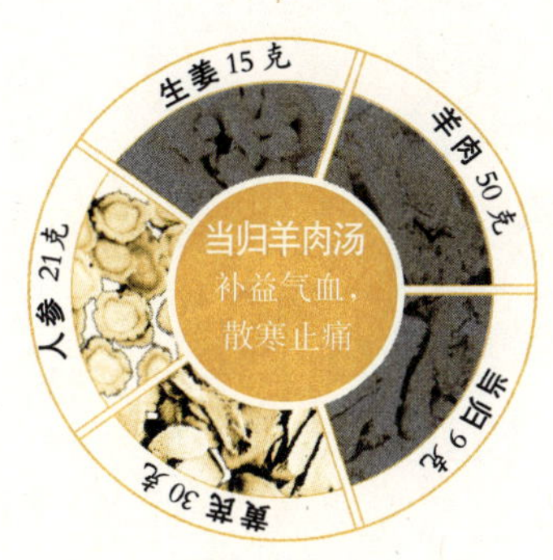

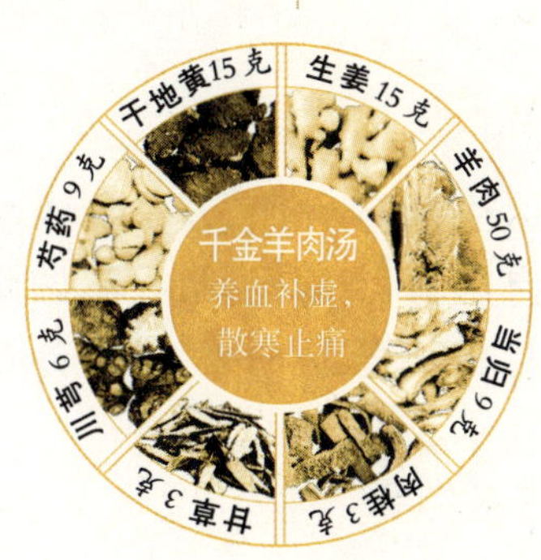

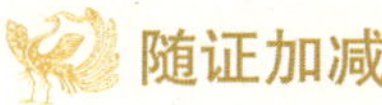

随证加减

当归羊肉汤

因产后气血亏虚，感受寒邪所致虚羸喘乏，乍寒乍热的，可以在当归生姜羊肉汤的基础上，加人参 21 克，黄芪 30 克，来增强补益气血，散寒止痛的功效。（出自《济生方》）

千金羊肉汤

因产后气血亏虚，身体虚羸所致的气滞血淤，腹中绞痛，不自觉出汗等症，可以在当归生姜羊肉汤的基础上，加干地黄 15 克、芍药 9 克、川芎 6 克、甘草 3 克、肉桂 3 克，来增强养血补虚，散寒止痛的功效。（出自《备急千金要方》）

出自朱丹溪《丹溪心法》

达生散：易生易产

歌 诀

达生紫苏大腹皮　参术甘陈归芍随
再加葱叶黄杨脑　孕妇临盆先服之
若将川芎易白术　紫苏饮子子悬宜

达生散正方

【组成】紫苏、人参、白术、陈皮、当归、芍药各3克，大腹皮9克，甘草（炙）6克。

【用法】以上药物研为细末，加青葱（茎秆）、黄杨木（叶梢）7个，或是加适量的枳壳、砂仁，用水煎服。

【功效】补养气血，顺气安胎。

【主治】气血亏虚羸弱所致的胎产不顺。

对症解方

方中当归和人参为主药，其中人参补气，当归养血。芍药、白术、炙甘草则可以协助人参、当归补益气血为辅药。再佐以大腹皮、陈皮、紫苏、青葱，顺气疏壅以及黄杨木顺产。这些药合用，能很好地发挥本方补养气血，顺气安胎的功效。

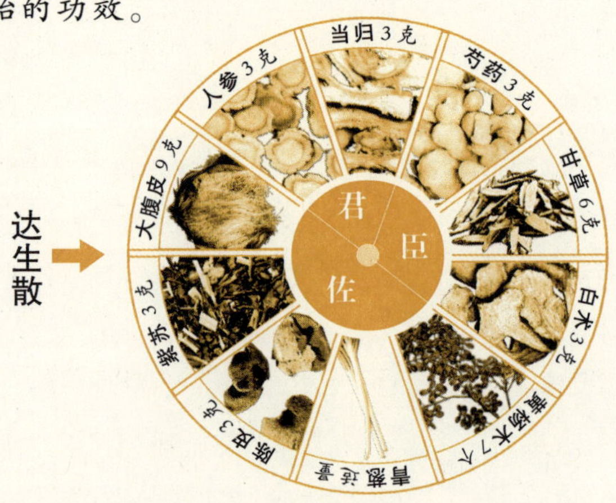

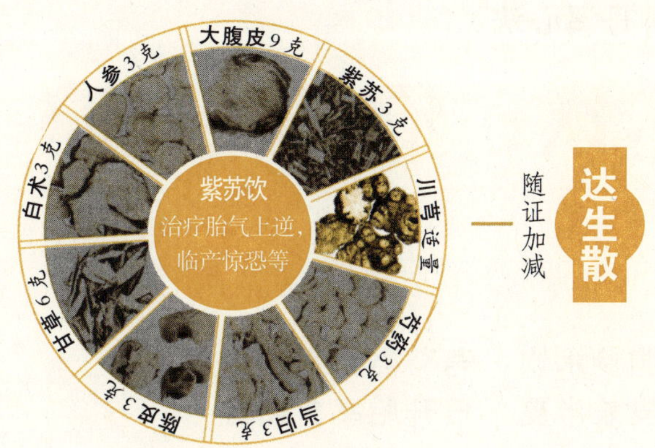

随证加减

紫苏饮

治疗胎气上逆的子悬症，或临产惊恐，气结连日不下等症，可以在达生散的基础上，加川芎以活血止痛。（出自《普济本事方》）

用饮食来调理产后各种疾病

产后小腹隐隐作痛，喜温喜揉，手脚不温，喝桂皮红糖汤 取桂皮6克、红糖12克，加水煎，每日服3次，连服5日。

因气虚体弱，产后劳动过早，或生产过多而引起子宫脱垂的，可常喝首乌小米粥 取何首乌30克，小米50克，鸡蛋2个，白糖少许。将首乌用纱布包裹后与小米一同煮粥；粥熟前捞出药包，打入鸡蛋，加少许白糖，调匀煮熟即可。每日空腹食用2次。另外何首乌忌与猪肉、羊肉、羊血同食，小米忌与杏仁同食。

因产妇脾胃虚弱，或是产时失血耗气，导致乳汁生成无源，乳汁减少；或孕期抑郁，产时不顺，产后肝失通达，导致乳汁分泌减少喝清淡肘汤 取猪肘1只，当归身、王不留行各5克。将猪肘、当归身、王不留行置于锅内，加清水用小火炖煮至烂熟即可。午饭吃肉，晚饭喝汤。

出自朱丹溪《丹溪心法》

参术饮：治妊娠转胞

歌 诀

妊娠转胞参术饮　芎芍当归熟地黄
炙草陈皮兼半夏　气升胎举自如常

参术饮正方

【组成】人参3克，白术、川芎、陈皮、半夏各6克，白芍、当归、熟地黄各9克，甘草2克。

【用法】加3片生姜，一同煎服。

【功效】补益气血，升气举胎。

【主治】妊娠胞转所致的脐下急剧疼痛，小便频数甚至不通。

对症解方

方中人参、熟地黄为主药，能够益气养血。白术、白芍和当归为辅药，其中白术健脾燥湿，补中益气；白芍、当归养血调营。川芎、半夏和陈皮为佐药，其中川芎活血行气；半夏、陈皮消痰化饮，健脾燥湿。甘草为使药，益气和中，并调和诸药。这些药合用，能很好地发挥本方补益气血，升气举胎的功效。

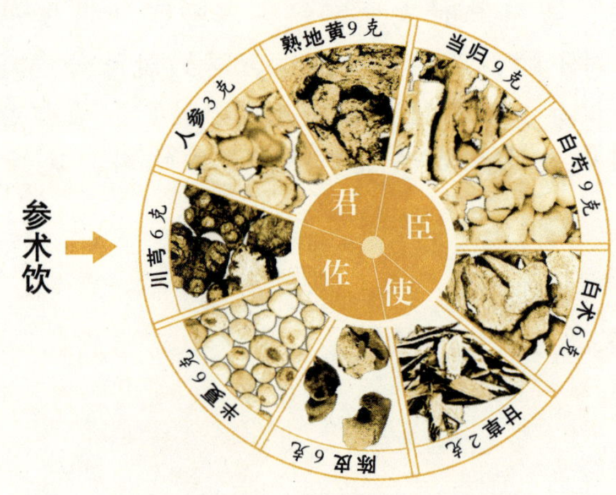

出自陈自明《妇人大全良方》

牡丹皮散：治血瘕

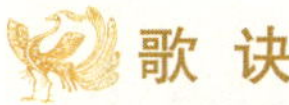

歌 诀

牡丹皮散延胡索　归尾桂心赤芍药
牛膝棱莪酒水煎　气行淤散血瘕削

牡丹皮散正方

【组成】牡丹皮、延胡索、当归尾、桂心各30克，赤芍、牛膝、莪术各60克，三棱45克。

【用法】以上药物研为粗末，每次取9克，水酒各半煎服。

【功效】化淤行滞。

【主治】血瘕所致的心腹间攻冲游走作痛，痛时见硬块、移动而不固定等症。

对症解方

方中牡丹皮为主药，能够活血散淤。赤芍和当归尾可以养血活血，三棱、延胡索、莪术能够消淤散结且行气，桂心可以温通血脉，牛膝能够活血且引血下行，同为辅药。酒可以引诸药入血分，为使药。这些药合用，能很好地发挥本方化淤行滞的功效。

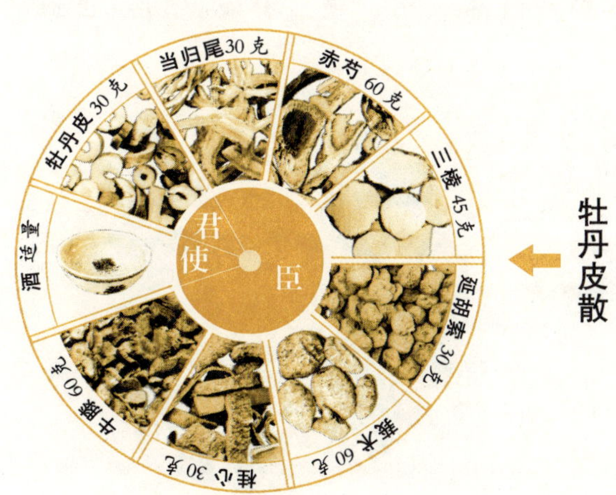

出自李梴《医学入门》

固经丸：治经多崩漏

歌诀

固经丸用龟甲君　黄柏樗皮香附群
黄芩芍药酒丸服　漏下崩中色黑殷

固经丸正方

【组成】龟甲、黄芩、白芍各30克，黄柏、臭椿皮各22.5克，香附7.5克。

【用法】以上药物研为细末，用酒调匀后做成如梧桐子一样大小的丸子，每次9克，饭前用温水送服。

【功效】清热滋阴，退火补液，固经止血。

【主治】阴虚血热所致的经血量多、色紫黑，赤白带下等。

【禁忌】阳虚不摄血的崩漏人忌用。

对症解方

方中龟甲、白芍、黄芩为主药，其中龟甲和白芍滋阴养血，潜阳降火；配以苦寒的黄芩，能够清热泻火以止血。黄柏、臭椿皮为辅药，可以协助黄芩清热止血固经。香附为佐药，能够理气疏肝，解郁调血。这些药合用，能很好地发挥本方清热滋阴，退火补液，固经止血的功效。

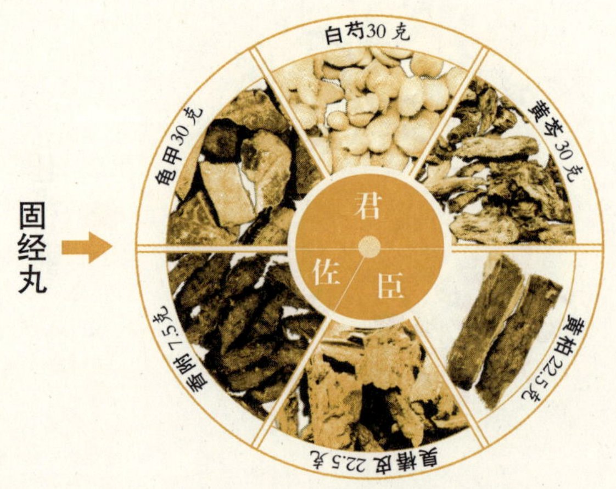

出自陈自明《妇人大全良方》

柏子仁丸：治血少经闭

歌诀

柏子仁丸熟地黄　牛膝续断泽兰芳
卷柏加之通血脉　经枯血少肾肝匡

柏子仁丸正方

【组成】柏子仁、牛膝、卷柏各15克，熟地黄30克，续断、泽兰各60克。

【用法】以上药物研为细末，用蜜调匀后做成如梧桐子一样大小的丸子，每次取30丸，空腹米汤送服。

【功效】养心安神，补血通经。

【主治】女子血少神衰，月经停闭，月经不调，身体瘦弱，淤血等症。

对症解方

方中柏子仁为主药，能够养心安神。熟地黄、续断和牛膝为辅药，可以补肝肾，益冲任。卷柏和泽兰为佐药，能够活血通经。这些药合用，能很好地发挥本方养心安神，补血通经的功效。

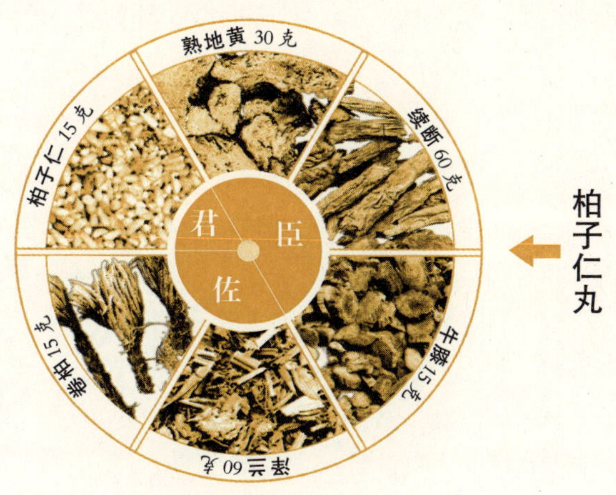